国家卫生健康委员会"十四五"
全国高等学校教材
供基础、临床、预防、口腔医学类专业用

医学物理学

Medical Physics

第 **10** 版

主　　编｜王　磊　杨中芹

副 主 编｜王　岚　刘东华　黄　浩

数 字 主 编｜杨中芹

数字副主编｜刘东华　王　岚

人民卫生出版社
·北京·

图书在版编目（CIP）数据

医学物理学 / 王磊，杨中芹主编. -- 10 版.
北京：人民卫生出版社，2024. 12. --（全国高等学校
五年制本科临床医学专业第十轮规划教材）. -- ISBN
978-7-117-37262-6

Ⅰ. R312
中国国家版本馆 CIP 数据核字第 2024313HL3 号

人卫智网	www.ipmph.com	医学教育、学术、考试、健康，购书智慧智能综合服务平台
人卫官网	www.pmph.com	人卫官方资讯发布平台

医学物理学
Yixue Wulixue
第 10 版

主　　编：王　磊　杨中芹
出版发行：人民卫生出版社（中继线 010-59780011）
地　　址：北京市朝阳区潘家园南里 19 号
邮　　编：100021
E - mail：pmph @ pmph.com
购书热线：010-59787592　010-59787584　010-65264830
印　　刷：天津市光明印务有限公司
经　　销：新华书店
开　　本：850×1168　1/16　印张：18
字　　数：533 千字
版　　次：1978 年 7 月第 1 版　　2024 年 12 月第 10 版
印　　次：2025 年 1 月第 1 次印刷
标准书号：ISBN 978-7-117-37262-6
定　　价：65.00 元
打击盗版举报电话：010-59787491　E-mail：WQ @ pmph.com
质量问题联系电话：010-59787234　E-mail：zhiliang @ pmph.com
数字融合服务电话：4001118166　E-mail：zengzhi @ pmph.com

编委名单

编　委 _(以姓氏笔画为序)

王　岚　哈尔滨医科大学

王　磊　四川大学

王昌军　锦州医科大学

龙孟秋　中南大学

刘东华　新乡医学院

刘淑静　天津医科大学

杨中芹　复旦大学

杨华哲　中国医科大学

吴　杰　昆明医科大学

张少良　华中科技大学

陈月明　安徽医科大学

幸浩洋　四川大学

黄　浩　福建中医药大学

盖立平　大连医科大学

盖志刚　山东大学

数字编委

新形态教材使用说明

新形态教材是充分利用多种形式的数字资源及现代信息技术,通过二维码将纸书内容与数字资源进行深度融合的教材。本套教材全部以新形态教材形式出版,每本教材均配有特色的数字资源和电子教材,读者阅读纸书时可以扫描二维码,获取数字资源、电子教材。

电子教材是纸质教材的电子阅读版本,其内容及排版与纸质教材保持一致,支持手机、平板及电脑等多终端浏览,具有目录导航、全文检索功能,方便与纸质教材配合使用,进行随时随地阅读。

获取数字资源与电子教材的步骤

① 扫描封底红标二维码,获取图书"使用说明"。

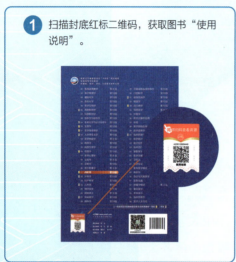

② 揭开红标,扫描绿标激活码,注册/登录人卫账号获取数字资源与电子教材。

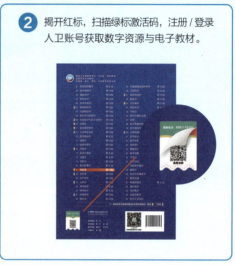

③ 扫描书内二维码或封底绿标激活码,随时查看数字资源和电子教材。

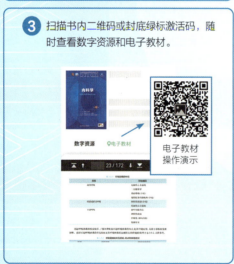

④ 登录 zengzhi.ipmph.com 或下载应用体验更多功能和服务。

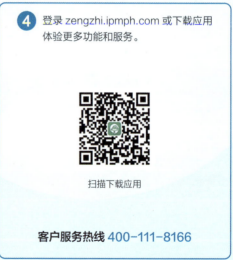

扫描下载应用

客户服务热线 400-111-8166

读者信息反馈方式

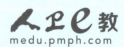

欢迎登录"人卫e教"平台官网"medu.pmph.com",在首页注册登录后,即可通过输入书名、书号或主编姓名等关键字,查询我社已出版教材,并可对该教材进行读者反馈、图书纠错、撰写书评以及分享资源等。

序言

百年大计,教育为本。教育立德树人,教材培根铸魂。

过去几年,面对突如其来的新冠疫情,以习近平同志为核心的党中央坚持人民至上、生命至上,团结带领全党全国各族人民同心抗疫,取得疫情防控重大决定性胜利。在这场抗疫战中,我国广大医务工作者为最大限度保护人民生命安全和身体健康发挥了至关重要的作用。事实证明,我国的医学教育培养出了一代代优秀的医务工作者,我国的医学教材体系发挥了重要的支撑作用。

党的二十大报告提出到 2035 年建成教育强国、健康中国的奋斗目标。我们必须深刻领会党的二十大精神,深刻理解新时代、新征程赋予医学教育的重大使命,立足基本国情,尊重医学教育规律,不断改革创新,加快建设更高质量的医学教育体系,全面提高医学人才培养质量。

尺寸教材,国家事权,国之大者。面对新时代对医学教育改革和医学人才培养的新要求,第十轮教材的修订工作落实习近平总书记的重要指示精神,用心打造培根铸魂、启智增慧、适应时代需求的精品教材,主要体现了以下特点。

1. 进一步落实立德树人根本任务。遵循《习近平新时代中国特色社会主义思想进课程教材指南》要求,努力发掘专业课程蕴含的思想政治教育资源,将课程思政贯穿于医学人才培养过程之中。注重加强医学人文精神培养,在医学院校普遍开设医学伦理学、卫生法以及医患沟通课程基础上,新增蕴含医学温度的《医学人文导论》,培养情系人民、服务人民、医德高尚、医术精湛的仁心医者。

2. 落实"大健康"理念。将保障人民全生命周期健康体现在医学教材中,聚焦人民健康服务需求,努力实现"以治病为中心"转向"以健康为中心",推动医学教育创新发展。为弥合临床与预防的裂痕作出积极探索,梳理临床医学教材体系中公共卫生与预防医学相关课程,建立更为系统的预防医学知识结构。进一步优化重组《流行病学》《预防医学》等教材内容,撤销内容重复的《卫生学》,推进医防协同、医防融合。

3. 守正创新。传承我国几代医学教育家探索形成的具有中国特色的高等医学教育教材体系和人才培养模式,准确反映学科新进展,把握跟进医学教育改革新趋势新要求,推进医科与理科、工科、文科等学科交叉融合,有机衔接毕业后教育和继续教育,着力提升医学生实践能力和创新能力。

4. 坚持新形态教材的纸数一体化设计。数字内容建设与教材知识内容契合,有效服务于教学应用,拓展教学内容和学习过程;充分体现"人工智能+"在我国医学教育数字化转型升级、融合发展中的促进和引领作用。打造融合新技术、新形式和优质资源的新形态教材,推动重塑医学教育教学新生态。

5. 积极适应社会发展,增设一批新教材。包括:聚焦老年医疗、健康服务需求,新增《老年医学》,维护老年健康和生命尊严,与原有的《妇产科学》《儿科学》等形成较为完整的重点人群医学教材体系;重视营养的基础与一线治疗作用,新增《临床营养学》,更新营养治疗理念,规范营养治疗路径,提升营养治疗技能和全民营养素养;以满足重大疾病临床需求为导向,新增《重症医学》,强化重症医学人才的规范化培养,推进实现重症管理关口前移,提升应对突发重大公共卫生事件的能力。

我相信,第十轮教材的修订,能够传承老一辈医学教育家、医学科学家胸怀祖国、服务人民的爱国精神,勇攀高峰、敢为人先的创新精神,追求真理、严谨治学的求实精神,淡泊名利、潜心研究的奉献精神,集智攻关、团结协作的协同精神。在人民卫生出版社与全体编者的共同努力下,新修订教材将全面体现教材的思想性、科学性、先进性、启发性和适用性,以全套新形态教材的崭新面貌,以数字赋能医学教育现代化、培养医学领域时代新人的强劲动力,为推动健康中国建设作出积极贡献。

教育部医学教育专家委员会主任委员

教育部原副部长

林蕙青

2024 年 5 月

全国高等学校五年制本科临床医学专业
第十轮 规划教材修订说明

　　全国高等学校五年制本科临床医学专业国家卫生健康委员会规划教材自 1978 年第一轮出版至今已有 46 年的历史。近半个世纪以来，在教育部、国家卫生健康委员会的领导和支持下，以吴阶平、裘法祖、吴孟超、陈灏珠等院士为代表的几代德高望重、有丰富的临床和教学经验、有高度责任感和敬业精神的国内外著名院士、专家、医学家、教育家参与了本套教材的创建和每一轮教材的修订工作，使我国的五年制本科临床医学教材从无到有、从少到多、从多到精，不断丰富、完善与创新，形成了课程门类齐全、学科系统优化、内容衔接合理、结构体系科学的由纸质教材与数字教材、在线课程、专业题库、虚拟仿真和人工智能等深度融合的立体化教材格局。这套教材为我国千百万医学生的培养和成才提供了根本保障，为我国培养了一代又一代高水平、高素质的合格医学人才，为推动我国医疗卫生事业的改革和发展作出了历史性巨大贡献，并通过教材的创新建设和高质量发展，推动了我国高等医学本科教育的改革和发展，促进了我国医药学相关学科或领域的教材建设和教育发展，走出了一条适合中国医药学教育和卫生事业发展实际的具有中国特色医药学教材建设和发展的道路，创建了中国特色医药学教育教材建设模式。老一辈医学教育家和科学家们亲切地称这套教材是中国医学教育的"干细胞"教材。

　　本套第十轮教材修订启动之时，正是全党上下深入学习贯彻党的二十大精神之际。党的二十大报告首次提出要"加强教材建设和管理"，表明了教材建设是国家事权的重要属性，体现了以习近平同志为核心的党中央对教材工作的高度重视和对"尺寸课本、国之大者"的殷切期望。第十轮教材的修订始终坚持将贯彻落实习近平新时代中国特色社会主义思想和党的二十大精神进教材作为首要任务。同时以高度的政治责任感、使命感和紧迫感，与全体教材编者共同把打造精品落实到每一本教材、每一幅插图、每一个知识点，与全国院校共同将教材审核把关贯穿到编、审、出、修、选、用的每一个环节。

　　本轮教材修订全面贯彻党的教育方针，全面贯彻落实全国高校思想政治工作会议精神、全国医学教育改革发展工作会议精神、首届全国教材工作会议精神，以及《国务院办公厅关于深化医教协同进一步推进医学教育改革与发展的意见》(国办发〔2017〕63 号)与《国务院办公厅关于加快医学教育创新发展的指导意见》(国办发〔2020〕34 号)对深化医学教育机制体制改革的要求。认真贯彻执行《普通高等学校教材管理办法》，加强教材建设和管理，推进教育数字化，通过第十轮规划教材的全面修订，打造新一轮高质量新形态教材，不断拓展新领域、建设新赛道、激发新动能、形成新优势。

其修订和编写特点如下：

1. **坚持教材立德树人课程思政** 认真贯彻落实教育部《高等学校课程思政建设指导纲要》，以教材思政明确培养什么人、怎样培养人、为谁培养人的根本问题，落实立德树人的根本任务，积极推进习近平新时代中国特色社会主义思想进教材进课堂进头脑，坚持不懈用习近平新时代中国特色社会主义思想铸魂育人。在医学教材中注重加强医德医风教育，着力培养学生"敬佑生命、救死扶伤、甘于奉献、大爱无疆"的医者精神，注重加强医者仁心教育，在培养精湛医术的同时，教育引导学生始终把人民群众生命安全和身体健康放在首位，提升综合素养和人文修养，做党和人民信赖的好医生。

2. **坚持教材守正创新提质增效** 为了更好地适应新时代卫生健康改革及人才培养需求，进一步优化、完善教材品种。新增《重症医学》《老年医学》《临床营养学》《医学人文导论》，以顺应人民健康迫切需求，提高医学生积极应对突发重大公共卫生事件及人口老龄化的能力，提升医学生营养治疗技能，培养医学生传承中华优秀传统文化、厚植大医精诚医者仁心的人文素养。同时，不再修订第9版《卫生学》，将其内容有机融入《预防医学》《医学统计学》等教材，减轻学生课程负担。教材品种的调整，凸显了教材建设顺应新时代自我革新精神的要求。

3. **坚持教材精品质量铸就经典** 教材编写修订工作是在教育部、国家卫生健康委员会的领导和支持下，由全国高等医药教材建设学组规划，临床医学专业教材评审委员会审定，院士专家把关，全国各医学院校知名专家教授编写，人民卫生出版社高质量出版。在首届全国教材建设奖评选过程中，五年制本科临床医学专业第九轮规划教材共有13种教材获奖，其中一等奖5种、二等奖8种，先进个人7人，并助力人卫社荣获先进集体。在全国医学教材中获奖数量与比例之高，独树一帜，足以证明本套教材的精品质量，再造了本套教材经典传承的又一重要里程碑。

4. **坚持教材"三基""五性"编写原则** 教材编写立足临床医学专业五年制本科教育，牢牢坚持教材"三基"（基础理论、基本知识、基本技能）和"五性"（思想性、科学性、先进性、启发性、适用性）编写原则。严格控制纸质教材编写字数，主动响应广大师生坚决反对教材"越编越厚"的强烈呼声；提升全套教材印刷质量，在双色印制基础上，全彩教材调整纸张类型，便于书写、不反光。努力为院校提供最优质的内容、最准确的知识、最生动的载体、最满意的体验。

5. **坚持教材数字赋能开辟新赛道** 为了进一步满足教育数字化需求，实现教材系统化、立体化建设，同步建设了与纸质教材配套的电子教材、数字资源及在线课程。数字资源在延续第九轮教材的教学课件、案例、视频、动画、英文索引词读音、AR互动等内容基础上，创新提供基于虚拟现实和人工智能等技术打造的数字人案例和三维模型，并在教材中融入思维导图、目标测试、思考题解题思路，拓展数字切片、DICOM等图像内容。力争以教材的数字化开发与使用，全方位服务院校教学，持续推动教育数字化转型。

第十轮教材共有56种，均为国家卫生健康委员会"十四五"规划教材。全套教材将于2024年秋季出版发行，数字内容和电子教材也将同步上线。希望全国广大院校在使用过程中能够多提供宝贵意见，反馈使用信息，以逐步修改和完善教材内容，提高教材质量，为第十一轮教材的修订工作建言献策。

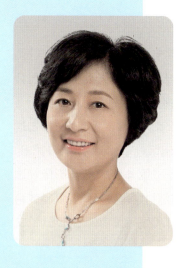

王 磊

女，1963年2月生于四川省成都市。四川大学物理学院教授。专业方向为光学。四川大学基础物理教学中心主任。四川省物理学会副理事长兼秘书长。

国家精品课程"光学"主要成员。负责和主持多项省部级教学研究项目。长期从事物理基础教学工作和物理拔尖创新班教学工作，主讲课程有电磁学、光学、大学物理学，医学物理学。

参编人民卫生出版社的普通高等教育"十五""十一五"国家级规划教材《医学物理学》第6、7版，参编人民卫生出版社教材《医学物理学学习指导》第3版，主编人民卫生出版社的普通高等教育"十二五"国家级规划教材《医学物理学》第8版，主编人民卫生出版社的国家卫生健康委员会"十三五"规划教材《医学物理学》第9版，主编人民卫生出版社教材《医学物理学学习指导》第4、5版。主编高等教育出版社教材《大学物理学》（上、下册）第1、2版。国内外发表SCI/EI科研和教研论文多篇。曾获四川省教学成果奖二等奖、宝钢优秀教师奖、四川大学卓越教学奖。

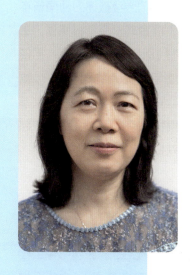

杨中芹

女，1973年11月生于江苏省盐城市。现任复旦大学物理学系教授，博士研究生导师。曾任复旦大学物理学系副主任，负责本科教学工作。担任"中国大学先修课程（CAP）试点项目"第一届物理专家委员会委员、教育部高等学校物理学类专业教学指导委员会华东地区副主任委员（2013—2017）。开展教育部教改项目。

从事教学工作至今20余年，主讲课程有普通物理B（面向医学生）、大学物理、固体物理学、纳米物理、物理学新启示。参加人民卫生出版社《医学物理学》教材第9版编写。开展凝聚态物理课题研究，在国际权威期刊发表SCI论文120余篇，多次受邀在国内外学术会议上作报告。先后主持、承担了包括国家自然科学基金项目在内的10余项国家级科研项目。曾获英国皇家物理学会期刊杰出审稿人。现任上海市物理学会计算物理委员会委员、国际核心期刊 Scientific Reports 编委，多个国际核心期刊审稿人。作为领队指导学生分别获上海市大学生物理学术竞赛特等奖、一等奖及最佳正方奖等。获国家级教学成果奖二等奖2项、上海市教学成果奖特等奖2项。上海市课程特色改革领航团队成员。

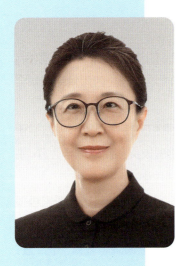

王　岚

　　女,1966 年 3 月生于黑龙江省哈尔滨市。哈尔滨医科大学教授。教育部高等学校大学物理课程教学指导委员会医药类专业工作委员会委员、东北地区工作委员会委员,黑龙江省物理学会理事。

　　从事医学物理学教学及研究工作 34 年。主讲课程有"医学物理学""医学影像物理学"。参加人民卫生出版社《医学物理学》第 8、9 版教材编写,参加《医学物理学习指导》第 4 版、《医学影像物理学》第 5 版的编写工作。主持黑龙江省自然科学基金及黑龙江省教育厅科学技术研究项目课题各一项;以第一作者发表国内外 SCI/EI 论文数篇。

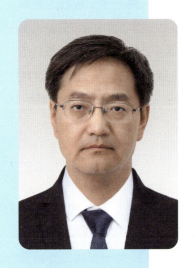

刘东华

　　男,1965 年 4 月出生于河南新乡。新乡医学院医学工程学院基础课系主任,教授。教育部高等学校大学物理课程教学指导委员会医药类专业工作委员会委员,河南省普通高等学校教学指导委员会委员。新乡医学院教学名师。

　　从事教学工作近 40 年,主讲课程《医用物理学》被评为河南省本科高校课程思政样板课程、河南省线上线下混合式一流本科课程。主编国家卫生健康委员会"十三五"规划教材《医用物理》第 7 版,担任《放射物理与辐射防护》第 1 版、第 2 版副主编。《放射物理与防护》教材获得首届全国教材建设奖一等奖。《医科虚拟仿真教学资源共建共享模式创新与实践》项目获得国家级教学成果奖二等奖,《植入式心脏起搏器构造及工作原理虚拟仿真实验》课程获批国家级一流本科课程。

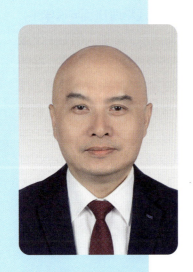

黄　浩

　　男,1968 年 6 月出生于福建漳州,三级教授,硕士研究生导师,福建中医药大学影像实践技能(省级)示范教学中心主任、医学影像工程教研室主任,医学影像技术(省级一流)专业的专业负责人,中华医学会影像技术分会教育专业委员会本科教育学组委员,《中国医学物理学杂志》审稿专家。

　　长期从事教学及科学研究工作。主持或参与多项国家自然科学基金、福建省自然科学基金工作。发表了学术论文 30 余篇,其中被 SCI 收录 20 余篇;主编或副主编全国各类规划教材 20 余部。曾荣获中华中医药学会科学技术奖二等奖、福建省科学技术奖二等奖;获福建省自然科学优秀学术论文奖 2 项。

前言

《医学物理学》(第 10 版)编写委员会坚持用党的二十大精神来指导教材的修订编写工作。修订工作秉持创新、求实、奉献的精神，充分体现科技自立自强信念，打造高质量的医学生的基础课教材，力求服务于医学教育和健康中国的建设。

为配合深化医学教育改革，更好地适应临床医学人才培养体系，不忘《医学物理学》教材在医学生培养教育中的初心，教材修订的宗旨为结合医学生和医学专业特点，强调理论基础扎实，提高医学生的创新能力，促进专业技能的掌握。为医学生的培养提供必要的科学思维方法和分析技术基础，有利于医学生掌握现代医学科学理论和技术。

本书是全国各大院校五年制基础、临床、预防、口腔医学专业的教材和参考书，具有深厚的应用基础，在同类教材中保持了相对权威性和代表性。在第 10 版的编写中，编委会在教材编写质量上下功夫，以《医学物理学》前几轮的教材为传承与发展的核心进行编撰，坚持"三基""五性""三特定"的编写准则，以教师教学和学生学习需求为导向。本次修订继承了第 9 版的内容严谨、丰富等特点，把教材的先进性、科学性、实用性结合在一起，突出基本理论、基础知识，重视反映现代物理学科新成就，重视分析问题、解决问题的能力培养，注重物理基础知识联系医学和生物学实际，合理调整结构和内容布局，强化现代物理思想、概念和方法。

《医学物理学》(第 10 版)更加符合五年制临床教学阶段的学习计划和教学安排的要求，相比第 9 版，进行了大幅结构调整，将原有的 19 章精简为 14 章。力学基础部分将第 9 版的第二章物体的弹性与第一章力学基本定律合为第一章力学基本定律，内容从质点、质点系、刚体的力学定律到物体受力形变的规律逐次展开。电学部分将恒定电流、电流密度的基本概念调整到恒定电流产生磁场之前，将电源电动势和闭合电路欧姆定律与法拉第电磁感应定律中的动生电动势和感生电动势概念连续介绍。第 9 版的第九、十、十一章整合为第 10 版的第八章和第九章。近代物理及其医学应用部分将第 9 版的第十七章和第十八章的 X 射线、激光及其医学应用合并到第 10 版的第十四章。第 9 版的第十九章基本内容调整到第 10 版的第十三章原子核和放射性中，简介核磁共振基本物理原理及其医学应用。为适应教学计划的调整，主动让出一定的课时数，第 10 版减掉了教学计划中少见的狭义相对论部分。* 内容为选用章节供学生自学。本书的教学参考时数为 32~72 学时。

党的二十大报告强调全面推进教育数字化，推动教育实现数字化转型成为当前教育改革发展的首要任务，教材的数字化建设是逐步实现教育数字化转型的关键因素之一。本版教材遵循数字内容与纸质教材一体化建设原则，在第 9 版融合教材的数字内容基础上，开展了系统、高质量的数字资源建设。本教材具有如下特点：①新增数学基础内容的课件和视频，便于学生打好微积分和矢量的数学基础；②建设了与第 10 版纸质教材配套的教学课件，注重易懂易学性;③针对每章重难点制作了系列微课视频,提高教学成效;④建设了内容丰富的图片、动画等不同形式的数字资源,帮助学生深入理解物理知识的同时,进一步提升学习兴趣;⑤通过拓展资源展现物理学在医学中的应用、中国重大科技进展等,拓宽学生视野、增强学生的使命感。

教材适合高等医学院校临床医学、基础医学、口腔医学、儿科学、法医学、预防医学、护理学等本科专业使用,也可作为医药院校相关专业、生命科学专业的师生和研究工作者的参考书。

对热情支持本书编写的专家、教授及同行表示诚挚的谢意。由于编者学识和经验的限制,书中不当之处在所难免,切望使用本书的师生和同道们指正。

王　磊　杨中芹

2024 年 6 月

目录

第三章　振动　　　　43

第四章　机械波　　　　54

第十二章　量子物理基础 195

第十三章　原子核和放射性 216

第一章 | 力学基本定律

学习要求

1. 掌握对物体运动的描述方法;掌握质点、质点系运动定律和刚体定轴转动的运动定律;掌握物体弹性的基本概念:形变、应变、应力和模量。
2. 理解惯性系和非惯性系、保守力与非保守力的概念,理解质点系质心的概念。
3. 了解陀螺进动和骨材料的力学性质。

力学(mechanics)是研究物体机械运动(mechanical motion)的规律。对物体运动的描述是相对于某一选定参照系(reference frame)而言的,在参照系上建立适当的坐标系,则可定量描述物体的运动。

第一节 | 运动的描述

一、质点运动在直角坐标系中的描述

(一) 位置矢量 位移

在研究的问题中,如果物体的大小和形状是次要因素,其影响可以忽略,可把它抽象为一个具有相同质量的点,称为质点(particle)。质点是一个理想模型。

质点在空间的位置 P 由参照系中的位置矢量(position vector)描述,也称位矢。在参照系中选定常用的笛卡儿直角坐标系,质点的位置矢量及其改变如图 1-1 所示。

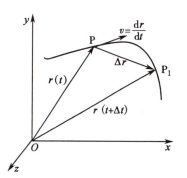

图 1-1 位置矢量 位移与速度

$$r = r(t) \tag{1-1}$$

式(1-1)为质点的位置矢量,也称质点的运动方程表示式。在直角坐标系中表示为

$$r(t) = x(t)\boldsymbol{i} + y(t)\boldsymbol{j} + z(t)\boldsymbol{k} \tag{1-2}$$

分量式为

$$x = x(t), \quad y = y(t), \quad z = z(t) \tag{1-3}$$

假设质点在 t 和 $t+\Delta t$ 时刻分别通过 P 和 P_1 点,其位置矢量分别为 $r(t)$ 和 $r(t+\Delta t)$,质点在 Δt 时间内位置的改变 Δr,称为这段时间内质点从 P 到 P_1 点的位移(displacement),即

$$\Delta r = r(t+\Delta t) - r(t) \tag{1-4}$$

与位移不同,在 Δt 时间内质点从 P 到 P_1 运动经历的路径的长度为路程(distance),记为 Δs。路程 Δs 为标量。质点位移的大小 $|\Delta r|$ 不等同于质点运动的路程 Δs,即 $|\Delta r| \neq \Delta s$。

位移 Δr 是矢量,既有大小又有方向,位移大小与位置矢量大小的改变不同,即 $|\Delta r| \neq \Delta|r|$。

（二）速度　速率

研究质点运动的快慢，是考察位移 Δr 和发生这个位移所经历的时间 Δt 之比，称为质点在这一段时间内的平均速度（mean velocity）$\bar{v}$。

$$\bar{v}=\frac{\Delta r}{\Delta t} \tag{1-5}$$

平均速度是矢量，它的方向就是位移的方向，如图 1-1 所示。

质点在某时刻的速度，为平均速度在运动时间 Δt 趋于零时极限，称为质点在时刻 t 的瞬时速度（instantaneous velocity），简称速度（velocity）v，是质点在单位时间内完成的位移，即位置矢量的时间变化率。

$$v=\lim_{\Delta t\to 0}\frac{\Delta r}{\Delta t}=\frac{\mathrm{d}r}{\mathrm{d}t} \tag{1-6}$$

如图 1-1 所示，质点在时刻 t 的速度的方向就沿着该时刻质点所在处运动轨道的切线而指向运动的前方。

在直角坐标系中，速度矢量表示为

$$v=v_x\boldsymbol{i}+v_y\boldsymbol{j}+v_z\boldsymbol{k} \tag{1-7}$$

速度的分量表示式为

$$v_x=\frac{\mathrm{d}x}{\mathrm{d}t},\quad v_y=\frac{\mathrm{d}y}{\mathrm{d}t},\quad v_z=\frac{\mathrm{d}z}{\mathrm{d}t} \tag{1-8}$$

可见，任何一个复杂的运动，都可以看成几个同时独立进行的简单运动的叠加，是各个分运动的合成。分运动的基本形式是直线运动，各个分运动彼此独立，互不干扰。对复杂的运动分析时，可以按实际情况将其分解为几个分运动。运动合成与分解遵从平行四边形法则。此即运动的叠加原理。

速度的大小称为速率（speed），以 $v(v=|v|)$ 表示为

$$v=|v|=\left|\frac{\mathrm{d}r}{\mathrm{d}t}\right|=\lim_{\Delta t\to 0}\frac{|\Delta r|}{\Delta t} \tag{1-9}$$

用 Δs 表示在 Δt 时间内质点沿轨道所经过的路程。当 Δt 趋于零时，位移的大小 $|\Delta r|$ 和路径长度 Δs 趋于相同。有

$$v=|v|=\lim_{\Delta t\to 0}\frac{\Delta s}{\Delta t}=\frac{\mathrm{d}s}{\mathrm{d}t} \tag{1-10}$$

速率的大小又等于质点所走过的路程对时间的变化率。速度与速率不同，速度是位置矢量的时间变化率，速率是路程的时间变化率。速度是矢量，速率是标量。瞬时速率等于瞬时速度大小。在国际单位制（SI）中，速度、速率的单位是米每秒，符号为 $\mathrm{m\cdot s^{-1}}$。

（三）加速度

考察质点运动速度变化的快慢，以速度变化 Δv 和发生速度变化的时间 Δt 之比表示，称为平均加速度（acceleration），如图 1-2 所示。Δt 时间内的平均加速度为

$$\bar{a}=\frac{v(t+\Delta t)-v(t)}{\Delta t}=\frac{\Delta v}{\Delta t} \tag{1-11}$$

质点在时刻 t 的瞬时加速度，简称为加速度，以 a 表示，

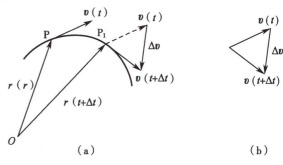

图 1-2　质点速度的改变

$$a = \lim_{\Delta t \to 0} \frac{\Delta \boldsymbol{v}}{\Delta t} = \frac{\mathrm{d}\boldsymbol{v}}{\mathrm{d}t} \tag{1-12}$$

加速度是矢量,是速度矢量对时间的变化率。根据速度的定义可得

$$\boldsymbol{a} = \frac{\mathrm{d}^2 \boldsymbol{r}}{\mathrm{d}t^2} \tag{1-13}$$

在直角坐标系中,加速度表示为

$$\boldsymbol{a} = a_x \boldsymbol{i} + a_y \boldsymbol{j} + a_z \boldsymbol{k} \tag{1-14}$$

加速度的分量表示式

$$a_x = \frac{\mathrm{d}v_x}{\mathrm{d}t} = \frac{\mathrm{d}^2 x}{\mathrm{d}t^2}, \quad a_y = \frac{\mathrm{d}v_y}{\mathrm{d}t} = \frac{\mathrm{d}^2 y}{\mathrm{d}t^2}, \quad a_z = \frac{\mathrm{d}v_z}{\mathrm{d}t} = \frac{\mathrm{d}^2 z}{\mathrm{d}t^2} \tag{1-15}$$

在国际单位制(SI)中,加速度单位为米每二次方秒,符号为 $\mathrm{m \cdot s^{-2}}$。

速度和加速度对时间作积分运算可得到质点的位置矢量 $\boldsymbol{r} = \int \boldsymbol{v}\mathrm{d}t$ 和速度矢量 $\boldsymbol{v} = \int \boldsymbol{a}\mathrm{d}t$。

二、圆周运动

质点在圆周运动过程中,质点运动的速度沿圆周的切向。加速度分为沿速度方向的分量,即切向加速度(tangential acceleration)$\boldsymbol{a}_t$,和垂直速度方向的分量,即法向加速度(normal acceleration)$\boldsymbol{a}_n$。切向加速度改变速度的大小,法向加速度改变速度的方向。圆周运动的特点是曲率半径始终不变。当质点在 Oxy 平面内以 O 点为圆心做半径为 r 的圆周运动。以 Ox 轴为参考轴,圆心到质点 A 的位矢与 Ox 轴之间的夹角为质点的角位置 θ,$\boldsymbol{e}_t$ 表示切向单位矢量,$\boldsymbol{e}_n$ 表示法向单位矢量,如图 1-3 所示。

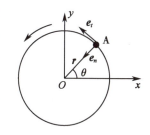

图 1-3 圆周运动

质点的角位置 θ 随时间变化的规律即为做圆周运动质点的角运动方程

$$\theta = \theta(t) \tag{1-16}$$

角速度为角位置对时间的一阶导数

$$\omega = \frac{\mathrm{d}\theta}{\mathrm{d}t} \tag{1-17}$$

角速度可以定义为矢量

$$\boldsymbol{\omega} = \frac{\mathrm{d}\theta}{\mathrm{d}t} \boldsymbol{k} \tag{1-18}$$

规定:角速度矢量方向与质点的绕行方向满足右手螺旋定则,如图 1-4 所示,其大小则描述质点做圆周运动时转动的快慢。

根据角速度的定义,质点的速度与角速度的关系为质点的角速度与质点位矢的矢量积,即

$$\boldsymbol{v} = \boldsymbol{\omega} \times \boldsymbol{r} \tag{1-19}$$

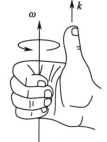

图 1-4 角速度的方向

如果质点做变角速度圆周运动,则角速度对时间的变化率为角加速度,

$$\alpha = \frac{\mathrm{d}\omega}{\mathrm{d}t} = \frac{\mathrm{d}^2 \theta}{\mathrm{d}t^2} \tag{1-20}$$

在国际单位制(SI)中,角位置的单位为弧度,符号为 rad,角速度的单位为弧度每秒,符号为 $\mathrm{rad \cdot s^{-1}}$,角加速度的单位为弧度每二次方秒,符号为 $\mathrm{rad \cdot s^{-2}}$。

当角加速度 $\alpha=0$ 时,质点做匀角速度圆周运动,简称匀速圆周运动,此时 $\omega=\dfrac{2\pi}{T}$,T 为匀速圆周运动的周期。

当 α 是常量时,质点做匀加速圆周运动。若 $t=0$ 时,$\omega(0)=\omega_0$,$\theta(0)=\theta_0$,则在任意时刻 t,有

$$\omega=\omega_0+\alpha t \tag{1-21}$$

$$\theta=\theta_0+\omega_0 t+\frac{1}{2}\alpha t^2 \tag{1-22}$$

$$\omega^2-\omega_0^2=2\alpha(\theta-\theta_0) \tag{1-23}$$

质点做圆周运动时,其速度沿圆周的切向,称为线速度,圆周运动速度表示为

$$v=ve_t=\frac{\mathrm{d}s}{\mathrm{d}t}e_t \tag{1-24}$$

质点做圆周运动时加速度表示为

$$a=\frac{\mathrm{d}v}{\mathrm{d}t}e_t+\frac{v^2}{r}e_n \tag{1-25}$$

其中 $a_t=\dfrac{\mathrm{d}v}{\mathrm{d}t}e_t$ 为切向加速度,$a_n=\dfrac{v^2}{r}e_n$ 为法向加速度,r 为圆周半径。

圆周运动质点的位置由轨道长度 s 表示为

$$s=r\theta \tag{1-26}$$

圆周运动质点速率与角速度的关系为

$$v=\frac{\mathrm{d}s}{\mathrm{d}t}=r\frac{\mathrm{d}\theta}{\mathrm{d}t}=r\omega \tag{1-27}$$

根据式(1-25)和式(1-27)可以得到质点的切向加速度和法向加速度为

$$a_t=\frac{\mathrm{d}v}{\mathrm{d}t}=ra \tag{1-28}$$

$$a_n=\frac{v^2}{r}=r\omega^2 \tag{1-29}$$

三、相对运动

物体运动的描述是相对于参照系而言的。对于两个相对运动的质点,研究乙质点相对甲质点的相对运动速度时,将甲、乙两个质点相对同一静止参照系 S 的运动速度变换为乙质点相对于甲质点的运动速度,此时甲质点视作运动参照系。

乙质点相对于静止参照系 S 的运动称为绝对运动,乙质点相对于甲质点的运动称为相对运动,随甲质点运动的固连参照系 S' 相对于静止参照系 S 的运动称为牵连运动。绝对运动是由相对运动与牵连运动的合成。若 v 表示乙质点相对于静止参照系 S 的速度,称为绝对速度,v' 表示乙质点相对于甲质点(S' 参照系)的速度,称为相对速度,u 表示固连在甲质点上的参照系 S' 相对于静止参照系 S 的速度,即牵连速度,如图 1-5 所示。这些运动速度之间满足矢量叠加关系,即

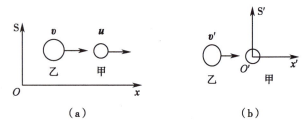

图 1-5　质点相对运动
(a)相对 S 参照系的运动;(b)相对 S′ 参照系的运动。

$$v=v'+u$$

以甲质点为参照系,乙质点相对于甲质点的速度为

$$v'=v-u \tag{1-30}$$

式(1-30)所表示的不同参照系间的速度变换是经典时空观的结果。对于高速的物理过程,这个速度变换关系不成立,而是要符合狭义相对论时空观下的规律。

对式(1-30)两端求时间的一阶导数,得到质点乙相对于两个参照系的加速度矢量变换关系为

$$a'=a-a_0 \tag{1-31}$$

a 是质点乙相对于参照系 S 的加速度,a' 是质点乙相对于质点甲的加速度,a_0 为质点甲(S′ 参照系)相对参照 S 的加速度,这里加速度均为矢量,它们之间满足矢量叠加关系。当质点甲相对于参照系 S 做匀速直线运动,$a_0=0$,则

$$a'=a \tag{1-32}$$

质点的加速度相对于做匀速直线运动的参照系是个绝对量。

第二节 ｜ 运动定律

一、牛顿运动定律

(一) 牛顿运动定律

牛顿在《自然哲学的数学原理》中给出了关于物体运动的三个定律。作为质点动力学的基本规律的牛顿运动定律是经典力学的基础。

牛顿第一定律(Newton's first law):物体如果不受外力的作用,它将保持原有的静止或做匀速直线运动的状态不变。牛顿第一定律也叫惯性(inertia)定律。

牛顿第一定律描述了物体惯性运动状态,由此定义了物体惯性、惯性参照系和力的作用的概念。

牛顿第二定律(Newton's second law):作用在物体上的合外力 F 等于物体动量的时间变化率

$$F=\frac{\mathrm{d}(mv)}{\mathrm{d}t}=\frac{\mathrm{d}p}{\mathrm{d}t} \tag{1-33}$$

定律中的 p 定义为物体的动量(momentum),即 $p=mv$。动量是矢量,经典力学中物体的运动速度远小于光速,物体在运动过程中质量是不变的常量,式(1-33)可以写成

$$F=m\frac{\mathrm{d}v}{\mathrm{d}t}=ma \tag{1-34}$$

牛顿第二定律也可描述为:物体受到外力 F 作用时,物体的加速度 a 与它所受的合外力 F 成正比,a 的方向与 F 的方向相同,a 与物体的质量 m 成反比。质量 m 称为物体的惯性质量,反映物体运动状态改变的难易程度。力是改变物体运动状态的原因,也是物体产生加速度的原因。

牛顿第三定律(Newton's third law):如果物体 A 以力 F_A 作用在物体 B 上,则物体 B 也必然同时以一个等大反向的力 F_B 作用在物体 A 上,即 $F_A=-F_B$。力总是成对出现的,作用在不同的物体上,大小相等且方向相反。

(二) 非惯性系　惯性力

研究地球表面物体的运动时,地球可视为一个良好的惯性系。与地球相比,太阳系是更好一些的惯性系,牛顿运动定律在所有惯性系中有相同的形式。牛顿运动定律成立的参照系称为惯性系(inertial frame),相对于惯性参照系做匀速直线运动的任何其他参照系一定是惯性系。

而现实世界中的参照系大多为非惯性系。非惯性参照系相对于惯性参照系有加速运动。在非惯

性系中,牛顿第一定律和第二定律不成立。

如图 1-6 所示,地面为惯性参照系,小车相对地面参照系以恒定加速度 a_0 运动,小车是非惯性系。在小车中的光滑桌面上有一质量为 m 的小球与弹簧相连,弹簧另一端固定在车上,保持小球相对于小车静止。小球受到弹簧弹力 F 的作用,并且指向运动前方,弹簧有一伸长量。在地面上的观测者甲看来,小球受到一个向前的弹性力 $F=ma_0$,小球随小车一起以加速度 a_0 运动,甲认为,小球的运动符合牛顿运动定律;在小车中的观测者乙,看到小球静止,其相对小车的加速度 $a'=0$,但连接小球的弹簧有一伸长量,小球受到弹性力 F 的作用。乙认为,小球的运动不符合牛顿运动定律,乙观测者不能用牛顿定律解释运动现象。

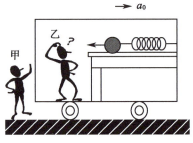

图 1-6　惯性系和非惯性系中观测

为了在非惯性系小车中的观测者运用牛顿运动定律解释该现象,需引入一作用在小车内所有物体上、与小车的加速度方向相反的力

$$F_i=-ma_0 \tag{1-35}$$

称为平移惯性力,a_0 表示小车(非惯性系)相对于地面(惯性系)的加速度,负号表示力 F_i 与加速度 a_0 方向相反。

从物体运动的相对性来看,当物体相对于非惯性系的加速度为 a',而非惯性系相对于惯性系的平动加速度为 a_0,那么物体相对于惯性系的加速度为 $a=a'+a_0$ 于是在惯性系中,有

$$F=ma=m(a'+a_0)=ma'+(-F_i)$$

引入惯性力 F_i 后,在加速运动参照系中,质点的动力学基本方程可以写成

$$F+F_i=ma' \tag{1-36}$$

惯性力是物体的惯性在非惯性系中的表现。它不是物体间的相互作用,也没有反作用力,惯性力是虚拟力或假想力,它体现的是参照系的惯性。在爱因斯坦创立的广义相对论中,惯性力与引力是等效的。

相对于惯性系固定的轴做转动的圆盘也是一个非惯性系。在此非惯性系中应用牛顿运动定律也需要引入惯性力。图 1-7 是绕固定轴匀速转动的光滑盘,盘上的一根细绳的两端分别连着固定轴和质量为 m 的小球。若以盘作为参照系观测,小球受到细绳指向圆心拉力 T 的作用,却静止不动,不符合牛顿第二定律。圆盘参照系上为了用牛顿定律解释小球的运动状态,假想小球受到一个沿法向向外的惯性力 f_c,它的大小为

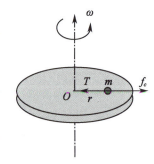

图 1-7　惯性离心力

$$f_c=m\frac{v^2}{r}=m\omega^2 r \tag{1-37}$$

这个惯性力称为惯性离心力,简称离心力(centrifugal force)。

利用惯性离心力,可制成快速分离悬浮液中不同密度微粒的离心机。使装有试样的离心试管在水平面上绕竖直轴高速旋转,试样中的微粒受到指向离心方向的离心力作用。在同样条件下,密度大的微粒受到的离心力大,因此经过一段时间以后,管中的微粒将按密度的大小分离,密度最大的位于管底,最小的靠近管口。离心机转速越快,分离的速度越快,离心所需的时间就越短。

由于离心机旋转越快,离心力越大。高速离心机的离心力是换算为重力加速度 g ($g=9.8\,\mathrm{m\cdot s^{-2}}$) 倍数表示,一般计量为几个 g。

二、质心　质心运动定理

力学研究的对象,往往是由具有相互作用的若干质点组成的系统,简称为质点系(mass system)。

质点系内各质点间的相互作用力称为内力,质点系以外其他物体对质点系中任一质点的作用力称为外力。

(一) 质点系的质心

质点系中存在一个特殊的几何点 C,其运动代表了质点系的整体运动,称 C 为质点系的质心(centre of mass)。在研究多质点组成的系统时,质心是很重要的概念。

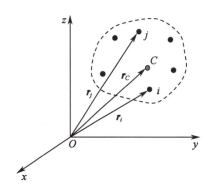

图 1-8　质点系的质心

质心的位置由质点系的质量分布确定,如图 1-8 所示,如果质点系中质量为 m_1、m_2、$\cdots$、m_i、$\cdots$、m_n 的各个质点分别分布于 r_1、r_2、$\cdots$、r_i、$\cdots$、r_n 等位置处,则质点系质心的位置矢量为

$$r_C = \frac{m_1 r_1 + m_2 r_2 + \cdots + m_n r_n}{m_1 + m_2 + \cdots + m_n} = \frac{\sum (m_i r_i)}{\sum m_i} \tag{1-38}$$

其中 $m = \sum m_i$ 是质点系的总质量。质心的位置决定于质点系的质量分布,代表着质量分布中心。质心位置矢量可以写成直角坐标分量式。

一个质量连续分布的物体,其质心位矢的表达式为

$$r_C = \frac{\int r \mathrm{d}m}{\int \mathrm{d}m} = \frac{\int r \mathrm{d}m}{m} \tag{1-39}$$

其中 $\mathrm{d}m$ 是质点的质量元,$m = \int \mathrm{d}m$ 是质点系的总质量。

注意,质心和重心是两个不同的概念,质心是质点系的质量分布中心,而重心是指系统受重力的作用中心。若物体体积不大,可以认为物体处于均匀重力场中,物体各部分的重力加速度 g 大小相同,方向平行,此时物体的重心与质心的位置是重合的。

[例 1-1]　物体系由两个物体通过一根质量不计的杆固连,两个物体的质量分别为 m_1=3kg 和 m_2=2kg,质量为 m_1 的物体位于 r_1=2i+5j(m)处,质量为 m_2 的物体位于 r_2=4i+2j(m)处。求系统的质心位置和杆的长度。

解: 系统的质心位置为

$$r_c = \frac{m_1 r_1 + m_2 r_2}{m_1 + m_2} = \frac{3}{5}(2i + 5j) + \frac{2}{5}(4i + 2j) = \frac{14}{5}i + \frac{19}{5}j \,(\text{m})$$

杆的长度为

$$l = |r_1 - r_2| = \sqrt{13}\,(\text{m}) = 3.61\,(\text{m})$$

质点系运动时,系统质心的位置也会变化。由质心位置和速度的定义,可得质点系质心的速度为

$$v_C = \frac{\mathrm{d}r_C}{\mathrm{d}t} = \frac{1}{m}\sum_i m_i \frac{\mathrm{d}r_i}{\mathrm{d}t} = \frac{\sum_i m_i v_i}{m} \tag{1-40}$$

式中 m_i 为质点系中第 i 个质点的质量,m 为质点系的总质量。

质心的动量表示整个系统的总动量 $m v_C = \sum_i m_i v_i$。

结合质心的速度和加速度的定义,质心加速度为

$$a_C = \frac{\mathrm{d}v_C}{\mathrm{d}t} = \frac{1}{m}\sum_i m_i \frac{\mathrm{d}v_i}{\mathrm{d}t}$$

$$a_C = \frac{\sum_i m_i a_i}{m} \tag{1-41}$$

（二）质心运动定理

对质点系而言,系统的内力常与质点间的相对位置有关,一般情况下内力是未知的,问题具有复杂性。内力是质点系内任意一对质点之间的相互作用,内力总是成对出现,满足牛顿第三定律,如 $f_{ij}=-f_{ji}$。整个系统内力的矢量和总是为零。其内部各个质点之间的相互作用可以引起系统内各个质点的运动,质点系各质点受到若干外力,合外力为$\sum F_i$。质点系中各个质点的运动都遵从牛顿运动定律,对质点系的各质点运用牛顿第二定律建立方程,并对系统求和,得

$$\sum F_i = ma_C \tag{1-42}$$

该关系式称为质心运动定理（the law of kinematics of centre-of-mass）。质心运动定理表明,质心的运动与质点系的内力无关,合外力是质心运动状态改变的原因,通过分析合外力可以得到质心运动轨迹。例如:跳水运动员在空中完成许多复杂的动作,但其所受的外力只有重力,因此运动员身体的质心做抛体运动;炮弹在空中爆炸成许多碎片,碎片虽然四处飞散,但由于外力只有重力,故系统的质心仍然沿原抛物线轨迹运动,如图 1-9 所示。

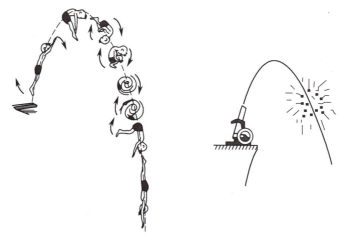

图 1-9　质心运动定理的示例

三、动量定理　动量守恒

力作用在质点上的时间积累效果是使质点的动量发生变化。动量变化的大小与力的大小及作用时间的长短有关。力 F 与作用时间 $\mathrm{d}t$ 的乘积称为力的元冲量,记为 $\mathrm{d}I$。根据牛顿第二定律微分形式

$$\mathrm{d}I = F\mathrm{d}t = \mathrm{d}mv \tag{1-43}$$

冲量和动量在国际单位制（SI）中,单位为千克米每秒,符号为 $\mathrm{kg\cdot m\cdot s^{-1}}$。力在有限时间 $\Delta t = t_2 - t_1$ 内的冲量 I 为

$$I = \int_{t_1}^{t_2} F\mathrm{d}t = mv_2 - mv_1 \tag{1-44}$$

作用于质点的冲量等于质点在该时间内的动量改变,这一结论称为动量定理（theorem of momentum）。

动量定理对碰撞和打击过程的分析特别有用。在这类过程中,力的作用时间很短,而力很大。由碰撞前后物体的动量变化,可得出力的冲量。如果知道冲力的作用时间,冲力的平均值就能求出来。通常引入平均冲力 $\overline{F}$

$$\overline{F} = \frac{\int_{t_1}^{t_2} F\mathrm{d}t}{t_2 - t_1} = \frac{\Delta p}{\Delta t} \tag{1-45}$$

利用动量定理可以分析物体从高处落地时怎样延长碰撞时间,减少冲力。高处落地时,人体所受

的冲力和碰撞经历的时间长短有关。落在水、沙、松软的土地上以及双脚着地时弯曲双膝,都可以延长碰撞时间,以减少冲力,减少人体由于碰撞所造成的危害,例如,体操运动员腾空翻转落地时往往是弯曲双膝,这样既能保护关节又容易站稳。

由多个质点组成的系统,根据式(1-43)并对整个系统的质点求和,可得

$$\left(\sum_i \boldsymbol{F}_i\right)\mathrm{d}t=\mathrm{d}\sum_i(m_i\boldsymbol{v}_i) \tag{1-46}$$

系统所受的合外力的冲量等于系统的总动量 $\sum_i(m_i\boldsymbol{v}_i)$ 随时间的变化,有

$$\sum_i \boldsymbol{F}_i=\frac{\mathrm{d}}{\mathrm{d}t}\sum_i(m_i\boldsymbol{v}_i)$$

当系统所受的合外力为零时,系统的总动量保持不变。故

$$\sum_i(m_i\boldsymbol{v}_i)=常量 \tag{1-47}$$

式(1-47)称为质点系的动量守恒定律。系统内力总和为零,对系统的总动量的改变无贡献。当系统不受外力作用时,系统内各质点的动量可以发生变化,但这种变化只能是动量在系统内各个质点间传递,而系统的总动量保持不变。

动量守恒是矢量关系式,若系统的合外力在某一方向的分量为零,则总动量在该方向上的分量是守恒的。在某些情况下,质点系内部的相互作用力比所受外力大得多,即外力对总动量的变化影响很小,诸如爆炸、碰撞等过程,动量守恒定律成立。

四、功能原理　机械能守恒

(一) 功

质点受力 $\boldsymbol{F}$ 与质点的元位移 $\mathrm{d}\boldsymbol{r}$ 的标量积,称为力对质点做的功 $\mathrm{d}A$。其大小是力在位移方向上的分量与位移的乘积。即

$$\mathrm{d}A=\boldsymbol{F}\cdot\mathrm{d}\boldsymbol{r}=F\cos\varphi\mathrm{d}r \tag{1-48}$$

φ 是力 $\boldsymbol{F}$ 与质点位移 $\mathrm{d}\boldsymbol{r}$ 夹角。功是标量,只有正负,在国际单位制(SI)中,单位为焦耳,符号为 J。

如果质点受到若干个力的作用,则合力的功等于各分力功的和。即 $A=\sum_1^n A_i$。

力在单位时间内所做的功称为瞬时功率,记为 P,$P=\dfrac{\mathrm{d}A}{\mathrm{d}t}=\boldsymbol{F}\cdot\boldsymbol{v}$。在国际单位制(SI)中,单位为瓦特,符号为 W。

(二) 动能定理

根据功的定义,有

$$\boldsymbol{F}\cdot\mathrm{d}\boldsymbol{r}=m\frac{\mathrm{d}\boldsymbol{v}}{\mathrm{d}t}\cdot\mathrm{d}\boldsymbol{r}=m\frac{\mathrm{d}\boldsymbol{r}}{\mathrm{d}t}\cdot\mathrm{d}\boldsymbol{v}=m\boldsymbol{v}\cdot\mathrm{d}\boldsymbol{v}$$

$$\boldsymbol{v}\cdot\mathrm{d}\boldsymbol{v}=\frac{1}{2}\mathrm{d}(\boldsymbol{v}\cdot\boldsymbol{v})=\mathrm{d}\left(\frac{1}{2}v^2\right)$$

可以得到 $\boldsymbol{F}\cdot\mathrm{d}\boldsymbol{r}=\mathrm{d}\left(\dfrac{1}{2}m\boldsymbol{v}^2\right)$,$\dfrac{1}{2}mv^2$ 称为质点的动能(kinetic energy)。

对有限的物理过程,有

$$A_{AB}=\int_A^B \boldsymbol{F}\cdot\mathrm{d}\boldsymbol{r}=\frac{1}{2}mv_B^2-\frac{1}{2}mv_A^2 \tag{1-49}$$

力对质点所做的功等于质点动能的改变量,称为质点的动能定理(kinetic energy theorem)。力对质点做功使物体获得能量。能量的变化由力做功来实现。

以 E_k 表示质点的动能。质点的运动过程中,力对质点所做的功 A_{AB},等于质点从 A 状态到 B 状态动能 $\frac{1}{2}mv^2$ 的改变。功和动能都与参照系的选取有关。在国际单位制(SI)中,动能的单位为焦耳,符号为 J。动能的单位与功相同。

考虑由 N 个质点组成的系统,A 为系统初状态,B 为系统末状态。系统各质点受系统外力和内力作用下运动。

第 i 个质点受外力 $\boldsymbol{F}_i$ 所做的功为 $A_{i,\text{外}}$,第 i 个质点受到质点系内其他质点对它的内力 $f_{ij}(j\neq i)$ 所做功之和为 $A_{i,\text{内}}$。运用质点的动能定理,有

$$A_{i,\text{外}}+A_{i,\text{内}}=\frac{1}{2}m_i v_{iB}^2-\frac{1}{2}m_i v_{iA}^2$$

将质点系内所有质点的动能定理关系式求和,得到

$$A_{\text{外}}+A_{\text{内}}=E_{kA}+E_{kB} \tag{1-50}$$

以 E_{kA}、E_{kB} 分别表示系统初态 A 和末态 B 的动能,$A_{\text{外}}$ 为外力对质点系做功之和,$A_{\text{内}}$ 为系统内力对系统做功之和,此即质点系的动能定理(kinetic energy theorem of particle system)。

(三)质点系中一对内力的功

从质点系的动能定理看到,质点系的内力做功对质点系的动能变化有贡献。系统内力总是成对出现的,但是成对的内力作用在两个不同的质点上,各质点的位移一般是不同的,一对内力所做的功一般不能抵消。

设质点系内一对质点 1、2 之间的相互作用力(属于质点系的内力)为 f_{12} 和 f_{21},两质点的元位移为 $\mathrm{d}\boldsymbol{r}_1$ 和 $\mathrm{d}\boldsymbol{r}_2$,如图 1-10 所示。这对内力所做的功之和为

$$\boldsymbol{f}_{21}\cdot\mathrm{d}\boldsymbol{r}_2+\boldsymbol{f}_{12}\cdot\mathrm{d}\boldsymbol{r}_1=\boldsymbol{f}_{21}\cdot\mathrm{d}(\boldsymbol{r}_2-\boldsymbol{r}_1)$$

其中 $\boldsymbol{r}_2-\boldsymbol{r}_1=\boldsymbol{r}_{21}$ 是质点 1 相对于质点 2 的位矢,不难证明 $\mathrm{d}(\boldsymbol{r}_2-\boldsymbol{r}_1)=\mathrm{d}\boldsymbol{r}_{21}$,$\mathrm{d}\boldsymbol{r}_{21}$ 为质点 1 相对于质点 2 的元位移,故

$$\boldsymbol{f}_{21}\cdot\mathrm{d}\boldsymbol{r}_2+\boldsymbol{f}_{12}\cdot\mathrm{d}\boldsymbol{r}_1=\boldsymbol{f}_{21}\cdot\mathrm{d}\boldsymbol{r}_{21} \tag{1-51}$$

可见,一对内力的功之和与参照系无关,只与两质点的相对位移有关,其值等于其中一个质点所受的力与该质点相对于另一个质点的元位移的标积。

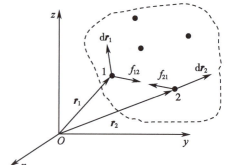

图 1-10 一对内力的功

(四)质点系保守内力的功 势能

如果系统内力对质点所做的功与质点运动的路径无关,仅由运动质点的始末位置所决定,这样的力称为保守力(conservative force)。保守力也可以表述为:当质点沿闭合路径运动一周时,保守力做的功为零。如图 1-11 所示,以质点所在的位置为原点,从 A 点沿 L 到 B 点,然后再沿 L' 回到 A 点,$\boldsymbol{F}$ 做的功为

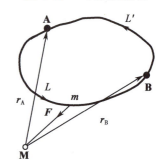

图 1-11 保守力做功

$$\oint \boldsymbol{F}\cdot\mathrm{d}\boldsymbol{r}={}_L\!\int_A^B \boldsymbol{F}\cdot\mathrm{d}\boldsymbol{r}+{}_{L'}\!\int_B^A \boldsymbol{F}\cdot\mathrm{d}\boldsymbol{r}={}_L\!\int_A^B \boldsymbol{F}\cdot\mathrm{d}\boldsymbol{r}-{}_{L'}\!\int_A^B \boldsymbol{F}\cdot\mathrm{d}\boldsymbol{r} \tag{1-52}$$

如果力 $\boldsymbol{F}$ 所做的功与路径无关,即

$$_L\!\int_A^B \boldsymbol{F}\cdot\mathrm{d}\boldsymbol{r}={}_{L'}\!\int_A^B \boldsymbol{F}\cdot\mathrm{d}\boldsymbol{r}$$

力 $\boldsymbol{F}$ 沿闭合路径做功为零

$$\oint \boldsymbol{F} \cdot d\boldsymbol{r} = 0 \qquad (1\text{-}53)$$

满足式（1-53）的力称质点受的力为保守力，保守力做的功与路径无关。

保守力为质点系的内力，保守力做功只取决于系统在初、末状态质点间的相对位置，可以引入一个只与质点间的相对位置有关的系统状态函数，保守力所做的功就等于该状态函数在初、末态的差值。这个状态函数称为势能（potential energy）以 E_p 表示质点的势能。保守力做功就等于系统势能的减少量。

$$A_{保守内力} = E_{pA} - E_{pB} = -\Delta E_p \qquad (1\text{-}54)$$

要确定系统处于某一状态时势能的值，必须选定一个参考点，令该参考点的势能为零，称为势能零点。如选择状态 B 为势能零点，$E_{pB}=0$，这样，当系统处于任意状态 A 时，其势能为保守力沿任意路径从状态 A 到参考点所做的功，即

$$E_{pA} = A_{AB} \qquad (1\text{-}55)$$

可见势能值是相对的，与势能零点的选择有关。

保守力做的正功等于系统势能的减小。重力和弹簧的弹力就是保守力，重力势能与物体的高度有关，大小为 mgh，弹性势能与弹簧长度形变 x 有关，大小为 $\dfrac{1}{2}kx^2$。

（五）质点系功能原理　机械能守恒

系统内力所做的功 $A_{内}$ 为保守内力做的功与非保守内力做的功之和。按照质点系动能定理，所有外力和所有内力对物体系所做的功之和等于物体系从 A 状态到 B 状态总动能 E_k 的增量。于是

$$A_{外力} + A_{保守内力} + A_{非保守内力} = E_{kB} - E_{kA}$$

由于保守内力做正功等于系统势能 E_p 的减小，故上式可写为

$$A_{外力} + A_{非保守内力} = (E_{kB} + E_{PB}) - (E_{kA} + E_{PA})$$

系统的动能 E_k 和势能 E_p 之和称为系统的机械能（mechanical energy），即机械能 $E = E_k + E_p$，所以上式又可写为

$$A_{外力} + A_{非保守内力} = E_B - E_A \qquad (1\text{-}56)$$

从初态变化到末态时，系统机械能的增量等于外力和非保守内力做功的总和，这就是系统的功能原理（work-energy principle）。

只受保守力作用的系统，即 $A_{外力} + A_{非保守内力} = 0$，则

$$E_B = E_A = 常量 \qquad (1\text{-}57)$$

如果系统只有保守力做功，其他非保守力和外力不做功或做功为零，系统内的动能和势能可相互转换，但机械能保持不变。这就是机械能守恒定律（law of conservation of mechanical energy）。

五、碰撞

（一）一维碰撞

碰撞（collision）是指两个质点在运动中相互靠近或发生接触时，在相对较短的时间内发生强烈相互作用的过程。碰撞过程中，内力作用远大于外力，外力作用可以忽略。碰撞这一名词的含义比较广泛，除了包含球的撞击、打桩、锻铁以及分子、原子或原子核的相互碰撞等现象以外，还应包含例如人从车上跳下、子弹打入墙壁等现象。

碰撞过程一般都非常复杂，难于对过程进行仔细分析。碰撞过程只考虑内力相互作用，或质点系受某方向外力为零时，碰撞前后质点系在该方向上的动量守恒。

两质点系统的一维碰撞问题中,两质点碰撞前的速度和碰撞后的速度在连心线上,这种碰撞称为对心碰撞(或称正碰撞),该方向上外力可忽略。设已知两质点碰撞前的速度分别为 v_{10}、v_{20},碰撞后的速度分别为 v_1 和 v_2,质量分别为 m_1 和 m_2。应用动量守恒定律得

$$m_1 v_{10} + m_2 v_{20} = m_1 v_1 + m_2 v_2 \tag{1-58}$$

式(1-58)中,碰撞前后各个速度都是向同一直线上。

碰撞前后两质点系统动能的增量为

$$\Delta E_k = \left(\frac{1}{2} m_1 v_1^2 + \frac{1}{2} m_2 v_2^2 \right) - \left(\frac{1}{2} m_1 v_{10}^2 + \frac{1}{2} m_2 v_{20}^2 \right) \tag{1-59}$$

在碰撞过程,如果 $\Delta E_k \neq 0$,碰撞过程中存在机械能量损失,此过程为非弹性碰撞;其中,当两质点碰撞后以相同速度运动,不再分离,此时 ΔE_k 最大,称为完全非弹性碰撞(perfect inelastic collision)。在碰撞过程,如果 $\Delta E_k = 0$,碰撞过程中两质点系统机械能守恒,这种碰撞称为完全弹性碰撞,简称弹性碰撞(elastic collision)。

牛顿总结了各种碰撞实验后,引入碰撞恢复系数(coefficient of restitution)的概念,定义为两质点分离速度与接近速度之比:

$$e = \left| \frac{v_2 - v_1}{v_{10} - v_{20}} \right| \tag{1-60}$$

当 $e=1$ 时,碰撞前后的相对速度相等,对应完全弹性碰撞;当 $e=0$ 时,碰后两质点不分离,对应完全非弹性碰撞;当 $0<e<1$ 时,对应一般的非弹性碰撞。可见,恢复系数 e 反映了碰撞中能量损失的情况,其值取决于碰撞两物体的材料特性。

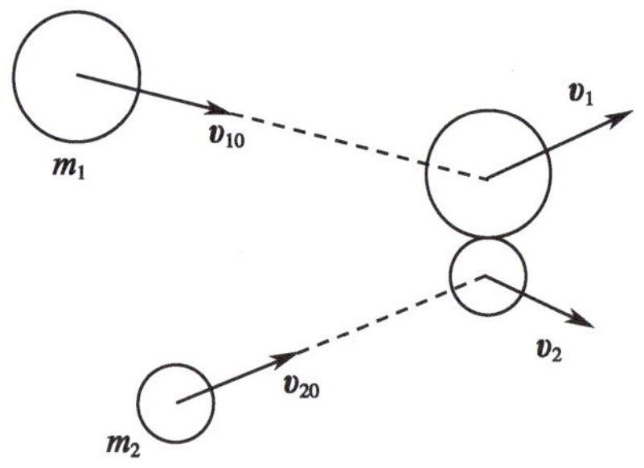

(二)二维碰撞

两质点碰前运动速度不在一条直线上,或两质点做非对心碰撞,称为二维碰撞,如图1-12所示。

碰撞过程中,外力矢量和为零,二维碰撞过程遵从动量守恒定律。二维碰撞动量守恒的矢量式为

图 1-12　二维碰撞

$$m_1 v_{10} + m_2 v_{20} = m_1 v_1 + m_2 v_2 \tag{1-61a}$$

在运动平面建立直角坐标,则动量守恒的分量形式为

$$m_1 v_{10x} + m_2 v_{20x} = m_1 v_{1x} + m_2 v_{2x} \tag{1-61b}$$

$$m_1 v_{10y} + m_2 v_{20y} = m_1 v_{1y} + m_2 v_{2y} \tag{1-61c}$$

若两质点做完全弹性碰撞,碰撞过程中机械能守恒,即

$$\frac{1}{2} m v_{10}^2 + \frac{1}{2} m v_{20}^2 = \frac{1}{2} m v_1^2 + \frac{1}{2} m v_2^2 \tag{1-62}$$

对于一般的非弹性碰撞,只要给定碰后质点速度的方位,问题也可以求解。

[例1-2]　两个完全一样的粒子,其中一个是静止的,发生非对心弹性碰撞后,这两个粒子散开后的方向如何?

解:设粒子的质量为 m,两粒子碰撞前速度为 v_{10}、v_{20},碰后的速度为 v_{11}、v_{21},碰后 v_{11} 与 v_{21} 的夹角为 θ,由题意可知碰前 $v_{20}=0$。

两粒子碰撞,由动量守恒定律可得

$$m v_{10} = m v_{11} + m v_{21}$$

有

$$v_{10}=v_{11}+v_{21}$$

上式两边平方

$$v_{10}^2=v_{11}^2+v_{21}^2+2\bm{v}_{11}\cdot\bm{v}_{21} \tag{a}$$

两粒子发生非对心完全弹性碰撞,能量守恒定律可得

$$\frac{1}{2}mv_{10}^2=\frac{1}{2}mv_{11}^2+\frac{1}{2}mv_{21}^2$$

有

$$v_{10}^2=v_{11}^2+v_{21}^2 \tag{b}$$

比较式(b)和式(a),得

$$2\bm{v}_{11}\cdot\bm{v}_{21}=0$$

即

$$2\bm{v}_{11}\cdot\bm{v}_{21}=2v_{11}v_{21}\cos\theta=0$$

所以有 $\cos\theta=90°$,即两个粒子散开后的速度 $\bm{v}_{11}$ 与 $\bm{v}_{21}$ 方向相互垂直。

六、角动量定理　角动量守恒

(一)力矩

物体在外力作用下绕定点的转动,不但与力的大小有关,而且与力的作用点及作用力的方向有关。因此在研究转动问题时需要引入力矩这一概念,如图 1-13 所示。力矩(moment of force)是矢量,表示为

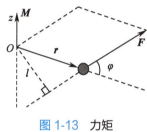

$$\bm{M}=\bm{r}\times\bm{F} \tag{1-63}$$

质点对原点 O 的位矢为 $\bm{r}$,$\bm{r}$ 与力 $\bm{F}$ 的夹角为 φ,力 $\bm{F}$ 对 O 点的力矩大小为

图 1-13　力矩

$$M=Fr\sin\varphi \tag{1-64}$$

力矩大小也可视为力的大小 F 与力臂(即力的作用线和转轴之间的垂直距离)l 的乘积($l=r\sin\varphi$)。力矩的方向垂直于 $\bm{r}$ 和 $\bm{F}$ 构成的平面,由右手螺旋定则来确定,若右手四指沿受力点位置矢量 $\bm{r}$ 方向绕小于 180° 的夹角转向力 $\bm{F}$ 的方向,这时右手大拇指所指的方向为力矩的方向。力矩单位为牛顿·米,符号为 N·m。

质点系所受的对 O 点的总力矩为

$$\bm{M}=\sum_i \bm{M}_i \tag{1-65}$$

总力矩中可分为内力矩与外力矩。由于质点系的内质点间的内力始终共线,一对内力矩之和总是为零。总力矩就只是外力矩的矢量和,称为合外力矩。力矩为矢量,可对一定的轴分解。只有在垂直于轴的平面内作用的力 $\bm{F}_{垂直}$ 对轴可能有力矩。

(二)角动量

讨论质点围绕某定点的运动问题中,用角动量来描述质点相对于定点的运动能力,如图 1-14 所示。质量为 m 的质点位于 P 点,对原点 O 的位矢为 $\bm{r}$,速度为 $\bm{v}$,$\bm{r}$ 与 $\bm{v}$ 的夹角为 θ,质点的动量为 $m\bm{v}$,质点对 O 点的角动量(angular momentum)定义为从定点 O 引向质点的位置矢量 $\bm{r}$ 与质点动量 $m\bm{v}$ 的矢量积,表示为

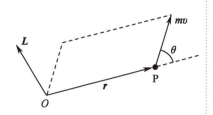

图 1-14　质点的角动量

$$L = r \times mv \tag{1-66}$$

角动量 L 的方向垂直于 r 和 mv 所构成的平面,方向关系满足右手螺旋定则;其大小等于 r 和 mv 为邻边的平行四边形面积

$$L = rmv\sin\theta \tag{1-67}$$

角动量的单位是千克二次方米每秒,符号为 $kg \cdot m^2 \cdot s^{-1}$。

质点系对某点的角动量是所有质点对该点角动量的矢量和,即

$$L = \sum (r_i \times m_i v_i) \tag{1-68}$$

(三) 角动量定理

根据力矩的定义和牛顿第二定律,有

$$M = r \times F = r \times \frac{d(mv)}{dt}$$

注意到,角动量对时间的一阶导数为

$$\frac{dL}{dt} = \frac{d(r \times mv)}{dt} = \frac{dr}{dt} \times mv + r \times \frac{d(mv)}{dt}$$

其中

$$\frac{dr}{dt} \times mv = v \times mv = 0$$

速度与动量的矢量积为零。

对一定点 O 而言,作用于质点系的合力矩效果为质点系的角动量随时间的变化率,即 $M = r \times F = \frac{d(r \times mv)}{dt}$。

得到角动量定理的微分形式

$$M = \frac{dL}{dt} \tag{1-69}$$

对定点 O,作用于质点系的合外力矩等于质点系对 O 点的角动量随时间的变化率。对有限过程

$$\int_{t_1}^{t_2} M dt = L_2 - L_1 \tag{1-70}$$

其中 $L_2 - L_1$ 为质点系对 O 点的角动量的改变量,$\int_{t_1}^{t_2} M dt$ 为质点系在时间 $(t_2 - t_1)$ 内所受的冲量矩。对 O 点,质点系所受的冲量矩等于质点系角动量的增量,此为角动量定理(angular momentum theorem)。

(四) 角动量守恒定律

当质点系所受的合力矩为零时,即 $M = 0$,有 $\frac{dL}{dt} = 0$,对 O 点的角动量为恒矢量

$$L = 恒矢量 \tag{1-71}$$

当质点系所受对 O 点的合力矩为零时,质点系对该 O 点的角动量始终保持不变,为一恒矢量。此为角动量守恒定律(law of conservation of angular momentum)。角动量守恒的条件是合力矩 M 为零。

当质点系受到的对于定轴 z 轴的合外力矩为零时 $M_z = 0$,质点对该定轴的角动量守恒 $L_z =$ 常量。

第三节 | 刚体的定轴转动

一、刚体定轴转动的描述

（一）刚体的运动

在研究机械运动的很多问题中，物体的形状和大小是不能忽略的，不能把物体看成是质点。如果一个物体在外力的作用下，它的各部分之间的距离保持不变，或者它的形状和大小都不发生变化，这个物体称为刚体（rigid body）。实际的物体在外力的作用下，总会发生或大或小的形变，体积也会改变，所以刚体是固体的理想模型。如果一个物体在任何力的作用下，不改变形状和大小，就可以把它当成刚体处理。

刚体可以看成由许多可视为质点的质量元组成的质点系，在外力作用下各质点之间的相对位置保持不变。

刚体的运动可以是平动、转动或二者的结合。在平动时，刚体内各质点的运动轨迹都一样，而且在同一时刻的速度和加速度都相等。在描述刚体的平动时，就可以用质点的运动代表。通常就用刚体质心的运动代表整个刚体的平动。刚体的一般运动可分解为刚体随质心的平动和绕质心的转动。

刚体的定轴转动时，刚体上的各个质点都绕同一直线做圆周运动。该直线称为转轴，转轴可以在刚体上也可以在刚体外，转轴固定不动。这种运动称为刚体的定轴转动（fixed-axis rotation）。

刚体绕定轴转动时，除轴上各点静止以外，其他各质点做圆周运动，圆心均在轴上，位于轴线与圆周运动平面的交点。它们做圆周运动的角量，如角位移、角速度和角加速度都相同，如图1-15所示。

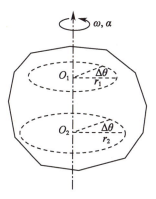

图 1-15　刚体定轴转动

（二）定轴转动刚体的动能　转动惯量

刚体定轴转动时，将刚体上离轴为 r_i 的质量元 Δm_i 或 dm 视为质点，质点绕轴做圆周运动，其转动动能为 $\frac{1}{2}\Delta m_i v_i^2$ 或 $\frac{1}{2}\Delta m_i(r_i\omega)^2$。刚体定轴转动的动能为刚体的各质点的动能总和，即

$$E_k = \sum_{i=1}^{n} \frac{1}{2}\Delta m_i(r_i\omega)^2 = \frac{1}{2}\left(\sum_{i=1}^{n}\Delta m_i r_i^2\right)\omega^2 \tag{1-72}$$

定义

$$J = \sum_{i=1}^{n}\Delta m_i r_i^2 \tag{1-73}$$

此式为刚体定轴转动的转动惯量（moment of inertia）。对连续质量分布的刚体，定轴转动的转动惯量为

$$J = \int r^2 dm = \int r^2\rho dV \tag{1-74}$$

式（1-74）中 dV 表示 dm 的体积，ρ 表示该处的密度，r 为体积元与转轴的距离。在国际单位制（SI）中，J 的单位为千克二次方米，符号为 $kg\cdot m^2$。几种形状刚体对定轴的转动惯量如表1-1。

刚体的动能（1-72）式可表示为

$$E_k = \frac{1}{2}J\omega^2 \tag{1-75}$$

将其与质点动能公式 $E_k = \frac{1}{2}mv^2$ 类比，J 的作用与质量 m 相当，我们把 J 称为刚体对定轴转动的转动

表 1-1　几种刚体对转轴的转动惯量

刚体	轴的位置	转动惯量
长为 L 的细棒	转轴通过端点与棒垂直	$J=\dfrac{1}{3}mL^2$
长为 L 的细棒	转轴通过中心与棒垂直	$J=\dfrac{1}{12}mL^2$
半径为 r 的圆环	转轴沿几何中心轴	$J=mr^2$
半径为 r 的薄圆盘	转轴通过中心与盘面垂直	$J=\dfrac{1}{2}mr^2$

惯量,它决定于刚体的质量、形状、质量分布和转轴位置。转动惯量是刚体转动惯性的量度,转动惯量越大,刚体的转动惯性就越大。

[例 1-3]　质量为 m、半径为 R 的均匀圆盘,求通过其圆盘中心 O 并与盘面垂直的轴的转动惯量。

解: 如图 1-16,圆盘质量均匀对称分布,设圆盘面的面密度为 σ,

$$\sigma=m/\pi R^2$$

在圆盘上取半径为 r,宽为 dr 的圆环,则圆环质量为

$$dm=\sigma 2\pi r dr$$

圆环对中心对称轴的转动惯量为

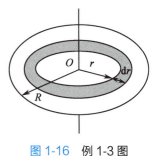

图 1-16　例 1-3 图

$$dJ=r^2 dm=\sigma 2\pi r^3 dr$$

$$J=\int_0^R 2\pi\sigma r^3 dr=\frac{1}{4}\times 2\pi\sigma r^4\Big|_0^R=\frac{1}{2}mR^2$$

二、刚体定轴转动的转动定律

刚体绕过 O 的固定 z 轴转动,受到在垂直于轴的平面内的力 $\boldsymbol{F}$ 作用。刚体做定轴转动的力矩方向沿轴向。

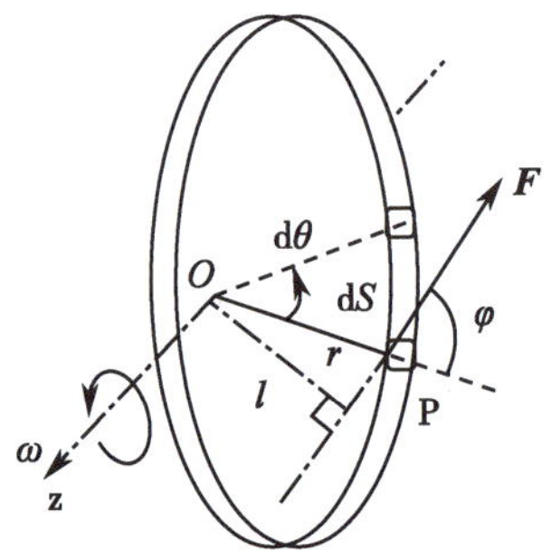

当转动某一小角 $d\theta$ 时,力 $\boldsymbol{F}$ 作用点的位移为 dS,且 $dS=rd\theta$,力 $\boldsymbol{F}$ 在圆周运动切向的分量为 $F\sin\varphi$,如图 1-17 所示,该力对刚体所做的功

$$dA=F\sin\varphi\cdot rd\theta=Fld\theta$$

力 $\boldsymbol{F}$ 对 z 轴的力矩为

$$M_z=Fr\sin\varphi$$

这样,力矩对刚体做的功可写成

$$dA=M_z d\theta \tag{1-76}$$

运用功能原理,对刚体做的功等于刚体动能的增加,有

图 1-17　刚体的定轴转动

$$M_z d\theta=d\left(\frac{1}{2}J\omega^2\right)$$

若刚体转动惯量 J 在转动过程中不变,则 $M_z d\theta=J\omega d\omega$,而 $\omega=\dfrac{d\theta}{dt}$,可以得到 $M_z=J\dfrac{d\omega}{dt}$,注意力矩 $\boldsymbol{M}_z$ 矢量与角加速度 $\boldsymbol{\alpha}$ 矢量的同向关系,

$$\boldsymbol{M}_z=J\boldsymbol{\alpha} \tag{1-77}$$

此式称为刚体定轴转动定律,力矩 M_z 与物体的角加速度 α 成正比,比较于质点运动的牛顿第二

定律,可以见到,在转动定律中,转动惯量 J 体现了刚体做定轴转动的惯性。

三、刚体定轴转动的功能原理和机械能守恒

在图 1-17 中,刚体在外力 F 作用下绕 z 轴转动,初始时刻 t_1 的角位置为 θ_1、角速度为 ω_1,末时刻 t_2 的角位置为 θ_2、角速度为 ω_2。由式(1-76)对一定过程积分

$$\int \mathrm{d}A = \int_{\theta_1}^{\theta_2} M_z \mathrm{d}\theta = \int_{\theta_1}^{\theta_2} J \frac{\mathrm{d}\omega}{\mathrm{d}t} \omega \mathrm{d}t = \int_{\omega_1}^{\omega_2} J\omega \mathrm{d}\omega$$

力矩对刚体做功为

$$A = \frac{1}{2}J\omega_2^2 - \frac{1}{2}J\omega_1^2 = E_{k2} - E_{k1} \tag{1-78}$$

此即为刚体定轴转动的动能定理,表明合外力矩对一个绕固定轴转动的刚体所做的功等于刚体的转动动能的改变量。

刚体的重力作用于刚体质心,质心高度 $h_C = \dfrac{\sum_i \Delta m_i h_i}{m}$。刚体定轴转动的势能用质心位置表示为

$$E_p = \sum_i \Delta m_i g h_i = \left(\sum_i \Delta m_i h_i\right)g = mgh_C \tag{1-79}$$

若刚体绕 z 轴转动的重力矩表示为 M_{gz},重力矩对刚体做功为

$$A_g = \int_{\theta_1}^{\theta_2} M_{gz} \mathrm{d}\theta = -(mgh_{c2} - mgh_{c1})$$

在外力矩 M_z 和重力矩 M_{gz} 的作用下,刚体绕 z 轴转动的功能关系表示为

$$A = \int_{\theta_1}^{\theta_2} (M_z + M_{gz}) \mathrm{d}\theta = \frac{1}{2}J\omega_2^2 - \frac{1}{2}J\omega_1^2$$

可以得到,外力矩 M_z 做功等于刚体定轴转动的机械能的改变量

$$A_{外} = \int_{\theta_1}^{\theta_2} M_z \mathrm{d}\theta = \left(\frac{1}{2}J\omega_2^2 + mgh_{c2}\right) - \left(\frac{1}{2}J\omega_1^2 + mgh_{c1}\right) \tag{1-80}$$

若刚体定轴转动过程中,外力矩为零,即 $M_z = 0$,则有

$$\frac{1}{2}J\omega^2 + mgh_c = 恒量 \tag{1-81}$$

此式为刚体定轴转动的机械能守恒定律。合外力矩对一个绕固定轴转动的刚体所做的功为零时,刚体的机械能(转动动能与重力势能和)不变。

四、刚体定轴转动的角动量定理　角动量守恒定律

刚体上任一质点的位矢为 r_i,质点的切向速度为 $v_i = r_i \omega$,刚体对定轴转动的角动量为

$$\boldsymbol{L}_z = \left(\sum \Delta m_i r_i^2\right)\boldsymbol{\omega} \tag{1-82}$$

这样,刚体定轴转动的角动量为

$$\boldsymbol{L}_z = J\boldsymbol{\omega} \tag{1-83}$$

根据质点系角动量定理式(1-69),可得刚体对定轴的角动量定理,为

$$M_z = \frac{\mathrm{d}L_z}{\mathrm{d}t} = \frac{\mathrm{d}(J\omega)}{\mathrm{d}t}$$

表明刚体所受的对 z 轴的外力矩等于刚体对 z 轴的角动量随时间的变化率。从刚体的角动量定理可以得到

$$M_z dt = dL_z \qquad (1-84)$$

$M_z dt$ 为刚体所受总外力矩在 dt 时间内的乘积，称为刚体在 dt 时间内受到的冲量矩，其值等于刚体在该段时间中角动量的改变量。对 0 到 t 的一段有限的时间过程，式（1-84）两端积分后得

$$\int_0^t M_z dt = J_z \omega - J_z \omega_0 \qquad (1-85)$$

式中 ω_0 和 ω 分别为初始时刻和 t 时刻的角速度。式（1-85）表明刚体在一段时间内受到的冲量矩等于刚体角动量的改变量。

当外力对转轴 z 的合力矩 M_z 为零时，即 $M_z=0$，则

$$L_z = J\omega = 常量 \qquad (1-86)$$

表明若刚体受到对 z 轴的力矩为零，则刚体对 z 轴的角动量不变，这就是刚体对定轴转动的角动量守恒定律。一般情况，刚体对某一定轴的转动惯量 J 为不变量，那么刚体对定轴转动的角动量守恒时，刚体定轴转动的角速度 ω 不变，角加速度 α 为零。

[例 1-4] 质量分布均匀的细杆，长为 l，质量为 m，其一端固定于 O，可绕过 O 端垂直于竖直平面的轴自由转动。当杆在水平静止状态开始下摆时，在此过程中的角速度是多少？

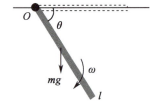

图 1-18　例 1-4 图

解：由于细杆质量分布均匀，其重心在 $\dfrac{l}{2}$ 处，见图 1-18。细杆对 O 处转轴的转动惯量为 $J=\dfrac{1}{3}ml^2$。

当杆在竖直平面内自由下摆，与水平方向的夹角为 θ 时，重力矩的大小为 $mg \cdot \dfrac{l}{2} \cdot \cos\theta$，由转动定律有 $mg \cdot \dfrac{l}{2} \cdot \cos\theta = J\alpha$，得

$$\alpha = \frac{3g}{2l}\cos\theta \qquad (a)$$

由角加速度定义，做变量代换

$$\alpha = \frac{d\omega}{dt} = \frac{d\omega}{d\theta} \cdot \frac{d\theta}{dt} = \omega \frac{d\omega}{d\theta} \qquad (b)$$

将式（a）代入式（b），则有

$$\frac{3g}{2l}\cos\theta d\theta = \omega d\omega \qquad (c)$$

对式（c）两边积分，并由题给条件 $t=0,\theta=0,\omega=0$，有

$$\int_0^\omega \omega d\omega = \int_0^\theta \frac{3g}{2l}\cos\theta d\theta$$

得

$$\omega = \sqrt{\frac{3g}{l}\sin\theta}$$

*五、陀螺进动

陀螺运动为刚体绕定点 O 的转动。陀螺自转时，陀螺绕自身对称轴以 ω 角速度转动，自转角动量为 $\boldsymbol{L}=J\boldsymbol{\omega}$。当自转轴与竖直方向夹角为 θ 时，陀螺受到的重力矩为 $\boldsymbol{M}_g = \boldsymbol{l} \times m\boldsymbol{g}$，大小为 $M_g = mgl\sin\theta$，如图 1-19 所示。根据角动量定理，陀螺受重力冲量矩 $\boldsymbol{M}_g dt$ 的作用，获得角动量

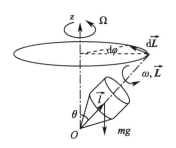

图 1-19　陀螺进动

增量 dL,d$L=M_g$dt,陀螺的自转轴将绕竖直轴 Oz 转动,角速度为 Ω,陀螺不会倾倒。这种高速旋转的刚体,其自转轴绕另一轴旋转的现象称为刚体的进动(precession)。例如旋转的陀螺,飞行的子弹、炮弹等,作近似处理,认为所有角动量都沿自转轴方向,陀螺自转角速度越高,这种近似就越精确。陀螺进动的角速度 Ω 为

$$\Omega = \frac{d\varphi}{dt} = \frac{mgl}{L}$$

上式表明进动角速度 Ω 与自转角动量 L 成反比。

第四节 | 物体的弹性

物体在外力作用下发生的形状和大小的改变,称为形变(deformation)。当研究刚体受力运动时,形变忽略不计。但在许多实际问题中,形变是不能被忽略的,例如在房屋和桥梁的设计时,必须考虑构件在受力时所产生的形变;在生物医学中,对于骨骼、肌肉等器官在这方面力学特性的研究更是十分重要。

形变可分为两类:如果外力撤除后形变完全消失,这种形变称为弹性形变(elastic deformation);如果外力撤除后形变不能完全消失,则称这种形变为塑(范)性形变(plastic deformation)。当然,在实际问题中弹性形变和塑性形变的界限不是十分严格。物体在发生弹性形变的同时,通常会有微小的塑性形变,在一定的限度内,把这种形变当成完全弹性形变来处理。

形变也可分为伸长、缩短、弯曲、切变、扭转等几种类型。伸长和缩短合称线变。线变和切变是弹性形变的两种基本类型,其他形变实际上是这两种形变的复合。

本节将首先讨论两个基本概念:应变和应力(又称胁变和胁强),找出它们之间的关系,并结合本章所研究的内容对骨骼的力学特性进行初步讨论。

一、正应变与正应力

(一)正应变

一根直棒在不受外力作用时长度为 l_0,受到垂直于横截面的均匀分布外力(拉力或压力)时,直棒长度会发生改变,其长度的增量用 Δl。棒两端受到拉力时会伸长 $\Delta l > 0$,受到压力时会缩短 $\Delta l < 0$,Δl 称为该棒的绝对伸长。该棒各部分的长度变化是均匀的,$\frac{\Delta l}{l_0}$ 称为它的相对伸长,$\frac{\Delta l}{l_0} > 0$ 时称为张应变,$\frac{\Delta l}{l_0} < 0$ 时称为压应变,张应变与压应变统称为正应变(线应变),用无量纲的纯数 ε 表示:

$$\varepsilon = \frac{\Delta l}{l_0} \tag{1-87}$$

如果其各部分的伸长是不均匀的,可以从中任取出一段微元,用这一段微元的绝对伸长与原长之比来表示该微元段的正应变。在这种情况下,正应变将不再是常数。

(二)正应力

物体的形变总是离不开力。组成物体的微观粒子之间在力的作用下相对位置会发生改变,因此任一横截面两边材料之间存在一种相互拉伸的内力。力学上称这种垂直于任一截面的拉伸内力为张力,称垂直于任一截面的相互挤压的内力为压力。如图 1-20 所示,设匀质圆棒两端受到相等的拉力作用,拉力均匀地分布在两个端面上,棒在拉力作用下有所伸长。在棒的任一个横断面将棒分为

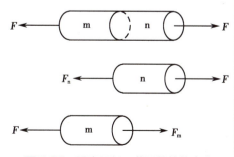

图 1-20 垂直于任一截面的拉伸内力

m、n 两段,横断面上,m 段的张力 F_n,m 段受到 n 段所施的张力 F_m,它们互为作用力与反作用力,满足 $F_n = F_m = F$。

如果上述圆棒的材料结构均匀,所受的张力应该均匀分布在横截面上,这个张力与横截面面积 S 之比,称为该横截面上的正应力,用符号 σ 表示:

$$\sigma = \frac{F}{S} \tag{1-88}$$

如果物体受力不均匀或者内部材料不均匀,可以取一个微小的面元,其面积为 $\mathrm{d}S$,这个面元上的张力为 $\mathrm{d}F$,单位横截面上收到的内力为正应力,则

$$\sigma = \lim_{\Delta S \to 0} \frac{\Delta F}{\Delta S} = \frac{\mathrm{d}F}{\mathrm{d}S} \tag{1-89}$$

正应力分为张应力(tensile stress)($\sigma > 0$)与压应力(compressive stress)($\sigma < 0$)两种。正应力的单位是帕斯卡,简称为帕,符号为 Pa。

(三) 正应力与正应变的关系

正应力与正应变之间存在着密切的函数关系。材料不同,函数关系也会有所不同,但具有一些共同特征。下面分别通过低碳钢、骨、主动脉三种不同材质,研究其正应力与正应变的关系。

低碳钢是工程技术中常用的材料,它的机械性能具有代表性,其正应力与正应变的关系如图 1-21 所示。

图中横坐标表示正应变 ε,纵坐标表示正应力 σ。从图上可将拉伸分为弹性、屈服、硬化和颈缩四个阶段:

弹性阶段是曲线中的近似直线部分 OA 段。在这个范围内,正应力与正应变近似成正比。对应于 A 点的应力是保持正比关系的最大应力,称为比例极限(proportional limit)。低碳钢的比例极限约为 2×10^7Pa。从 A 点到 B 点的这一段,正应力与正应变虽不再是正比关系,但仍是弹性形变。对应于 B 点的正应力叫做弹性极限(elastic limit);过了 B 点以后,撤去外力,形变会有残留。

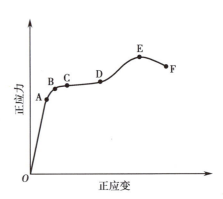

图 1-21　低碳钢正应力与正应变的关系

屈服阶段是过了 C 点,几乎与横轴平行的一小段曲线,表明该阶段正应变在迅速增加,而正应力并不明显地加大,这叫做材料的屈服。在这一阶段的最大正应力叫做屈服强度。

硬化阶段是从 D 点开始上升的曲线部分。只有加大正应力,才能使物体进一步伸长,此即材料的硬化。到达 E 点,正应力达到最大值,对应于 E 点的正应力叫做强度极限。低碳钢的强度极限约为 4×10^8Pa。

颈缩阶段是过了 E 点以后的曲线部分。物体的横截面急剧缩小,即使不再加大负荷,也会很快伸长,直至断裂。当应力达到 F 点时材料断裂,F 点称为断裂点(fracture point)。断裂点的应力称为材料的抗张强度(tensile strength)。压缩时,断裂点的应力称为抗压强度(compressive strength)。图 1-21 中 BF 是材料的范性(塑性)范围。若 F 点距 B 点较远,则这种材料能产生较大的范性形变,表示它具有展性(malleability)。如果 F 点距 B 点较近,则材料表现为脆性(brittleness)。

实验表明,在比例极限内,正应力与正应变成正比,即

$$\sigma = Y\varepsilon \tag{1-90}$$

上式中的比例系数 Y 称为杨氏模量(Young modulus)。因为 ε 为纯数,所以杨氏模量和应力有相同的单位。结合式(1-87)和式(1-88),可得

$$Y = \frac{\sigma}{\varepsilon} = \frac{F/S}{\Delta l/l_0} = \frac{l_0 F}{S \Delta l} \tag{1-91}$$

杨氏模量只与材料的性质有关,它反映材料抵抗线变的能力,其值越大则该物体越不容易变形。几种常见材料的杨氏模量见表1-2。

表1-2 一些常见材料的杨氏模量

材料	低碳钢	铸铁	花岗岩	铅	骨 拉伸	骨 压缩	木材	腱	橡胶	血管
杨氏模量/$(10^9 N \cdot m^{-2})$	196	78	50	17	16	9	10	0.02	0.001	0.000 2

正应力与正应变的这种关系称为胡克定律,在使用时要特别注意它的适用范围。比如主动脉弹性组织的正应力与正应变关系并不服从胡克定律,应力应变曲线中没有直线部分。如图1-22所示,主动脉弹性组织的弹性极限十分接近断裂点,这说明只要它没有被拉断,在外力消失后都能恢复原状。另外,从图1-22中可见,应变可达到1.0,这说明它可以伸长到原有长度的两倍。这一点和橡胶皮是类似的。

[例1-5] 如图1-23所示,一根结构均匀的弹性杆,密度为ρ,杨氏模量为Y。将此杆竖直悬挂,使上端固定,下端自由。求弹性杆中的应力和应变。

解: 弹性杆在自重的作用下伸长,同一横截面里的应力和应变是相同的,但不同横截面里的应力不同,因而应变也不相同。考虑到弹性杆在自重作用下的长度变化十分微小,为简化计算起见,可认为悬挂后其密度仍保持为常量ρ。

设杆在悬挂时的长为l,横截面积为S。以悬挂点为原点向下作Ox轴,如图1-23所示,计算坐标为$x(0<x<l)$的横截面处的应力和应变。

由$\sigma = \dfrac{F}{S}$得这个截面处的应力为

$$\sigma = \frac{\rho(l-x)Sg}{S} = \rho(l-x)g$$

又因为$\sigma = Y\varepsilon$,所以这个截面处的应变为

$$\varepsilon = \frac{\sigma}{Y} = \frac{\rho(l-x)g}{Y}$$

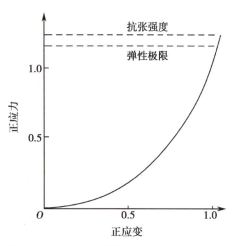

图1-22 主动脉弹性组织的正应力-正应变曲线

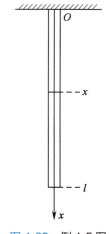

图1-23 例1-5图

(四) 弯曲

弯曲是一种比较复杂的形变,在此只讨论平面弯曲。所谓平面弯曲是指物体具有一个纵向的对称面,所有外力的合力都集中在这个对称面里。也就是说,物体除了受到自身的重力和支撑物的支持力以外,往往还受到其他物体的横向压力或拉力作用,而这些力是集中作用在这个对称面上的。因此,可以用这个对称面来代替整个物体。

如图1-24(a)所示,在两个支架上放置一横梁。当横梁受到一个垂直于轴线的纵向压力P时,如图1-24(b)所示,横梁发生弯曲。显然,凸出的一侧被拉伸,凹进的一侧被压缩。选取梁的一横截面,取出截面左边一小段考察其应力分布状况。如图1-24(c)所示,由于弯曲,在横梁的上部发生压缩

形变,即出现压应力,越接近上缘压缩越严重;在横梁的下部发生拉伸形变,即出现拉应力,越接近下缘拉伸越严重。而中间一层既不拉伸又不压缩,所以无应力,通常称该层为中性层。由于中性层对抗弯的贡献很小,因此经常用空心管代替实心柱,用工字梁代替方形梁,这样既能减轻重量,又能节省材料。

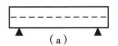

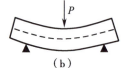

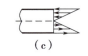

图 1-24　平面弯曲现象

二、切应变与切应力

(一) 切应变

当物体两端同时受到反向平行的拉力 F 作用时会发生形变,如图 1-25 所示。弹性体在平行于某个截面的一对方向相反的平行力的作用下,其内部与该截面平行的平面发生错位,使原来与这些截面正交的线段变得不再正交,这样的形变叫做切应变。发生错位的这些平面叫做剪切面,平行于这个平面的外力叫做剪切力。

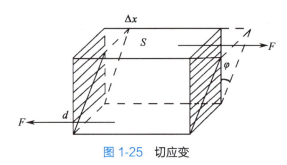

图 1-25　切应变

在图 1-25 中,原来与上底面正交的线段虽仍保持为直线,但不再与上、下底面正交,它们相对于原来的位置偏转了 φ 角。设两底面相对偏移位移为 Δx,垂直距离为 d,则剪切的程度以比值 $\dfrac{\Delta x}{d}$ 来衡量,这一比值称为切应变(shearing strain),以 γ 表示,即

$$\gamma = \frac{\Delta x}{d} = \tan\varphi \tag{1-92}$$

在实际情况中,一般 φ 角很小,上式可写成

$$\gamma \approx \varphi$$

(二) 切应力

弹性体发生切变时,任一剪切面两边材料之间存在相互作用并且大小相等的切向内力。通过弹性体内某一个面元的切向内力与该面元的面积之比值称为切应力(shearing stress),用 τ 表示,即

$$\tau = \lim_{\Delta S \to 0} \frac{\Delta F}{\Delta S} = \frac{\mathrm{d}F}{\mathrm{d}S} \tag{1-93}$$

当内力在上下底面上分布均匀时,则有

$$\tau = \frac{F}{S} \tag{1-94}$$

式中,S 为图 1-25 中长方体上底或下底的面积。

(三) 切应力与切应变的关系

实验证明,在一定的限度内,切应力与切应变成正比,这种正比关系叫做切变的胡克定律,即

$$\tau = G\gamma \approx G\varphi \tag{1-95}$$

上式中比例系数 G 称为切变模量,也叫刚性模量。结合式(1-92)和式(1-95)

$$G = \frac{\tau}{\gamma} = \frac{F/S}{\Delta x/d} = \frac{Fd}{S\Delta x} \tag{1-96}$$

与杨氏模量类似,切变模量也只与材料的性质有关,几种常见材料的切变模量见表1-3。

表1-3 一些常见材料的切变模量

材料	钨	低碳钢	铜	铸铁	玻璃熔石英	铝	骨	木材	铅
切变模量 $G/$ (10^9N·m^{-2})	140	78	40	35	30	25	10	10	6

[**例1-6**] 边长为0.2m的立方体的两个相对面上,各施以 1×10^3N 的切向力,它们的大小相等、方向相反。施力后两相对面的相对位移为0.000 1m,求此物体的切变模量。

解:由题意可知,切应变为

$$\gamma = \frac{\Delta x}{d} = \frac{0.000\ 1}{0.2} = 5 \times 10^{-4}$$

切应力为

$$\tau = \frac{F}{S} = \frac{1 \times 10^3}{0.2 \times 0.2} = 2.5 \times 10^4 \text{N·m}^{-2}$$

物体的切变模量为

$$G = \frac{\tau}{\gamma} = \frac{2.5 \times 10^4}{5 \times 10^{-4}} = 0.5 \times 10^8 \text{N·m}^{-2}$$

(四) 扭转

每个使用过螺丝刀的人都会对扭转状态有所体会。若使圆柱体两端分别受到对中心轴的力矩,且方向相反,则圆柱体便会发生扭转现象。扭转是一种比较复杂的形变,这里只讨论圆杆的扭转。

如图1-26所示,将结构均匀的圆杆下端固定,对中心轴的力矩作用其上端,使杆的各个横截面发生一定的角位移,母线AA′发生倾斜变为AA″,形成母线的倾斜角,用 φ 表示。母线的长度 l 近似不变。此时,图1-26中圆杆一端相对于另一端的角位移称为扭转角,用 δ 表示。

实验证明,各个横截面的角位移与该截面到下端的距离成正比。扭转角 δ 与母线的倾斜角 φ 之间的关系为

$$a\delta = l\varphi \tag{1-97}$$

其中 l 为杆的长度,a 为杆的半径。

实验证明,当圆杆发生微弱的扭转时(即圆杆的各个横截面在扭转前后大小不变;每个横截面里的点有相同的角位移,而不发生轴向位移),扭转角 δ 与扭转力矩 M 有如下的关系:

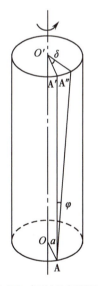

图1-26 圆柱体扭转现象

$$M = \frac{\pi G a^4}{2l}\delta \tag{1-98}$$

其中 G 为材料的切变模量。

可见,在扭转角 δ 相同的条件下,扭转力矩 M 与杆的半径 a 的四次方成正比。显然,当杆的半径稍大一点时,扭转就会困难许多。

由于圆杆在被扭转时,其横截面每一点均承受切应力作用,切应力的数值与该点到中心轴的距离成正比。也就是说,离中心轴越远的地方,切应力越大。显然,如果因扭转而发生破裂,必然从外缘开

始。由式（1-95）和式（1-97）可知，外缘的切应力为

$$\tau = G\frac{a\delta}{l} \tag{1-99}$$

结合式（1-98），得到最大切应力为

$$\tau_{max} = \frac{2M}{\pi a^3} \tag{1-100}$$

了解最大切应力，对于防止因扭转而发生断裂是十分重要的。由于承担最大的切应力的是圆杆外缘材料，并且从抗扭转性能来看，靠近中心轴的各层作用不大，因此常用空心管代替实心柱，这样既可以节省材料，又可以减轻重量。根据计算，如果用厚度为半径的 1/2 的圆管代替同样外径的圆杆，则在相同的扭矩的作用下，最大切应力增加 6%，而可节省材料 25%。

三、体应变与体应力

虽然体应变与体应力不是弹性形变的基本类型，但由于其在生物医学领域中应用比较广泛，在此介绍一些有关基本概念。

（一）体应变

物体各部分在各个方向上受到同等压强时体积发生变化而形状不变，则体积变化 ΔV 与原体积 V_0 之比称为体应变（volume strain），以 θ 表示即

$$\theta = \frac{\Delta V}{V_0} \tag{1-101}$$

（二）体应力

物体在外力作用下发生体积变化时，如果物体是各向同性的，则其内部各个方向的截面积上都有同样大小的压应力，或者说具有同样的压强。因此，体应力（volume stress）可以用压强（p）来表示。

（三）体应力与体应变的关系

在体积形变中，压强与体应变的比值叫做体变模量（bulk modulus），以符号 K 表示：

$$K = \frac{-p}{\theta} = -\frac{p}{\Delta V/V_0} = -V_0\frac{p}{\Delta V} \tag{1-102}$$

式中负号表示体积缩小时压强是增加的。几种常见材料的体变模量见表 1-4。

表 1-4　一些常见材料的体变模量

材料	钢	铜	铁	铝	玻璃熔石英	水银	水	乙醇
体变模量 $K/$（10^9N·m^{-2}）	158	120	80	70	36	25	2.2	0.9

体变模量的倒数，称为压缩率（compressibility），记为 k：

$$k = \frac{1}{K} = -\frac{\Delta V}{pV_0} \tag{1-103}$$

物质的 k 值越大，越易被压缩。

四、骨材料的力学性质

骨在人体活动中的重要功能是支持、运动和保护器官等，主要是由致密而坚硬的密质骨和蜂窝状疏松体的松质骨两部分组成，密质骨占人体骨重的 80%，而松质骨占 20%。松质骨具有一定的韧性，能承受较大的弹性形变，密质骨质地致密，抗压抗扭曲性很强。人体的骨骼按照形状基本可以分为四

个类型:长骨、短骨、扁骨和不规则骨。不同类型的骨具有不同的密质骨和松质骨的分布,因此不同形态的骨,其力学性质不同。

根据外力和力矩的方向,人体骨骼受力的形式大体上可分为正应变与正应力引起的拉伸、压缩和弯曲,切应力与切应变引起的剪切和扭转。实际生活中往往是以上各种形式的复合作用机制。

(一)骨的正应变与正应力

骨作为一种弹性材料,在比例极限范围内,它的正应力和正应变成正比,如图 1-27 所示。图中横坐标表示正应变 ε,纵坐标表示正应力 σ。三条曲线分别表示湿润而致密的成人桡骨、腓骨和肱骨的正应力与正应变的关系。在应变小于 0.5% 的条件下,这三种四肢骨的应力 - 应变曲线皆为直线,呈正相关。

骨骼在被拉伸时(相当于人进行悬垂动作时骨受到的作用)可伸长并变细。骨组织在拉伸作用下断裂主要是骨单位间结合线的分离和骨单位的脱离。临床上拉伸所致骨折多见于骨松质。骨骼在被压缩时(如举重时,身体各部分都要受到压缩作用)能够刺激骨的生长,促进骨折愈合;但压缩作用较大时能够使骨缩短和变粗。骨组织在压缩载荷作用下被破坏的表现主要是骨单位的斜行劈裂。人湿润骨被破坏的压缩极限应力大于拉伸极限应力。拉伸与压缩的极限应力分别为 134MN·m^{-2} 与 170MN·m^{-2}。

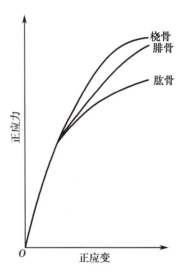

图 1-27　湿润而致密的成人四肢骨的正应力 - 正应变曲线

[例 1-7] 股骨是大腿中的主要骨骼。如果成年人股骨的最小截面积是 $6\times10^{-4}\text{m}^2$,问受压负荷为多大时将发生碎裂?又假定直至碎裂前,应力 - 应变关系还是线性的,试求发生碎裂时的应变(抗压强度 $\sigma=17\times10^7\text{N}\cdot\text{m}^{-2}$)。

解:导致骨碎裂的作用力

$$F = \sigma S = 17\times10^7\times6\times10^{-4} = 1.02\times10^5(\text{N})$$

这个力是很大的,约为 70kg 重的人体所受重力的 150 倍。如果一个人从几米高处跳到坚硬的地面上,就很容易超过这个力。

根据骨的杨氏模量 $Y=0.9\times10^{10}\text{N}\cdot\text{m}^{-2}$,可求碎裂时的应变

$$\varepsilon = \frac{\sigma}{Y} = \frac{17\times10^7}{0.9\times10^{10}} = 0.019 = 1.9\%$$

由此可见,在引起碎裂的负荷下,骨头的长度将减少 1.9%。

(二)骨的切应变与切应力

在与骨骼横截面平行方向施加负荷,这种负荷称为剪切,此时在骨的横截面上施加的力是切应力,人的骨骼能够承受的剪切负荷不拉伸和压缩负荷低得多,例如成人横向剪切极限应力只有 54MN·m^{-2}。

扭矩负荷加于骨骼时,使得骨骼沿轴线形成扭转状态,比如在投掷铁饼最后阶段腿部骨骼承受的负荷,因此人体骨骼能够承受的最大切应变与圆杆极为相似,人体骨骼的抗扭转强度最小,因而过大的扭转很容易造成扭转性骨折。表 1-5 列出了有关人体的四肢骨的断裂力矩和相应的扭转角度。

(三)骨的弯曲效应

除了受到自身的重力和支撑物的支持力以外,骨骼在受到使其轴线发生弯曲的力的作用时,也将发生弯曲效应。受到弯曲作用的骨骼同样存在一个没有应力与应变的中性层。

由于中性层对抗弯的贡献很小,许多动物的骨结构是管状的。如飞禽的骨骼都是比较薄的管子,这样减轻骨骼的重量无疑是非常重要的。例如,天鹅的翅骨内径与外径比为 0.9,横截面积只是同样

表 1-5　人骨的扭断力矩和扭转角

表 1-5　人骨的扭断力矩和扭转角

部位	骨	扭断力矩/（N·m^{-2}）	扭转角/°	部位	骨	扭断力矩/（N·m^{-2}）	扭转角/°
下肢	股骨	140	1.5	上肢	肱骨	60	5.9
	胫骨	100	3.4		桡骨	20	15.4
	腓骨	12	35.7		尺骨	20	15.2

强度的实心骨骼的 38%。人骨也常常是空心的,人的股骨内外径之比为 0.5,横截面积为同样抗弯强度实心骨的 78%。在受力比较大的股骨部分,长有许多交叉的骨小梁,借以提高抗弯强度。

骨骼发生弯曲效应时,在中性对称轴凹侧一面骨骼受压缩载荷作用,在凸侧受拉伸作用。对成人骨骼,破裂开始于拉伸侧,因为成人骨骼的抗拉能力弱于抗压能力。相反,未成年人骨则首先自压缩侧破裂。

思考题与习题

1-1　下列问题中,哪些说法是正确的? 哪些说法是错误的?

（1）物体具有恒定的速度,则其速率必为常数。

（2）质点沿某一方向的加速度减少时,该方向的速度也随之减少。

（3）在直线运动中,物体的加速度愈大,其速度也愈大。

（4）质点做匀速运动,则它的运动轨迹一定是一条直线。

（5）质点具有恒定不变的加速度,则它的运动轨迹是一条直线。

1-2　回答下列问题

（1）位移和路程有何区别?

（2）速度和速率有何区别?

（3）瞬时速度和平均速度的区别和联系是什么?

（4）物体能否有一个不变的速率而仍有一变化的速度?

（5）速度为零的时刻,加速度是否一定为零? 加速度为零的时刻,速度是否一定为零?

（6）当物体具有大小、方向不变的加速度时,物体的速度方向能否有改变?

1-3　回答下列问题

（1）物体受到几个力的作用,是否一定产生加速度?

（2）物体速度很大,所受到的合外力是否也很大?

（3）物体的运动方向和合外力方向是否一定相同?

（4）物体运动的速率不变,所受合外力是否为零?

1-4　如果物体受到的合外力作用了一段时间,动量发生了改变,则物体的动能_____会改变。如果物体受合外力作用,并且在力作用的方向上有了位移,使物体的动能发生了变化,则物体的动量_____会改变。

1-5　物体所受合外力不为零,但是沿水平轴外力为零,则水平轴方向动量_____。跳马运动员在腾空状态时所受的外力矩为_____,遵守_____守恒。

1-6　某一质量为 m 的中子与一质量为 M 的原子核做弹性对心碰撞,设中子的初始动能为 E_0,在碰撞过程中,中子动能损失的最大值为_____。

$$\left(\Delta E_1 = \frac{1}{2}Mv_2^2 = \frac{1}{2}M\left(\frac{2mMv_{10}}{M(M+m)} \right)^2 \right)$$

1-7　质量为 1kg 的球,以静止状态从 31.89m 高度竖直地落到地板上,测得弹回高度为 20m,在

碰撞时忽略重力的影响,重力加速度取 $9.8\text{m}\cdot\text{s}^{-2}$ 求:

（1）地板的恢复系数是多大?

（2）球与地板接触时间内作用在球上的冲量。

（3）设接触时间为 0.02s,作用在地板上的平均力多大?

$$（0.8,44.8\text{N}\cdot\text{s},2\,249.8\text{N}）$$

1-8　地下蓄水池的底面积 $S=50\text{m}^2$,储水深度 $h=1.5\text{m}$,若水面低于地面的高度 $h_0=5.0\text{m}$,问将池水全部抽到地面时,需做多少功? 若水泵的效率 $\eta=80\%$,输入功率 $N=35\text{kW}$,需要多少时间可以抽完?

$$（A=4.23\times10^6\text{J},\Delta t=1.5\times10^2\text{s}）$$

1-9　如图 1-28 所示,求质量为 m,半径为 R 均匀薄圆环的转动惯量,轴与圆环平面垂直并且通过其圆心。

$$（mR^2）$$

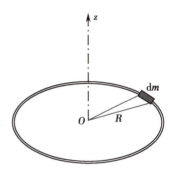

图 1-28　习题 1-9 图

1-10　长 l,质量为 M 的均匀直棒,其一端挂在一个水平光滑轴上而静止在竖直位置。今有一子弹,质量为 m,以水平速度 v_0 射入棒的下段而不复出。求:

（1）棒和子弹开始一起运动时的角速度。

（2）棒带着子弹摆起的最大角度。

$$\left(\omega=\frac{3mv_0}{(M+3m)l},\theta=\cos^{-1}\left\{1-\frac{3m^2v_0^2}{(3m+M)(2m+M)gl}\right\}\right)$$

1-11　在日常生活中,哪些形变属于弹性形变,哪些属于塑性形变?

1-12　切应变与正应变的区别何在? 切应力与正应力的区别何在?

1-13　杨氏模量的物理含义是什么?

1-14　如果某人的一条腿骨长 0.5m,平均横截面积为 3cm^2,站立时,两腿支持整个人体重为 600N,问此人每条腿骨要缩短多少? 已知骨的杨氏模量为 $10^{10}\text{N}\cdot\text{m}^{-2}$。

$$（5\times10^{-5}\text{m}）$$

1-15　低碳钢螺栓的受力部分长 120mm,拧紧后伸长 0.04mm,求正应变和正应力。

$$（3.33\times10^{-4},6.53\times10^7\text{N}\cdot\text{m}^{-2}）$$

1-16　实心圆轴的直径 $d=10\text{cm}$,长 $l=2\text{m}$,两端所加的扭矩 $M=10^4\text{N}\cdot\text{m}$。设材料的切变模量 $G=8\times10^{10}\text{N}\cdot\text{m}$,求扭转角及最大切应力。

$$（0.025\,5\text{rad},5.1\times10^7\text{N}\cdot\text{m}^2）$$

1-17　在边长为 0.02m 的正方体的两个相对面上,各施加大小相等、方向相反的切向力 $9.8\times10^2\text{N}$,求施加力后两面的相对位移。假设该物体的切变模量是 $4.9\times10^7\text{N}\cdot\text{m}^{-2}$。

$$（0.001\text{m}）$$

（王　磊　刘淑静）

第二章 | 流体力学 血液流动

学习要求

1. 掌握理想流体和稳定流动的基本概念；掌握连续性方程和理想流体伯努利方程的物理意义并能熟练应用；掌握牛顿黏滞定律和泊肃叶定律的物理意义及其应用。
2. 理解层流、湍流及雷诺数的基本概念，能运用黏性流体伯努利方程解决问题。
3. 了解血液流动时的物理特性、心脏做功的近似计算、血管中血流速度和血压的分布规律。

气体和液体具有流动性（fluidity），具有流动性的物体统称为流体（fluid）。所谓流动性是指物体各部分之间很容易发生相对运动的特性。流体的运动在自然环境中经常见到，研究运动流体规律的学科称为流体动力学（fluid dynamics），它是流体力学的重要分支。研究静止流体规律的学科称为流体静力学（fluid statics）。本章将主要介绍流体动力学的一些基本概念和规律。

流体动力学是水力学、空气动力学、生物力学等学科的理论基础。掌握流体运动的规律对研究人体血液循环系统、呼吸过程以及相关的医疗设备非常必要。

第一节 | 理想流体 稳定流动

一、理想流体的描述

相比固体，流体的运动行为十分复杂。任何实际流体不仅具有流动性，还都有可压缩性（compressibility）和黏性（viscosity）。

所谓可压缩性，即流体的体积随压强不同而改变的性质；实际液体的可压缩性很小，例如，对水增加 1 000atm（1atm=101 325Pa）的压强，仅使水的体积减小 5% 左右。气体虽容易压缩，但它的流动性好，在一开放的容器里，只要有很小的压强差就可以使气体迅速流动起来，从而使各处的密度趋于均匀。因此，实际液体和流动中的气体都可近似看成是不可压缩的。所谓黏性，是指当流体各部分之间有相对运动时，相邻两部分间存在内摩擦力（internal friction）的性质。许多液体（如水和酒精）的黏性都很小，气体的黏性则更小，因此，黏性对流体流动造成的影响在某些情况下可以忽略。

在处理一些问题时，若流体的可压缩性和黏性只是影响运动的次要因素，而决定流体运动的主要因素是其流动性，则可采用理想流体（ideal fluid）模型来分析问题。所谓理想流体，就是绝对不可压缩、完全没有黏性的流体。

二、稳定流动

流体流动过程中的任一时刻，流体在所占据空间的每一点都具有一定的流速，即有 $v=v(x,y,z,t)$，通常将这种流速随空间的分布称为流体速度场，简称流场（field of flow），流场是矢量场。为了形象地描述流场，引进流线。即在任一时刻，可以在流场中画出一系列假想的曲线，并使曲线上每一点的切线方向与流经该点的流体质元的速度方向一致，这些曲线称为这一时刻流体的流线（stream line），如图 2-1 所示。图 2-1（b）示意遇到障碍物的流线。

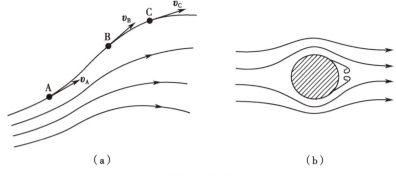

（a）　　　　　　　　　　　　　（b）

图 2-1　流线

一般情况下,流场中各固定点的流速随时间而变,流线的形状也相应地随时间而变。但在实际问题中,常遇到整个流动随时间的变化并不显著,或可以忽略其变化的情况,这时可近似认为流场中各点的流速不随时间变化,即 $v=v(x,y,z)$,这样的流动称为稳定流动(steady flow)。流体做稳定流动时,流线的形状将保持不变,流线与流体质元的运动轨迹(称为迹线)相重合。图 2-1(a)中,A、B、C 是流场中的三个点,并处在同一流线上,流体流经这三点的速度虽各不相同,但在稳定流动的情况下,A、B、C 三点的速度都不随时间变化。

如果在稳定流动的流体中划出一个小截面 S_1(图 2-2),则把通过其周边各点的流线所围成的管状体称为流管(stream tube)。由于每一点有唯一确定的流速,所以流线不可能相交,流管内、外的流体都不会穿越管壁。可以把整个流动的流体看成是由许多流管组成的,只需分析流体在流管中的运动规律,就可以了解流体流动的一般情况。

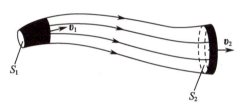

图 2-2　流管

三、连续性方程

在稳定流动的流场中任取一段细流管,如图 2-2 所示,流管任一横截面上的物理量都可以看成是均匀的。设截面 S_1 和 S_2 处的流速分别为 v_1 和 v_2,流体密度分别为 ρ_1 和 ρ_2。经过时间 Δt,通过截面 S_1 进入该流管段的流体(图中 S_1 附近阴影部分)质量为

$$m_1 = \rho_1(v_1\Delta t)S_1 = \rho_1 S_1 v_1 \Delta t$$

同时间段,通过截面 S_2 流出该流管段的流体(即图中 S_2 附近阴影部分)质量为

$$m_2 = \rho_2(v_2\Delta t)S_2 = \rho_2 S_2 v_2 \Delta t$$

根据质量守恒原理及稳定流动的特点,对一般流体,都有 $m_1 = m_2$,即

$$\rho_1 S_1 v_1 \Delta t = \rho_2 S_2 v_2 \Delta t$$
$$\rho_1 S_1 v_1 = \rho_2 S_2 v_2 \tag{2-1}$$

式(2-1)对于流管中任意两个与该流管垂直的截面都是正确的,故可写成

$$\rho S v = 常量 \tag{2-2}$$

式(2-2)表明,流体做稳定流动时,同一流管中任一截面处的流体密度 ρ、流速 v 和该截面面积 S 的乘积为一常量,这个关系称为稳定流动时的连续性方程(continuity equation)。$\rho S v$ 是单位时间内通过任一截面 S 的流体质量,常称为质量流量,因此连续性方程又称为质量流量守恒定律。

如果研究的是不可压缩流体,此时 $\rho_1 = \rho_2$,由式(2-1)和式(2-2)可得出

$$S_1 v_1 = S_2 v_2 \tag{2-3}$$

$$Sv = 常量 \tag{2-4}$$

式（2-4）是不可压缩流体做稳定流动时的连续性方程，Sv 是单位时间内通过任一截面 S 的流体体积，常称为体积流量，所以式（2-4）又可称为体积流量守恒定律。因此，对于不可压缩的且做稳定流动的流体来说，不仅质量流量守恒，体积流量也是守恒的。

式（2-4）表明，当不可压缩的流体在流管中做稳定流动时，单位时间内通过垂直于流管的任一截面的流体体积都相等。因此，对流管中的任一横截面而言，流速与横截面积成反比，即截面积大的地方流速小，截面积小的地方流速大。

[例 2-1]　静止的正常人其主动脉（从心脏出来的主血管）横截面积 A_0 是 3cm^2，通过它的血液流速 v_0 是 30cm·s^{-1}。典型的毛细血管（直径 $\approx 6\mu m$）的横截面积 A 是 $3\times10^{-7}\text{cm}^2$，流速 v 是 0.05cm·s^{-1}。试估算一个人有多少毛细血管？

解：根据连续性方程，主动脉的体积流量等于所有毛细血管的体积流量之和，假定所有毛细血管具有相同的横截面积和流速，有

$$A_0 v_0 = nAv$$

于是毛细血管的数量为

$$
\begin{aligned}
n &= \frac{A_0 v_0}{Av} = \frac{3\times10^{-4}\times30\times10^{-2}}{3\times10^{-7}\times10^{-4}\times0.05\times10^{-2}} \\
&= 6\times10^9（根）= 60\,亿（根）
\end{aligned}
$$

第二节 ｜ 伯努利方程

一、理想流体的伯努利方程

对理想流体作稳定流动的情形，若在流场中取一细流管，则细流管中任意两截面处流体的流速、压强和高度之间存在一定的关系，下面利用功能原理来进行推导。

设处在重力场中的理想流体作稳定流动。在流场中任取一细流管，并截取一段流体 XY 作为研究对象，如图 2-3 所示。设经过极短时间 Δt 后，此段流体从 XY 移到了 X′Y′ 位置。由于所取的流管很细，并且时间 Δt 极短，则介于 XX′ 间的流体体积很小，可以认为其中各点的压强、流速及相对于参考面的高度都相同，并分别以 p_1、v_1 及 h_1 表示。XX′ 部分的截面积可认为恒定，设为 S_1，因此，该段流体的体积 $\Delta V_1 = S_1 v_1 \Delta t$。

同理，用 p_2、v_2、h_2 及 S_2 分别表示 YY′ 间流体的压强、速度、相对于参考面的高度及截面积，则该段流体体积 $\Delta V_2 = S_2 v_2 \Delta t$。现在分析在 Δt 时间内外力对 XY 段流体所做的功以及由此而引起的机械能变化。

由于理想流体在流动过程中没有黏性，因此，XY 段流体所受的外力是周围流体对它的压力，而对其做功的只有流管中 XY 段以外的流体对它的压力，即图中的 F_1 和 F_2，且有

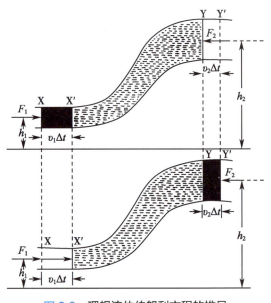

图 2-3　理想流体伯努利方程的推导

$$F_1 = p_1 S_1, \quad F_2 = p_2 S_2$$

F_1 沿着流体流动方向做正功，F_2 逆着流动方向做负功。X 面的位移是 $v_1 \Delta t$，Y 面的位移是 $v_2 \Delta t$，故当流体从 XY 移至 X′Y′ 时，两力所做的总功为

$$A = F_1 v_1 \Delta t - F_2 v_2 \Delta t = p_1 S_1 v_1 \Delta t - p_2 S_2 v_2 \Delta t$$

上式中的 $S_1 v_1 \Delta t$ 和 $S_2 v_2 \Delta t$ 分别等于流管中 XX′ 段和 YY′ 段的流体体积。由于是理想流体做稳定流动，因此这两段流体体积相等，用 ΔV 表示，上式可写成

$$A = p_1 \Delta V - p_2 \Delta V \tag{a}$$

现在讨论 XY 段流体流至 X′Y′ 时的机械能增量。由图 2-3 可以看出，在流动过程前后 X′ 与 Y 之间的那段流体的运动状态没有变化，所以 XY 段流体流至 X′Y′ 时的机械能增量仅反映在 XX′ 和 YY′ 两段流体上。设 XX′ 段流体的机械能为 E_1，YY′ 段流体的机械能为 E_2，由连续性方程可知，XX′ 和 YY′ 两段流体的质量相等，现设为 m，若机械能增量用 ΔE 表示，则

$$\Delta E = E_2 - E_1 = \left(\frac{1}{2} m v_2^2 + m g h_2 \right) - \left(\frac{1}{2} m v_1^2 + m g h_1 \right) \tag{b}$$

由功能原理有

$$A = \Delta E$$

将式（a）和式（b）代入上式得

$$p_1 \Delta V - p_2 \Delta V = \left(\frac{1}{2} m v_2^2 + m g h_2 \right) - \left(\frac{1}{2} m v_1^2 + m g h_1 \right)$$

移项得

$$p_1 \Delta V + \frac{1}{2} m v_1^2 + m g h_1 = p_2 \Delta V + \frac{1}{2} m v_2^2 + m g h_2$$

上式两边同除以 ΔV 得

$$p_1 + \frac{1}{2} \rho v_1^2 + \rho g h_1 = p_2 + \frac{1}{2} \rho v_2^2 + \rho g h_2 \tag{2-5}$$

式中 $\rho = m / \Delta V$ 是流体的密度。

因为 X 和 Y 是在流管上任意选取的两个截面，所以对同一流管的任一垂直截面来说，上式可表示为

$$p + \frac{1}{2} \rho v^2 + \rho g h = 常量 \tag{2-6}$$

式（2-6）称为理想流体的伯努利方程（Bernoulli equation），该方程说明，理想流体在流管中做稳定流动时，单位体积的动能、单位体积的重力势能以及该点的压强之和为一常量。伯努利方程中的三项都具有压强的量纲，其中 $\frac{1}{2} \rho v^2$ 项与流速有关，常称之为动压（dynamical pressure），p 和 $\rho g h$ 项与流速无关，p 常称为静压（static pressure）。

如果流体在水平管中流动（$h_1 = h_2$），则流体体系的势能在流动过程中不变，式（2-6）可写成

$$p + \frac{1}{2} \rho v^2 = 常量 \tag{2-7}$$

从上式可以看出，在水平管中流动的流体，流速小的地方压强较大，流速大的地方压强较小。

[例 2-2] 设流量为 $0.12 \mathrm{m}^3 \cdot \mathrm{s}^{-1}$ 的水流过如图 2-4 所示的细管。A 点的压强为 $2 \times 10^5 \mathrm{Pa}$，A 点的截面积为 $100 \mathrm{cm}^2$，B 点的截面积为 $60 \mathrm{cm}^2$。假设水的黏性可以忽略不计，求 A、B 两点的流速和 B 点的压强。

解：本题目中的细管可视为流管。已知 $Q = 0.12 \mathrm{m}^3 \cdot \mathrm{s}^{-1}$，$S_A = 1.00 \times 10^{-2} \mathrm{m}^2$，$S_B = 6.0 \times 10^{-3} \mathrm{m}^2$，$P_A = 2 \times 10^5 \mathrm{Pa}$，

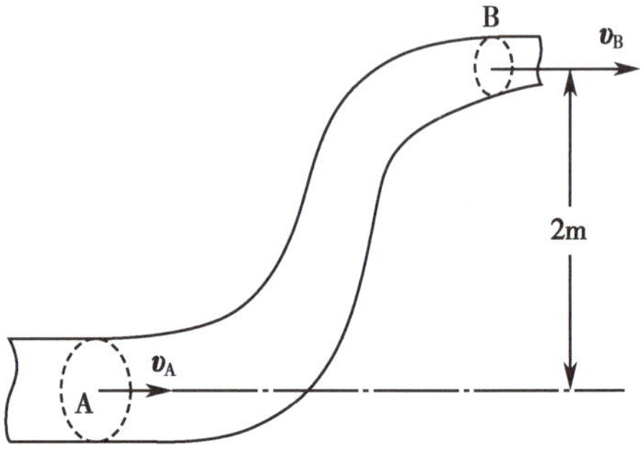

设 A 点所在水平面为参考面,则有 $h_A=0m$,$h_B=2m$。

水可看作不可压缩流体,根据连续性方程有

$$S_A v_A = S_B v_B = Q$$

所以,A 点的流速

$$v_A = \frac{Q}{S_A} = \frac{0.12}{1.00 \times 10^{-2}} = 12 (\text{m} \cdot \text{s}^{-1})$$

B 点的流速

$$v_B = \frac{Q}{S_B} = \frac{0.12}{6.0 \times 10^{-3}} = 20 (\text{m} \cdot \text{s}^{-1})$$

图 2-4　例 2-2 图

根据伯努利方程可知

$$p_A + \frac{1}{2}\rho v_A^2 = p_B + \frac{1}{2}\rho v_B^2 + \rho g h_B$$

所以,B 点的压强 $p_B = p_A + \frac{1}{2}\rho v_A^2 - \frac{1}{2}\rho v_B^2 - \rho g h_B$

$$= 2\times10^5 + \frac{1}{2}\times1\,000\times12^2 - \frac{1}{2}\times1\,000\times20^2 - 1\,000\times9.8\times2$$

$$= 5.24\times10^4(\text{Pa})$$

二、伯努利方程的应用

在工农业生产及医学应用中,常利用伯努利方程和连续性原理设计测量工具、生产器械、医疗用具,以及研究血液循环等实际问题。当流体管道的截面积不大时,为解决问题的方便,常近似把管道内流体作为一个流管处理。

(一) 空吸作用

当液体在截面积不均匀的水平管中做稳定流动时,由连续性方程可知,截面积小处流速大,由式(2-7)知,速度大处压强小。因此,对水平流管而言,截面积小的地方压强也小。当管中某处截面积小到一定程度时便可出现负压,即压强小于大气压 p_0,若在此处开一小孔 c,液体不但不会流出,外面的空气反而会被吸进来。如果在小孔处插一根细管(图 2-5),细管下端放入盛有另一种液体(密度为 ρ)的容器中,只要满足 $p_0 - p_c > \rho g h_c$,容器中的液体就会被吸到水平管中,这就是空吸作用。p_c 表示小孔处压强,h_c 是小孔与容器中液面间的距离。

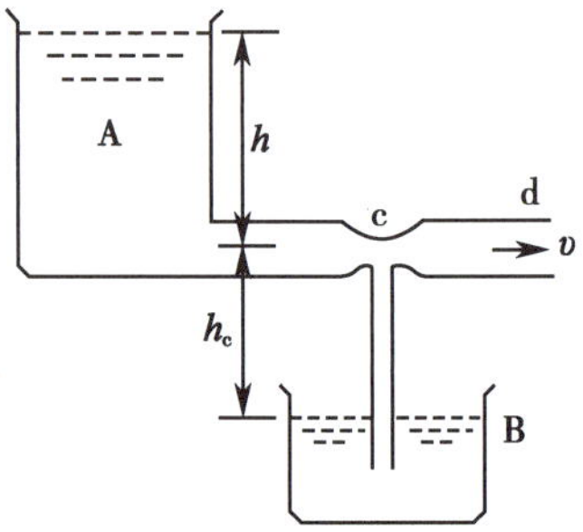

图 2-5　空吸作用

各种喷雾器、水流抽气机及射流真空泵都利用了空吸作用。

(二) 流量计

流体的流量可用文丘里流量计(Venturi meter)来测量,它是一段水平管,两端的截面与管道截面一样大,中间逐渐缩小以保证流体稳定流动。图 2-6 的水平管是用来测液体流量的简单装置。设管子粗、细两处的截面积、压强、流速分别为 S_1、p_1、v_1 和 S_2、p_2、v_2,粗、细两处竖直管内的液面高度差为 h,根据水平管伯努利方程有

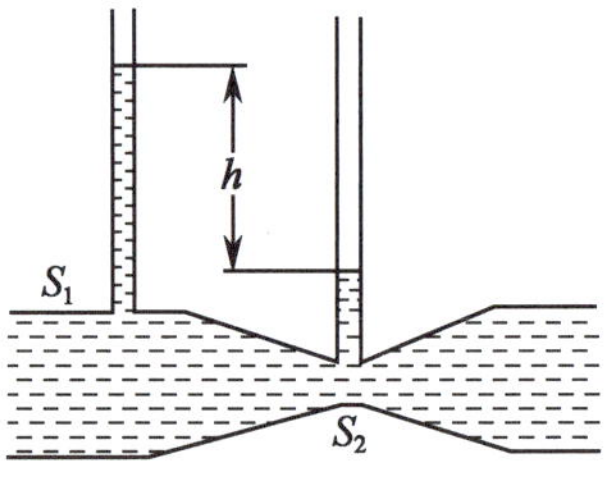

$$p_1 + \frac{1}{2}\rho v_1^2 = p_2 + \frac{1}{2}\rho v_2^2$$

图 2-6　文丘里流量计

由连续性方程有

$$S_1v_1=S_2v_2$$

联立以上两式求解,并将水平流量计截面 S_1 和 S_2 处的静压差 $p_1-p_2=pgh$ 代入可得

$$v_1 = S_2\sqrt{\frac{2gh}{S_1^2-S_2^2}}$$

因此,流体的流量为

$$Q = S_1v_1 = S_1S_2\sqrt{\frac{2gh}{S_1^2-S_2^2}} \tag{2-8}$$

上式中,S_1、S_2 和 g 为已知,只要测出两竖直管中液面的高度差 h,就可求出管中液体的流量。图 2-6 所示的装置稍加改变即可用来测气体的流量。

(三) 流速计

皮托管(Pitot tube)是一种测流体流速的装置,图 2-7 是它的基本结构。图中 a 是一根直管,b 是一根直角弯管,直管下端的管口截面与流体流线平行,而弯管下端管口截面与流体流线垂直。流体在弯管下端 d 处受阻,形成流速为零的"滞止区"。这时两管所测出的压强是不相同的,设管中流体为液体,则比较图中 c、d 两处的压强可得

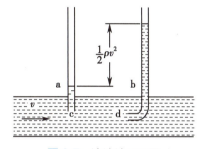

图 2-7 流速计原理图

$$p_c + \frac{1}{2}\rho v^2 = p_d \tag{2-9}$$

式中 v 是液体在 c 处的流速,对于粗细均匀的这段流管来说也就是管中各点的流速。p_d 比 p_c 大 $\frac{1}{2}\rho v^2$,这说明流体的动压在滞止区全部转化成了静压。对该装置而言,只要测出两管的液面高度差,便可得到 p_d 与 p_c 的差值,进而求得流速 v。

图 2-8 是实际所用的皮托管的示意图,测量时把它放在待测流速的流体(密度为 ρ)中,使 A 孔正对着流体前进方向,形成"滞止区",M 孔的孔面与流线平行。两处的压强差可从 U 形管中液面的高度差测得,即

$$p_A - p_M = (\rho' - \rho)gh$$

式中 h 是 U 形管中液面的高度差,ρ' 是 U 形管中工作液体的密度。据式(2-9)有

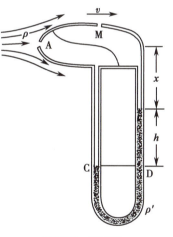

图 2-8 皮托管

$$p_A - p_M = \frac{1}{2}\rho v^2$$

由以上两式可得流速

$$v = \sqrt{\frac{2(\rho'-\rho)gh}{\rho}} \tag{2-10}$$

(四) 体位对血压的影响

如果流体在等截面积的管中流动,若流速不变,由伯努利方程可得

$$p_1 + \rho gh_1 = p_2 + \rho gh_2$$
$$p + \rho gh = 常量 \tag{2-11}$$

在这种情况下,流管中较高处的流体压强较小,而较低处的流体压强则较大。

用上述关系,可解释体位变化对血压的影响。如图 2-9 所示,某人取平卧位时头部动脉压为 12.67kPa[*],静脉压为 0.67kPa,而当取直立位时头部动脉压则变为 6.80kPa,静脉压变为 –5.20kPa,都减少了 5.87kPa,减少部分是由高度改变所造成的。同理,对于足部来说,由平卧位改为直立位时,动脉压将由 12.67kPa 变成 24.40kPa,静脉压将由 0.67kPa 变成 12.40kPa,增加的 11.73kPa 也是由高度原因所致。因此,测量血压时一定要注意体位和所测量的部位。(*1mmHg=0.133 28kPa)

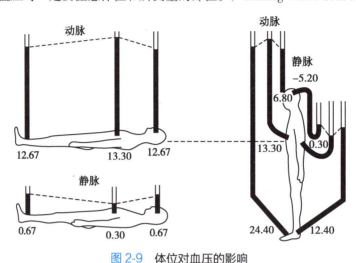

图 2-9　体位对血压的影响

第三节 | 黏滞流体的运动

一、牛顿黏滞定律

在很多实际问题中,流体在流动时常表现出黏性(或称黏滞性),这是因为流体流动时相邻两层之间做相对滑动,而在这两流层之间存在着切向的阻碍相对滑动的相互作用力,此力即为前面已提到的内摩擦力或黏性力(viscous force)。黏性力是由分子间的相互作用力引起的,使流体的动能损耗并转变成热能。液体的黏性力比气体大得多。

流体在分层流动中,黏性力的大小与从一层到另一层流速变化的快慢程度有关。如图 2-10 所示,流体沿 yz 平面分层流动,设相距 Δx 的两流层的速度差为 Δv,比值 $\Delta v/\Delta x$ 表示在 Δx 距离内速度的平均变化率。若两流层无限接近($\Delta x \rightarrow 0$),比值 $\Delta v/\Delta x$ 的极限为 dv/dx,dv/dx 表示流层速度沿 x 方向的变化率,称为速度梯度(velocity gradient)。实验表明,黏性力 f 的大小与两流层的接触面积 S 以及接触处的速度梯度 dv/dx 成正比,即

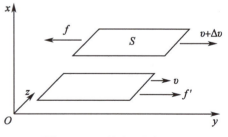

图 2-10　黏性力、速度梯度

$$f = \eta S \frac{dv}{dx} \tag{2-12}$$

上式称为牛顿黏滞定律,式中比例系数 η 称为流体的黏度(viscosity)。η 值的大小取决于流体的性质,并和温度有关。一般来说,液体的 η 值随温度升高而减小,气体的 η 值随温度升高而增大。在国际单位制中,η 的单位是牛顿秒每平方米或帕秒,符号为 N·s·m^{-2} 或 Pa·s,有时也用 P(Poise,泊),1P=0.1Pa·s。表 2-1 列出了几种液体的 η 值。

式(2-12)可写为如下形式:

$$\tau = \eta \dot{\gamma} \tag{2-13}$$

表 2-1　一些液体的黏度

液体	温度/℃	黏度 η/(Pa·s)	液体	温度/℃	黏度 η/(Pa·s)
水	0	1.79×10^{-3}	甘油	20	830.0×10^{-3}
水	20	1.00×10^{-3}	蓖麻油	17.5	$1\,225.0\times10^{-3}$
水	37	0.69×10^{-3}	蓖麻油	50	122.7×10^{-3}
水	100	0.28×10^{-3}	血液	37	$2.0\times10^{-3}\sim4.0\times10^{-3}$
汞	0	1.68×10^{-3}	血浆	37	$1.0\times10^{-3}\sim1.4\times10^{-3}$
汞	20	1.55×10^{-3}	血清	37	$0.9\times10^{-3}\sim1.2\times10^{-3}$

式中 $\tau=\dfrac{f}{S}$ 为切应力,表示作用在流层单位面积上的内摩擦力;$\dot\gamma=\dfrac{\mathrm{d}\gamma}{\mathrm{d}t}=\dfrac{\mathrm{d}v}{\mathrm{d}x}$ 为切变率,即切应变 γ 对时间的变化率。在生物力学中,牛顿黏滞定律常采用式(2-13)的形式。

遵循牛顿黏滞定律的流体称为牛顿流体(Newtonian fluid),这种流体的黏度在一定温度下具有一定的数值,即切应力 τ 与切变率 $\dot\gamma$ 成正比。水、血浆、酒精、稀油等都属于牛顿流体。不遵循牛顿黏滞定律的流体称为非牛顿流体,如血液、悬浮液、原油等。非牛顿流体的黏度不是常量,即切应力与切变率不成正比。

血液是一种非均匀液体,含有大量血细胞。分析血液的黏性,对于某些疾病的诊断具有重要的参考价值。牛顿黏滞定律是研究血液流动及生物材料力学性质的重要基础。

二、层流　湍流　雷诺数

在研究实际流体的运动规律时,像甘油、糖浆之类的流体其黏性是不能忽略的。此类流体黏性较大,生活中常称它们为黏性流体。黏性流体的流动状态有层流(laminar flow)、湍流(turbulent flow)及过渡流动三种情况。

(一)层流

所谓层流,即流体的分层流动状态。在此状态,相邻两层流体之间只做相对滑动,流层间没有横向混杂。下面的实验可以观察到甘油的层流状态。

在一支垂直放置的滴定管中先倒入无色甘油,其上面再加上一段着色的甘油,打开下端活塞,甘油流出,从着色甘油的流动形态可以看出,管中甘油的流速并不完全相同,如图 2-11 所示,愈靠近管壁,速度愈慢,与管壁接触的液层附着在管壁上,速度为零,中央轴线处速度最大。流体沿竖直方向分成许多平行于管轴的圆筒形薄层,各流体层之间有相对滑动,这种现象说明管内的流体是分层流动的,图 2-12 是层流的示意图。

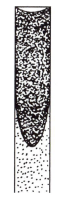

图 2-11　黏性液体的流动

(二)湍流

当流体流动的速度超过一定数值时,流体不再保持分层流动状态,而有可能向各个方向运动,即在垂直于流层的方向有分速度,因而各流体层将混淆起来,并有可能形成旋涡,整个流动显得杂乱而不稳定,这样的流动状态称为湍流。流体做湍流时所消耗的能量比层流多,湍流区别于层流的特点之一是它能发出声音,在水管及河流中都可以看到这种现象并听到湍流声。

(三)过渡流动

介于层流与湍流间的流动状态很不稳定,时而层流,时而湍流,因此称为过渡流动状态。

黏性流体的流动状态是层流还是湍流,或者是介于两者之间的过渡流动状态,不仅决定于流动速度 v,还与流体的密度 ρ、黏度 η 以及管子的半径 r 有

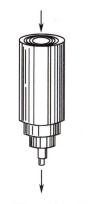

图 2-12　层流示意图

关。雷诺根据大量的实验结果,总结提出了一个无量纲的数,作为决定层流向湍流转变的判据,即

$$Re = \frac{\rho v r}{\eta} \tag{2-14}$$

Re 称为流体流动的雷诺数(Reynolds number)。实验结果表明:①当 $Re<1\,000$ 时,流体做层流;②当 $Re>1\,500$ 时,流体做湍流;③当 $1\,000<Re<1\,500$ 时,流动状态很不稳定(可以由层流变为湍流,或相反),即过渡流动。

从式(2-14)可以看出,流体的黏度愈小、密度愈大,愈容易发生湍流,而细的管子不易出现湍流。如果管子是弯曲的,则在较低的 Re 值也可发生湍流,且弯曲程度愈大,Re 的临界值就愈低。因此,流体在管道中流动时,凡有急弯或分支的地方,就容易发生湍流。

在血液循环系统中,血管有良好的弹性而使血液保持层流状态,只有心脏内和主动脉的某些特殊部位容易出现湍流。当血管内壁变粗糙、管径变窄以及血黏度偏低时可能激发湍流。呼吸系统中的气体流动一般保持层流,若患有某些肺疾病或做深呼吸时可能出现湍流。临床医生常根据听诊器听到的湍流声谱来辨别血流和呼吸是否正常,从而诊断某些疾病。

[例2-3] 设循环系统中某主动脉的内半径为 0.01m,血液的流速、黏度、密度分别为 $v=0.25\text{m·s}^{-1}$、$\eta=3.0\times10^{-3}\text{Pa·s}$、$\rho=1.05\times10^{3}\text{kg·m}^{-3}$,求雷诺数并判断血液以何种状态流动。

解:雷诺数为

$$Re = \frac{1.05\times10^{3}\times0.25\times0.01}{3.0\times10^{-3}} = 875$$

这一数值小于 $1\,000$,所以血液在主动脉中为层流。

三、泊肃叶定律

黏性流体在等截面水平细管中做稳定流动时,如果雷诺数不大,则流动的形态是层流。实验表明,在等截面水平细圆管内做层流的黏性流体,其体积流量与管子两端的压强差 Δp 成正比,即

$$Q = \frac{\pi R^{4} \Delta p}{8 \eta L} \tag{2-15}$$

式中 R 是管子的半径,η 是流体的黏度,L 是管子的长度。上式称为泊肃叶定律(Poiseuille law)。

下面我们来推导泊肃叶定律。

(一) 速度分布

设黏性流体在半径为 R、长度为 L 的水平管内分层流动,管左端的压强为 p_1,管右端的压强为 p_2,且 $p_1>p_2$,即流体向右流动。

在管中取与管同轴、半径为 r 的圆柱形流体(图2-13)为研究对象,它所受到的压力差为

$$\Delta F = (p_1 - p_2)\pi r^2$$

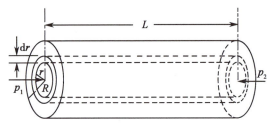

图 2-13 泊肃叶定律的推导

周围流体作用在该圆柱形流体表面的黏性力为

$$f = -\eta 2\pi r L \frac{\mathrm{d}v}{\mathrm{d}r}$$

式中负号表示 v 随 r 的增大而减小,$\mathrm{d}v/\mathrm{d}r$ 是流体在半径 r 处的速度梯度。

由于管内流体做稳定流动,所以以上两力合力为零,即

$$(p_1 - p_2)\pi r^2 = -\eta 2\pi r L \frac{\mathrm{d}v}{\mathrm{d}r}$$

由上式可得
$$dv = -\frac{p_1 - p_2}{2\eta L} r dr$$

对上式积分得到
$$v = -\frac{p_1 - p_2}{4\eta L} r^2 + C$$

根据 $r=R$ 时, $v=0$ 的条件, 求得
$$C = \frac{p_1 - p_2}{4\eta L} R^2$$

代入上式得

$$v = \frac{p_1 - p_2}{4\eta L}(R^2 - r^2) \quad\quad (2-16)$$

式 (2-16) 给出了流体在等截面水平细圆管中稳定流动时, 流速随半径的变化关系。从此式可以看出, 管轴 ($r=0$) 处流速有最大值 $\frac{p_1 - p_2}{4\eta L} R^2$, 流速 v 沿管径方向呈抛物线分布, 如图 2-14 所示。

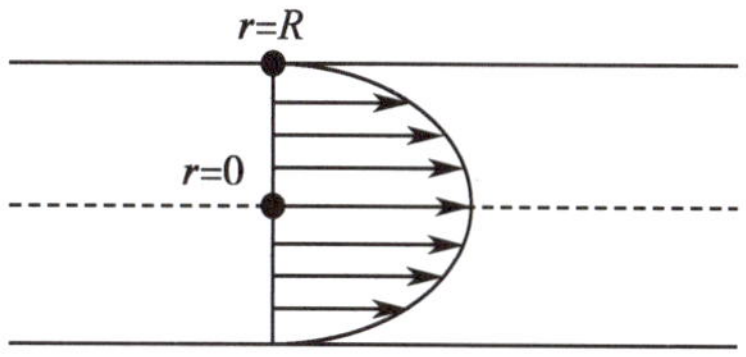

图 2-14 泊肃叶流速分布

(二) 流量

在管中取一半径为 r、厚度为 dr 的圆管状流体元, 该流体元的截面积为 $2\pi r dr$, 流体通过该流体元的流量为

$$dQ = v 2\pi r dr$$

式中 v 是流体在半径 r 处的流速。将式 (2-16) 代入得

$$dQ = \pi \frac{p_1 - p_2}{2\eta L}(R^2 - r^2) r dr$$

那么, 通过整个管截面的流量为

$$Q = \pi \frac{p_1 - p_2}{2\eta L} \int_0^R (R^2 - r^2) r dr$$

积分后得
$$Q = \frac{\pi R^4 (p_1 - p_2)}{8\eta L}$$

此式即为泊肃叶定律, 如果令 $R_f = \frac{8\eta L}{\pi R^4}$, 泊肃叶定律可改写成

$$Q = \frac{\Delta p}{R_f} \quad\quad (2-17)$$

当管子的长度、半径以及流体的黏度确定时, R_f 是一个定值。式 (2-17) 表明, 黏性流体在等截面水平细圆管中稳定流动时, 流量 Q 与管两端的压强差 Δp 成正比, 与 R_f 成反比。这与电学中的欧姆定律极为相似, 所以把 R_f 称为流阻 (flow resistance), 在循环系统中常把 R_f 称为外周阻力。值得注意的是, 流阻与管半径的四次方成反比, 半径的微小变化就会对流阻造成很大影响。血管可以收缩和舒张, 其管径的变化对血液流量的影响是非常显著的。

如果流体流过几个 "串联" 的流管, 则总流阻等于各流管流阻之和, 即

$$R_f = R_{f1} + R_{f2} + \cdots + R_{fn} \quad\quad (2-18)$$

若几个流管相 "并联", 则总流阻与各流管流阻的关系与电阻并联的情形相同, 即

$$\frac{1}{R_f} = \frac{1}{R_{f1}} + \frac{1}{R_{f2}} + \cdots + \frac{1}{R_{fn}} \quad\quad (2-19)$$

[例 2-4] 成年人主动脉的半径约为 1.3×10^{-2}m, 问一段长为 0.2m 的主动脉的流阻 R_f 是多少?

该段主动脉的压强降落 Δp 是多少？（设血流量为 $1.00 \times 10^{-4} \mathrm{m^3 \cdot s^{-1}}$，血液黏度 $\eta = 3.0 \times 10^{-3} \mathrm{Pa \cdot s}$）

解：
$$R_f = \frac{8 \eta L}{\pi R^4} = \frac{8 \times 3.0 \times 10^{-3} \times 0.2}{3.14 \times (1.3 \times 10^{-2})^4} = 5.97 \times 10^4 (\mathrm{Pa \cdot s \cdot m^{-3}})$$

$$\Delta p = R_f Q = 5.97 \times 10^4 \times 1.0 \times 10^{-4} = 5.97 (\mathrm{Pa})$$

可见在主动脉中，血压的下降是微不足道的。

四、黏滞流体的伯努利方程

在理想流体的伯努利方程推导中，我们忽略了流体的黏性和可压缩性。讨论黏性流体的运动规律时，可压缩性仍可忽略，但流体的黏性必须考虑。黏性流体在流动时存在黏性力，流体必须克服黏性力做功，因而要消耗流体运动的部分机械能，使之转化为热能。这就是说，流体沿流管流动的过程中，总机械能将不断减少。对图 2-3 所示的流管，如果是黏性流体做稳定流动，在 XY 段流体流至 $X'Y'$ 的过程中，单位体积流体因黏性力的存在而引起的能量损耗若为 ΔE，则可得到如下关系：

$$p_1 + \frac{1}{2} \rho v_1^2 + \rho g h_1 = p_2 + \frac{1}{2} \rho v_2^2 + \rho g h_2 + \Delta E \tag{2-20}$$

式中 v 和 p 分别为流管横截面上速度和压强的平均值。上式即为黏性流体做稳定流动时的伯努利方程。

如果流体在水平均匀细管中稳定流动，由于 $h_1 = h_2$，$v_1 = v_2$，上式变为

$$p_1 = p_2 + \Delta E$$

可以看出 $p_1 > p_2$。因此，在水平均匀细管的两端，必须维持一定的压强差，才能使黏性流体做稳定运动。这一趋势与泊肃叶定律给出的一致，即恒定的流量 Q 要求管两端有恒定的压强差 Δp，以抵消流体的黏性力。

若流体在开放的粗细均匀的管道中维持稳定流动，由于 $v_1 = v_2$，$p_1 = p_2 = p_0$（大气压），则有

$$\rho g h_1 - \rho g h_2 = \Delta E$$

即必须有高度差才能维持稳定流动。

五、超流动性 流动相似性

（一）超流动性

虽然一般液体的黏度随温度降低而增加（气体相反），但在极低温度下，情况可能很不同。流体在极低温度下，黏度随温度降低而迅速减至很小的现象称为超流动性（superfluidity）。具有超流动性的流体称为超流体（superfluid），已发现的超流体有液态 $^4\mathrm{He}$、液态 $^3\mathrm{He}$、超导电子等。超流动性是来自莫斯科的科学家卡皮查（P. L. Kapitza）在 1938 年提出的，他在进行极低温物理实验时观察到，液态 $^4\mathrm{He}$ 沿饱和蒸气压线当温度从 4K 下降到 2K 时，液氦能从盖得很严的瓶子里逃逸出来，并从很细的毛细管或狭缝中迅速流过，此时液氦的黏度在 $10^{-10}\mathrm{Pa \cdot s}$ 以下，几乎等于零，液氦处于超流动状态。此时流速几乎与通道两端的压强差大小无关。伴随着超流态，还观察到一些奇异现象，如超漏、爬出容器、剧烈沸腾、产生温度波等。卡皮查因超流动性方面的研究功绩荣获 1978 年的诺贝尔物理学奖。超流动性是量子力学效应的宏观体现，其微观机制可由朗道的二流体动力学唯象理论进行解释。超流体可用于光谱分析的量子溶剂、用超流氦进行气体分子研究、稀释制冷机研究等。

（二）流动相似性

在研究特殊环境下流体的运动规律时，人们常建立流体流动模型来代替实际情形进行实验，如航空、海底潜水器运动、船舶航行、血液循环、呼吸过程等模型，然后把模型实验的成功结果或规律用于

实际原型。因此,模型与原型的流动必须相似才对实际问题有指导意义。对流动模型的各种要求以及与原型之间的比例关系称为流动相似性(flow similarity)。

对流动模型的基本要求是,流动模型与原型上的同名物理量(如流速、压强等)对应成比例。具体设计时,还要求做到以下相似:①几何相似,即模型与原型几何长度对应成比例,对应角相等;②运动相似,即模型与原型的流场相似,同名运动量对应成比例,包括流速、时间和加速度;③动力相似,要求模型与原型的同名力方向一致,对应成比例;④初始条件与边界条件相似。除上述各相似要求外,还要遵循牛顿相似准则或称基本准则,即要求作用于流体上的力(重力、黏性力、弹性力、表面张力)与惯性力成比例。此外,还需遵守雷诺相似准则、重力相似准则、欧拉准则和其他导出准则。一般情况下,模型设计只可能准确满足一个准则,其他准则近似满足。雷诺相似准则和量纲分析在流动相似性研究中有着重要的作用。

在医学中,对血液循环和呼吸系统的研究可应用流动相似性的要求设计实验模型,根据流动模拟试验结果,分析得出相应的流动规律。需要注意的是,人体的血管和气管具有良好的弹性,而非刚性管道,弹性势能所发挥的作用不能忽略。

第四节 │ 血液在循环系统中的流动

人体的循环系统包括动力和管路两部分,其动力部分是心脏,管路部分是血管。血液在循环系统中的流动比较复杂,原因包括:①血液是含有多种血细胞的非牛顿流体;②心脏、血管都具有弹性,并受神经控制。血液(blood)由血浆和血细胞组成,具有黏性,是一种非牛顿流体,即血液的黏度不是常数。血液具有屈服应力(yield stress),即只有当切应力超过某一数值后,才发生流动。血液还具有黏弹性(viscoelasticity),在非稳定流动条件下,血液既表现出黏性又表现出弹性,即应力不仅取决于瞬时切变率,而且与历史过程有关。在分析小血管血流时,血液的黏弹性应予考虑。下面简要介绍血液流动时的心脏做功、血流速度分布、血压等问题。

一、心脏做功

血液循环由心脏做功来维持。为了讨论方便,把整个心血管系统简化为如图 2-15 所表示的物理模型。左右两心室相当于两个唧筒,当左(右)心室收缩(即唧筒容积减小)时瓣膜开放,血液从左(右)心室射入主(肺)动脉;舒张时(即唧筒容积增大)瓣膜关闭,停止射血。整个循环系统由体循环和肺循环两部分组成,血流方向如图中箭头所示。左心室供血给体循环,右心室供血给肺循环。计算心脏做功有两种方法。

其一,心脏所做的功等于左、右两心室做功之和。设左心室每收缩一次做功为 A_L,平均压强为 P_L,容积变化为 ΔV_L;右心室每收缩一次做功为 A_R,平均压强为 p_R,容积变化为 ΔV_R;则心脏每收缩一次所做的功

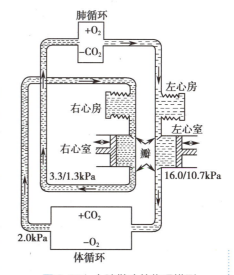

图 2-15 心脏做功的物理模型

$$A = A_L + A_R = p_L \Delta V_L + p_R \Delta V_R$$

其二,根据功能关系,心脏所做的功应等于血液流经心脏前后的能量变化。设单位体积的血液进入左心时的能量为 E_{L1},离开左心时的能量为 E_{L2},则左心对单位体积血液所做的功应为 A'_L

$$A'_L = E_{L2} - E_{L1}$$

同理,右心对单位体积血液所做的功 A'_R 与单位体积血液进入右心时的能量 E_{R1} 和离开右心时的能量

E_{R2} 之间的关系为

$$A'_R = E_{R2} - E_{R1}$$

心脏对单位体积血液所做的功 A' 应为

$$A' = A'_L + A'_R = (E_{L2} - E_{L1}) + (E_{R2} - E_{R1})$$

根据理想流体的伯努利方程推导时采用的单位体积流体在流动时的能量算法，并考虑到进入心脏时的血流速度和血压都很小，可视为零，忽略血液进出心脏时的高度变化，则有

$$A' = p_L + \frac{1}{2}\rho v_L^2 + p_R + \frac{1}{2}\rho v_R^2$$

式中 ρ 表示血液的密度，p_L 表示血液离开左心室时的平均压强（即主动脉平均血压），v_L 表示离开左心室时的血流速度，p_R 表示血液离开右心室时的平均压强（即肺动脉平均血压），v_R 表示离开右心室时的血流速度。因肺动脉平均血压大约是主动脉平均血压的 1/6，并且血液离开左、右心室时的流速相同，所以

$$A' = p_L + \frac{1}{2}\rho v_L^2 + \frac{1}{6}p_L + \frac{1}{2}\rho v_L^2 = \frac{7}{6}p_L + \rho v_L^2 \qquad (2\text{-}21)$$

若测出主动脉血压及血液流速，可根据上式求出心脏做功，从而了解心功能情况。如图 2-15 所示。

二、血流速度分布

心脏的射血是断续的，但由于血管的弹性、血流本身的惯性以及内外摩擦等原因，血液在血管中的流动基本上是连续的。当心脏收缩时，有相当数量的血液进入原已充满血液的主动脉内，使得该处的弹性管壁被撑开。此时，心脏推动血液所做的功转化为血管的弹性势能。心脏停止收缩，扩张了的那部分血管壁也跟着收缩，驱使血液向前流动；结果又使前面血管的管壁跟着扩张，如此类推。这种过程与波动在弹性介质中的传播类似，因此常称之为脉搏波（pulse wave）。脉搏波的传播速度约为 8～10m·s⁻¹。应该注意，脉搏波的传播速度和血液的流速是不同的。

血液在循环系统中可近似视为不可压缩的液体在管中做稳定流动。由于血管的垂直总截面面积从动脉到毛细血管逐渐增大，而从毛细血管到静脉又逐渐减小，由连续性原理可知，血流速度从动脉到毛细血管逐渐减慢，而从毛细血管到静脉又逐渐加快，如图 2-16 所示。需要说明的是：由于血液是黏性液体，血管中同一截面上靠近管壁和靠近轴心处的流速并不相等，因而流速 v 指的是截面上的平均流速。

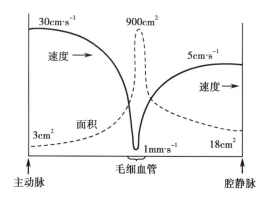

图 2-16　人体各类血管的总截面积和血液的平均流速间的关系

三、血流过程中的血压分布

血压（blood pressure）是血管内流动着的血液对管壁的侧压强，平常所说的血压是指动脉血压。主动脉中的血压随着心脏的收缩和舒张周期性变化。当左心室收缩而向主动脉射血时，主动脉中的血压达到最高值，称为收缩压。在左心室舒张期，主动脉回缩，将血液逐渐注入分支血管，血压随之下降并达到最低值，此最低值称为舒张压。收缩压与舒张压之差，称为脉压（pulse pressure）。脉压随着血管远离心脏而减小，到了小动脉几乎消失。一个心动周期中动脉血压的平均值 $\bar{p}$ 称为平均动脉压，常用来说明主动脉中血压的平均情况。如图 2-17 所示，平均动脉压等于图中积分面

积 $\int_0^T p(t)\,dt$ 与心动周期 T 之比，即 $\bar{p}=(1/T)\int_0^T p(t)\,dt$。为了计算方便，平时常使用舒张压加上 1/3 脉压来估算。

血压的高低与血液流量、流阻及血管的柔软程度有关，用生理学上术语来说，就是与心室输出量、外周阻力及血管的顺应性有关。由于血液是黏性流体，有内摩擦力做功消耗机械能，因此血液从心室射出后，它的血压在流动过程中不断下降。

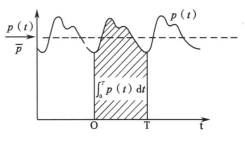

图 2-17　平均动脉压

思考题与习题

2-1　简述体积流量守恒定律、伯努利方程、泊肃叶定律的适用条件分别是什么？

2-2　现代家庭生活中，经常用到各种用途的喷雾器，试说明喷雾原理。

2-3　为什么自来水沿着一竖直管道向下流动时，能形成一连续不断的水流，而当水从高处的水龙头自由下落时，则断裂成水滴，试说明之。

2-4　如图 2-18 所示，一盛有液体的大容器中插入一均匀细弯管，当弯管最初充满液体，则随后液体从弯管下端 e 源源流出，此现象称为虹吸作用。已知弯管最高处比液面高 h，弯管下端 e 比液面低 H，不考虑液体黏性。求 $a\sim e$ 各处的液体流速及它们压强之间的大小关系。

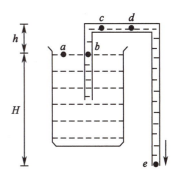

图 2-18　习题 2-4 图

$$(v_a \approx 0, v_b = v_c = v_d = v_e = \sqrt{2gH}; p_a > p_b > p_c = p_d < p_e)$$

2-5　在水平管的某一点，水的流速为 $2\text{m}\cdot\text{s}^{-1}$，高出大气压的计示压强为 10^4Pa，设水管的另一点的高度比第一点降低了 1m，如果在第二点处水管的横截面积是第一点处的 1/2，求第二点处的计示压强，忽略水的黏性。

$$(13.8\text{kPa})$$

2-6　水在截面不同的水平管中作稳定流动，出口处的截面积为管的最细处的 3 倍，若出口处的流速为 $2\text{m}\cdot\text{s}^{-1}$，问最细处的压强为多少？若在此最细处开一小孔，水会不会流出来。

$$(85\text{kPa}; 水不会流出来)$$

2-7　一直立圆柱形容器，高为 0.2m，直径为 0.1m，顶部开启，底部有一面积为 $1\times10^{-4}\text{m}^2$ 的小孔，水以每秒 $1.4\times10^{-4}\text{m}^3$ 的速度由水管自上面放入容器中。问容器内水面可上升的高度是多少？若达到该高度时不再放水，求容器内的水流尽需要多少时间？

$$(0.1\text{m}; 11.2\text{s})$$

2-8　一种测流速的装置如图 2-19 所示。设 U 形管内装有密度为 ρ' 的液体，在水平管中有密度为 $\rho(\rho<\rho')$ 的液体做稳定流动，已知水平管中粗、细两处的横截面积分别为 S_A 和 S_B，测得 U 形管两液面的高度差为 h，求液体在管子较粗处的流速 v。

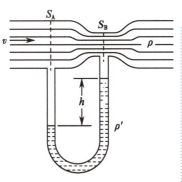

图 2-19　习题 2-8 图

$$\left(v = S_B\sqrt{\frac{2(\rho'-\rho)gh}{\rho(S_A^2 - S_B^2)}}\right)$$

2-9　用如图 2-7 所示的流速计插入流水中测水流速度，设两管中的水柱高度分别为 $5\times10^{-3}\text{m}$ 和 $5.4\times10^{-2}\text{m}$，求水流速度。

$$(0.98\text{m}\cdot\text{s}^{-1})$$

2-10 一条半径为 3mm 的小动脉,若其中的血液流动为层流,血液流动的最大速度是多少?设血液黏度为 $3.0×10^{-3}$Pa·s,密度为 $1.05×10^{3}$kg·m^{-3}。

（0.952m·s^{-1}）

2-11 20℃的水在半径为 $1×10^{-2}$m 的水平均匀圆管内流动,如果在管轴处的流速为 0.1m·s^{-1},则由于黏滞性,水沿管子流动 10m 后,压强降落了多少?

（40Pa）

2-12 设某人的心输出量为 $0.83×10^{-4}$m^3·s^{-1},体循环的总压强差为 12.0kPa,试求此人体循环的总流阻(即总外周阻力)是多少 N·s·m^{-5}。

（1.44×10^{8}N·s·m^{-5}）

2-13 一粗细均匀的供油管道,已知 A 处比 B 处高 3.0m,且 A 处的压强比 B 处低 $1.5×10^{3}$Pa,若油不可压缩且密度为 $0.9×10^{3}$kg·m^{-3},求 4.0m^3 的油从 A 处到 B 处过程中作稳定流动所损耗的能量。

（1.0×10^{5}J）

（杨中芹）

本章数字资源

学习要求

1. 掌握简谐振动的基本规律和描述简谐振动的特征量的意义。
2. 掌握两个同方向、同频率简谐振动的合成。
3. 理解简谐振动的能量。
4. 了解拍现象、两个互相垂直的简谐振动的合成。
5. 了解阻尼振动、受迫振动和共振。

振动（vibration）是自然界中最常见的运动形式之一，如发声体的振动和晶格中的原子不停地振动等。广义地说，任何一个物理量随时间的周期性变化都可以称为振动。交流电中的电流和电压，电磁波中电场和磁场的周期性变化等，都属于振动的范畴。

物体在一定位置附近所做的来回往复的运动称为机械振动（mechanical vibration）。

第一节 │ 简谐振动

简谐振动（simple harmonic vibration）是一种最简单、最基本的振动，任何复杂的振动都可以看成是若干个简谐振动的合成。

一、简谐振动方程

对于质量为 m 的物体与轻弹簧组成的弹簧振子，根据胡克定律，物体所受到的弹性回复力 F 与物体相对平衡位置的位移 x 成正比，即

$$F=-kx \tag{3-1}$$

式中 k 为轻弹簧的劲度系数，负号表示弹性力与物体位移的方向相反。根据牛顿第二定律，则

$$m\frac{\mathrm{d}^2x}{\mathrm{d}t^2}=-kx$$

式中 k 和 m 均为正量，令 $k/m=\omega^2$，上式可写为

$$\frac{\mathrm{d}^2x}{\mathrm{d}t^2}+\omega^2x=0 \tag{3-2}$$

式（3-2）称为简谐振动动力学方程，其解可表示为

$$x=A\cos(\omega t+\varphi) \tag{3-3}$$

式中 A 和 φ 为常数。这种用时间的余弦（或正弦）函数来描述的运动，称为简谐振动。从分析中可以看出，物体只要在形如 $F=-kx$ 的线性回复力的作用下运动，其位移 x 必定满足微分方程式（3-2），而这个方程的解式（3-3）为简谐振动的运动表达式。

将式（3-3）对时间求一阶、二阶导数，得到简谐振动物体的速度和加速度分别为

$$v = \frac{dx}{dt} = -\omega A \sin(\omega t + \varphi) \tag{3-4}$$

$$a = \frac{d^2 x}{dt^2} = -\omega^2 A \cos(\omega t + \varphi) = -\omega^2 x \tag{3-5}$$

可见,物体做简谐振动时,其速度和加速度也随时间做周期性变化。式(3-5)说明,简谐振动的加速度大小和位移大小成正比,而方向相反。

二、简谐振动的特征量

简谐振动运动表达式(3-3)中的 A、ω 和 φ 为常量,它们是决定具体简谐运动的特征量。

(一) 振幅

振动物体离开平衡位置的最大位移,称为振幅(amplitude),常用 A 表示。

(二) 周期和频率

振动物体完成一次完整振动所需要的时间,称为振动周期(period),常用 T 表示。在单位时间内所完成的振动次数,称为频率(frequency),常用 ν 表示。振动物体在 2π 秒内所完成的振动次数,称为角频率(angular frequency),常用 ω 表示。显然 ω、ν 和 T 三者的关系为

$$\nu = 1/T$$

$$\omega = 2\pi\nu = 2\pi/T \tag{3-6}$$

T、ν 和 ω 的单位分别是 s(秒)、Hz(赫兹)和 $rad \cdot s^{-1}$(弧度每秒)。考虑到 $k/m = \omega^2$,并联系式(3-6)可知,无阻尼自由振动的 ω、ν 和 T 完全决定于振动系统本身的性质,分别称为系统的固有角频率(natural angular frequency)、固有频率和固有周期。

(三) 相位和初相位

$(\omega t + \varphi)$ 是决定简谐运动状态的物理量,称为振动的相位(phase)。相位中的 φ 称为初相位(initial phase),单位是 rad(弧度)。相位的概念在比较两个同频率的简谐振动的步调时特别有用。设有下列两个同频率的简谐振动

$$x_1 = A_1 \cos(\omega t + \varphi_1)$$

$$x_2 = A_2 \cos(\omega t + \varphi_2)$$

它们的相位差为

$$\Delta\varphi = (\omega t + \varphi_2) - (\omega t + \varphi_1) = \varphi_2 - \varphi_1$$

即它们在任意时刻的相位差都等于初相位差而与时间无关。当 $\Delta\varphi = 0$(或 2π 的整数倍)时,两个振动的步调完全相同,这种情况称为同相(in-phase)。当 $\Delta\varphi = \pi$(或 π 的奇数倍)时,两个振动的步调相反,这种情况称为反相(antiphase)。

A 和 φ 决定于初始条件(initial condition),即 $t=0$ 时的位移 x_0 和速度 v_0 的值。在式(3-3)和式(3-4)中令 $t=0$

$$x_0 = A \cos\varphi$$

$$v_0 = -\omega A \sin\varphi$$

由以上两式可得

$$A = \sqrt{x_0^2 + \frac{v_0^2}{\omega^2}} \tag{3-7}$$

$$\varphi = \arctan \frac{-v_0}{\omega x_0} \tag{3-8}$$

三、简谐振动的旋转矢量表示法

简谐振动可以用一个旋转矢量来描绘。如图 3-1 所示,在 x 轴上任取一点 O 为原点,自 O 点起作一矢量 A。若矢量 A 以匀角速度 ω 绕原点 O 逆时针旋转,则矢量末端 M 在 x 轴上的投影点 P 就在 x 轴上做简谐振动。设在 $t=0$ 时,A 与 x 轴的夹角为 φ,经过时间 t 后,A 与 x 轴的夹角变为 $(\omega t+\varphi)$,则投影点 P 相对于原点 O 的位移为

$$x = A\cos(\omega t+\varphi)$$

用一个旋转矢量末端在一条轴线上的投影点的运动来表示简谐振动,这种方法称为简谐振动的矢量图示法。

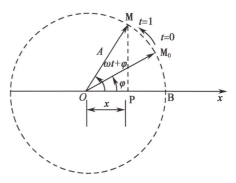

图 3-1　简谐振动的矢量图示

四、简谐振动的能量

现在以弹簧振子为例来讨论简谐振动中能量的转换和守恒问题。弹簧振子的位移和速度分别由式(3-3)和式(3-4)给出。在任意时刻,该系统的动能和弹性势能分别为

$$E_{\text{k}} = \frac{1}{2}mv^2 = \frac{1}{2}m\omega^2 A^2 \sin^2(\omega t+\varphi) \tag{3-9}$$

$$E_{\text{p}} = \frac{1}{2}kx^2 = \frac{1}{2}kA^2 \cos^2(\omega t+\varphi) \tag{3-10}$$

可见系统的动能和势能都随时间作周期性变化。位移(绝对值)最大时,势能达到最大值,动能为零;物体通过平衡位置时,势能为零,动能达到最大值。

考虑到 $k=m\omega^2$,由式(3-9)和式(3-10)得弹簧振子的总机械能为

$$E = E_{\text{k}}+E_{\text{p}} = \frac{1}{2}m\omega^2 A^2 = \frac{1}{2}kA^2 \tag{3-11}$$

即简谐振动系统的总机械能在振动过程中守恒。

[例 3-1]　如图 3-2 所示,一段长度为 l 的无弹性细线,一端被固定在 A 点,另一端悬挂一质量为 m、体积很小的物体。静止时,细线沿竖直方向,物体处于 O 点。把物体从其平衡位置拉开一段距离,使细线与竖直方向成一小角度 θ,然后由静止释放,物体就在平衡位置附近往返摆动起来,这种装置称为单摆(simple pendulum)。在忽略空气阻力情况下,证明单摆的振动是简谐振动,并分析其能量。

解:选择小物体相对平衡位置 O 的角位移 θ 为描述单摆位置的变量,并规定物体处于平衡位置右方,θ 为正。

小物体受到两个力的作用,一个是重力 mg,另一个是细线的张力 f。沿着物体运动的弧形路径,将重力 mg 分解成大小为 $mg\cos\theta$ 的径向分量和大小为 $mg\sin\theta$ 的切向分量。其中径向分量与细线的张力一起为物体的运动提供向心力,而切向分量是作用于物体的回复力,使物体返回平衡位置,其作用与弹簧振子中的弹性力一样。因此,单摆的振动方程为

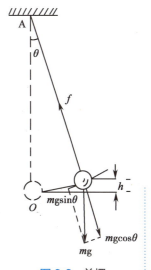

图 3-2　单摆

$$ml\frac{\text{d}^2\theta}{\text{d}t^2} = -mg\sin\theta$$

当偏角 θ 很小时,$\sin\theta\approx\theta$,上式可写为

$$ml\frac{\mathrm{d}^2\theta}{\mathrm{d}t^2}=-mg\theta$$

令 $\omega^2=\dfrac{g}{l}$，得

$$\frac{\mathrm{d}^2\theta}{\mathrm{d}t^2}+\omega^2\theta=0$$

显然，单摆的振动方程与弹簧振子的振动方程完全相似，只是用变量 θ 代替了变量 x。所以单摆的角位移 θ 与时间 t 的关系必定可以写成余弦函数的形式：

$$\theta=\theta_0\cos(\omega t+\varphi)$$

式中积分常数 θ_0 为单摆的振幅，φ 为初相位。这就证明了，在偏角 θ 很小时，单摆的振动是简谐振动。

单摆系统的机械能包括两部分，一部分是物体运动的动能：

$$E_k=\frac{1}{2}mv^2=\frac{1}{2}m(l\dot\theta)^2=\frac{1}{2}ml^2\theta_0^2\omega^2\sin^2(\omega t+\varphi)$$

另一部分是系统的势能，即单摆与地球所组成的系统的重力势能：

$$E_p=mgh=mgl(1-\cos\theta)$$

式中 h 是当角位移为 θ 时物体相对平衡位置上升的高度。可将 $\cos\theta$ 展开为

$$\cos\theta=1-\frac{\theta^2}{2!}+\frac{\theta^4}{4!}-\frac{\theta^6}{6!}+\cdots$$

因为 θ 很小，我们可以只取上式的前两项。所以

$$E_p=\frac{1}{2}mgl\theta^2=\frac{1}{2}mgl\theta_0^2\cos^2(\omega t+\varphi)$$

可见，单摆系统的动能和势能都是时间的周期函数。

单摆系统的总能量等于其动能和势能之和，即

$$E=E_k+E_p=\frac{1}{2}ml^2\theta_0^2\omega^2\sin^2(\omega t+\varphi)+\frac{1}{2}mgl\theta_0^2\cos^2(\omega t+\varphi)$$

因为 $\omega^2=g/l$，所以上式可化为

$$E=\frac{1}{2}mgl\theta_0^2=\frac{1}{2}ml^2\omega^2\theta_0^2$$

上式表示，尽管在简谐振动过程中单摆系统的动能和势能都随时间作周期性变化，但总能量是守恒的，并与振幅的平方成正比。

第二节 ｜ 简谐振动的合成

一、同方向、同频率简谐振动的合成

设一个质点在同一方向上同时进行两个独立的同频率的简谐振动。取这一方向直线为 x 轴，质点的平衡位置为坐标原点，则在任意时刻 t 这两个简谐振动的位移可分别表示为

$$x_1=A_1\cos(\omega t+\varphi_1)$$
$$x_2=A_2\cos(\omega t+\varphi_2)$$

由于两个简谐振动处于同一方向直线上，则任意时刻合振动的位移为

$$x=x_1+x_2$$

虽然利用三角公式不难求得合成结果,但是利用简谐振动的矢量图示法可以更简洁直观地求出物体所参与的合振动。如图 3-3 所示,两个分振动分别与旋转矢量 A_1 和 A_2 相对应,在 $t=0$ 时,A_1、A_2 与 x 轴的夹角分别为 φ_1、φ_2。由于 A_1、A_2 以相同的角速度 ω 逆时针旋转,所以它们之间的夹角不变,因而合矢量 A 的大小亦不变。从图中可以看出,任一时刻合矢量 A 在 x 轴上的投影 x 正好等于该时刻 A_1 和 A_2 在 x 轴上的投影 x_1 和 x_2 的代数和。因此,矢量 A 就是合振动所对应的旋转矢量,合振动的表达式为

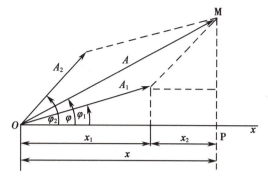

图 3-3 同方向不同频率简谐振动的合成(矢量图示法)

$$x = A\cos(\omega t + \varphi)$$

可见,合振动是一简谐振动,频率与分振动频率相同。利用矢量合成法按几何关系,由图 3-3 可以求得合振动的振幅 A 和初相位 φ 分别为

$$A = \sqrt{A_1^2 + A_2^2 + 2A_1A_2\cos(\varphi_2 - \varphi_1)} \tag{3-12}$$

$$\varphi = \arctan\frac{A_1\sin\varphi_1 + A_2\sin\varphi_2}{A_1\cos\varphi_1 + A_2\cos\varphi_2} \tag{3-13}$$

由式(3-12)和式(3-13)可知,合振动的振幅和初相位都与两个分振动的振幅和初相位有关。对于 $k=0,1,2,\cdots$ 得

(1)若相位差 $\varphi_2 - \varphi_1 = \pm 2k\pi$ 时,$A = A_1 + A_2$,合振幅最大。

(2)若相位差 $\varphi_2 - \varphi_1 = \pm(2k+1)\pi$ 时,$A = |A_1 - A_2|$,合振幅最小。

(3)当相位差取其他值时,$|A_1 - A_2| < |A_1| + |A_2|$。

二、同方向、不同频率的简谐振动的合成 拍

如果两个同方向简谐振动的频率不同,则在矢量图中两个旋转矢量间的夹角或相位差将随时间变化,因而它们的合矢量也将随时间而变化,合矢量的投影不再是简谐振动。图 3-4 表示两个频率比为 1∶3、振幅一定的两个简谐振动的合成,虚线和点状线分别代表分振动,实线代表它们的合振动。图 3-4(a)、(b)、(c)分别表示三种不同的初相位差所对应的合振动,由于初相位差的不同,合成结果

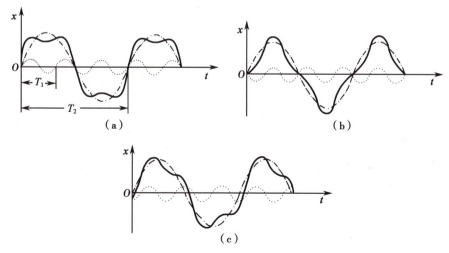

图 3-4 两个频率之比为 1∶3 的简谐振动的合成

不一样。合振动不再是简谐振动,但仍然是周期性振动,而且合振动的频率与分振动中的最低频率相等。不难理解,合振动的形式由分振动的频率、振幅及初相位差而定。

考虑两个频率不同,但振幅和初相位相同的两个振动的合成,两分振动的表达式分别为

$$x_1 = A\cos(\omega_1 t + \varphi)$$
$$x_2 = A\cos(\omega_2 t + \varphi)$$

利用三角函数的和差化积公式,得

$$x = x_1 + x_2 = A[\cos(\omega_1 t + \varphi) + \cos(\omega_2 t + \varphi)]$$
$$= 2A\cos\left(\frac{\omega_2 - \omega_1}{2}t\right)\cos\left(\frac{\omega_2 + \omega_1}{2}t + \varphi\right) \tag{3-14}$$

在上式中,当 ω_1 和 ω_2 相差很小时,$(\omega_2 - \omega_1) \ll (\omega_2 + \omega_1)$,因而 $2A\cos\left(\frac{\omega_2 - \omega_1}{2}t\right)$ 相对于后者是随时间缓慢变化的量。因此,式(3-14)可以近似地看成振幅为 $\left|2A\cos\left(\frac{\omega_2 - \omega_1}{2}t\right)\right|$(因为振幅总是正值,所以取绝对值)、角频率为 $\frac{\omega_2 + \omega_1}{2}$ 的简谐振动,如图 3-5 所示。由于两个分振动频率的微小差异而产生的合振动振幅时强时弱的现象,称为拍(beat)。单位时间内振动加强或减弱的次数称为拍频(beat frequency)。由于余弦函数的绝对值在一个周期内两次达到最大值,所以单位时间内最大振幅出现的次数应为 $\cos\left(\frac{\omega_2 - \omega_1}{2}t\right)$ 的频率的两倍,即

$$\nu = 2 \times \frac{1}{2\pi}\left(\frac{\omega_2 - \omega_1}{2}\right) = \nu_2 - \nu_1 \tag{3-15}$$

上式表明,拍频等于两个分振动频率之差。

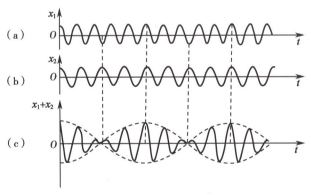

图 3-5　拍的形成

三、互相垂直的简谐振动的合成

(一) 两个同频率、相互垂直的简谐振动的合成

设两个频率相同的简谐振动在相互垂直的 x、y 轴上进行,振动表达式分别为

$$x = A_1\cos(\omega t + \varphi_1)$$
$$y = A_2\cos(\omega t + \varphi_2)$$

合并两式,消去 t 得合成振动的轨迹方程

$$\frac{x^2}{A_1^2}+\frac{y^2}{A_2^2}-\frac{2xy}{A_1A_2}\cos(\varphi_2-\varphi_1)=\sin^2(\varphi_2-\varphi_1) \tag{3-16}$$

这是一般的椭圆方程。两个互相垂直的、频率相同的简谐振动合成,其合振动的轨迹为一椭圆,而椭圆的形状决定于分振动的相位差。下面分析几种特殊情形进行讨论。

（1）$\varphi_2-\varphi_1=0$,即两振动同相,式（3-16）变为

$$\frac{x}{A_1}-\frac{y}{A_2}=0$$

合振动的轨迹是通过坐标原点而斜率为 A_2/A_1 的一条直线。

（2）$\varphi_2-\varphi_1=\pi$,即两振动反相,式（3-16）变为

$$\frac{x}{A_1}+\frac{y}{A_2}=0$$

合振动的轨迹仍是一过原点的直线,不过斜率为负值,即 $-A_2/A_1$。

（3）$\varphi_2-\varphi_1=\pm\pi/2$,式（3-16）变为

$$\frac{x^2}{A_1^2}+\frac{y^2}{A_2^2}=1$$

合振动的轨迹是以坐标轴为主轴的椭圆。当 $\varphi_2-\varphi_1=\pi/2$ 时,振动沿顺时针方向进行;当 $\varphi_2-\varphi_1=-\pi/2$ 时,振动沿逆时针方向进行。如果两个分振动的振幅相等,即 $A_2=A_1$,椭圆变为圆。

（4）$\varphi_2-\varphi_1$ 等于其他值,合振动的轨迹是一般的椭圆,其形状和运动方向由分振动振幅的大小和相位差决定。

图 3-6 表示相位差为某些值时合成振动的轨迹。可见,合振动在一直线、椭圆或圆上进行。

如果两个分振动的频率相同,其相位差随时间缓慢地变化,合振动轨迹将不断按图 3-6 所示的顺序变化,即在图中所示的矩形范围内由直线变成椭圆再变成直线,并不断重复下去。

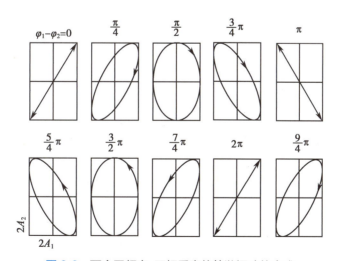

图 3-6　两个同频率、互相垂直的简谐振动的合成

（二）两个不同频率、相互垂直的简谐振动的合成

两个振动方向互相垂直的不同频率的简谐振动,合成后的运动比较复杂,而且其轨迹往往不稳定。但是,如果两个相互垂直简谐振动的频率之比 ω_1/ω_2 恰为整数比,则它们的合运动具有稳定而闭合的轨迹,这些轨迹图形称为李萨如图形,如图 3-7 所示。可以利用李萨如图形来精确地比较频率。

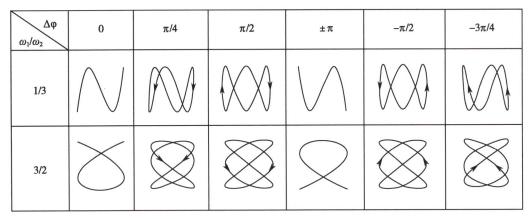

$\frac{\Delta\varphi}{\omega_1/\omega_2}$	0	$\pi/4$	$\pi/2$	$\pm\pi$	$-\pi/2$	$-3\pi/4$
1/3						
3/2						

图 3-7 李萨如图形

第三节 | 阻尼振动 受迫振动和共振

一、阻尼振动

任何实际的振动都必然要受到阻力的作用而损失能量,因而振幅也随之减小。振幅随时间减小的振动,称为阻尼振动(damped vibration)。

实验表明,当运动物体的速度不太大时,阻力 f 与物体的速度 v 的大小成正比,而与物体速度的方向相反,可以表示为

$$f = -\gamma v = -\gamma \frac{\mathrm{d}x}{\mathrm{d}t} \tag{3-17}$$

式中 γ 称为阻尼系数(damping coefficient),它的大小由物体的形状、大小、表面状况以及介质的性质决定。

考虑阻力的情况下,物体的振动方程应为

$$m\frac{\mathrm{d}^2x}{\mathrm{d}t^2} = -kx - \gamma\frac{\mathrm{d}x}{\mathrm{d}t} \tag{3-18}$$

令 $\omega_0^2 = \frac{k}{m}$,$2\beta = \frac{\gamma}{m}$,式(3-18)可以改写为

$$\frac{\mathrm{d}^2x}{\mathrm{d}t^2} + 2\beta\frac{\mathrm{d}x}{\mathrm{d}t} + \omega_0^2 x = 0 \tag{3-19}$$

这是阻尼振动的动力学方程,它是一个常系数线性齐次微分方程。式中 ω_0 为振动系统的固有频率,β 称为阻尼常数。

在阻尼常数较小(即 $\beta < \omega_0$)的欠阻尼(underdamping)情况时,式(3-19)的解为

$$x = A_0 e^{-\beta t}\cos(\omega t + \varphi) \tag{3-20}$$

式(3-20)为欠阻尼振动的表达式,其中

$$\omega = \sqrt{\omega_0^2 - \beta^2}$$

A_0 和 φ 是由初始条件决定的积分常数。$A_0 e^{-\beta t}$ 可以看作是随时间变化的振幅,它随时间按指数规律衰减。阻尼作用越大,振幅衰减越快。如图 3-8 曲线 a 所示,欠阻尼振动是振幅按指数规律衰减的周期性振动。阻尼振动的周期可表示为

$$T = \frac{2\pi}{\omega} = \frac{2\pi}{\sqrt{\omega_0^2 - \beta^2}} \tag{3-21}$$

可见,阻尼振动的周期比原振动系统的固有周期要长。

如阻尼较大,以致 $\beta > \omega_0$,这种情况称为过阻尼(overdamping),这时物体运动已不是周期性的了。如图 3-8 曲线 b 所示,物体偏离平衡位置的距离随时间按指数规律衰减,需要经过较长的时间才能到达平衡位置。

如阻尼常数 β 恰好等于系统的固有频率 ω_0,振动物体将最快地回到平衡位置并停下来,这种情况称为临界阻尼(critical damping),如图 3-8 曲线 c 所示。

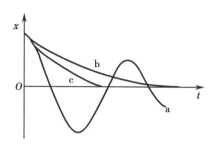

图 3-8　阻尼振动曲线

在钟表里,阻尼效应是有害的,要尽量减小和消除阻尼常数。但在高级电流表里,通过临界阻尼效应可使指针迅速回到平衡位置,从而避免了指针摇晃不定的弊端。

二、受迫振动和共振

(一)受迫振动

在周期性外力持续作用下发生的振动,称为受迫振动(forced vibration),如声波引起耳膜的振动、马达转动导致基座的振动等。引起受迫振动的周期性外力称为驱动力(driving force)。实际的振动系统不可避免地要受到阻尼作用而消耗能量,这会使振幅逐渐衰减。通过驱动力对振动系统做功,不断给系统补充能量,若补充的能量恰好补偿因阻尼所损失的能量,振动就得以维持并会达到稳定状态。受迫振动是物体在阻尼力、弹性力和驱动力的共同作用下进行的振动。

设驱动力为 $F_0\cos\omega't$,则振动物体的动力学方程在阻尼振动的基础上变为

$$m\frac{\mathrm{d}^2x}{\mathrm{d}t^2} = -kx - \gamma\frac{\mathrm{d}x}{\mathrm{d}t} + F_0\cos\omega't \tag{3-22}$$

令 $\omega_0^2 = \dfrac{k}{m}, 2\beta = \dfrac{\gamma}{m}, h = \dfrac{F_0}{m}$,上式可写为

$$\frac{\mathrm{d}^2x}{\mathrm{d}t^2} + 2\beta\frac{\mathrm{d}x}{\mathrm{d}t} + \omega_0^2 x = h\cos\omega't \tag{3-23}$$

在小阻尼的情况下,这个微分方程的解为

$$x = A_0 e^{-\beta t}\cos\left(\sqrt{\omega_0^2 - \beta^2}\, t + \varphi_0\right) + A\cos(\omega't + \varphi) \tag{3-24}$$

式(3-24)表示,受迫振动是由第一项所表示的阻尼振动和第二项表示的简谐振动两项叠加而成。第一项随时间逐渐衰减,经过一段时间将不起作用。第二项是受迫振动达到稳定状态时振幅不变的振动,该受迫振动的稳态方程为

$$x = A\cos(\omega't + \varphi) \tag{3-25}$$

可以证明,振幅和初相位分别为

$$A = \frac{h}{\sqrt{(\omega_0^2 - \omega'^2)^2 + 4\beta^2\omega'^2}} \tag{3-26}$$

$$\varphi = \arctan\frac{-2\beta\omega'}{\omega_0^2 - \omega'^2} \tag{3-27}$$

可见,受迫振动的初相位 φ 和振幅 A 仅决定于振动系统自身的性质、驱动力的频率和振幅,与系统的

初始条件无关。稳定状态的受迫振动是一个与简谐驱动力同频率的简谐振动。

（二）共振

由式（3-26）可知，受迫振动的振幅 A 主要由驱动力频率 ω' 与系统固有频率 ω_0 之间的关系而定。当式（3-26）右边分母为最小值时，振幅 A 即达到最大值。令式（3-26）右边分母中被开方式的一阶导数为零，可求得当驱动力频率 ω' 达到

$$\omega_r = \sqrt{\omega_0^2 - 2\beta^2} \tag{3-28}$$

时，受迫振动的振幅最大。因 β 常远小于 ω_0，所以驱动力频率 ω_r 比较接近系统的固有频率 ω_0。

当驱动力频率接近系统固有频率时，系统作受迫振动的振幅急剧增大，这种现象称为共振（resonance）。共振曲线如图 3-9 所示，共振时的外力频率 ω_r 称为共振频率，共振时最大振幅为

$$A_r = \frac{h}{2\beta\sqrt{\omega_0^2 - \beta^2}} \tag{3-29}$$

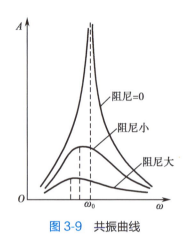

图 3-9　共振曲线

由式（3-28）和式（3-29）可知，β 越大，共振角频率越低，共振振幅也越小；β 越小，共振频率越接近系统的固有频率，共振振幅也越大。当 $\beta \to 0$ 时，$A_r \to \infty$，这时 $\omega_r \to \omega_0$。

共振的概念在声学、原子过程和核磁共振等方面有着广泛的应用。收音机、电视机利用电磁共振来接收空间某一频率的电磁波。构成物质的分子、原子和原子核，都具有一定的电结构，并存在振动。当外加交变电磁场作用于这些微观结构时，物质将表现出对交变电磁场能量的强烈吸收。从不同方面研究这种共振吸收，如顺磁共振、核磁共振和铁磁共振等，已经成为现今研究物质结构以及医疗诊断等的重要手段。由于不同频率的振动能激起人体不同部位的共振，对人体造成危害，因此有必要对各种振动引起的人体生物效应及其规律进行研究，从而防止各种振动给人体造成的伤害，并可以利用各种振动的生物效应对疾病进行物理治疗。

思考题与习题

3-1　什么是简谐振动？说明下列振动是否为简谐振动：

（1）拍皮球时球的上下运动。

（2）一小球在半径很大的光滑凹球面底部的小幅度摆动。

3-2　简谐振动的速度与加速度的表达式中都有个负号，这是否意味着速度和加速度总是负值？是否意味着两者总是同方向？

3-3　当一个弹簧振子的振幅增大到两倍时，试分析它的下列物理量将受到什么影响：振动的周期、最大速度、最大加速度和振动的能量。

3-4　轻弹簧的一端相接的小球沿 x 轴作简谐振动，振幅为 A，位移与时间的关系可以用余弦函数表示。若在 $t=0$ 时，小球的运动状态分别为

（1）$x=-A$。

（2）过平衡位置，向 x 轴正方向运动。

（3）过 $x=A/2$ 处，向 x 轴负方向运动。

（4）过 $x=A/\sqrt{2}$ 处，向 x 轴正方向运动。

试确定上述各种状态的初相位。

3-5　任何一个实际的弹簧都是有质量的，如果考虑弹簧的质量，弹簧振子的振动周期将如何变化？

3-6 一个弹簧振子沿 x 轴作简谐振动,在 $t=0$ 时,物体对平衡位置的位移 $x_0=0.05$m,速度 $v_0=-0.628$m·s^{-1}。已知弹簧的劲度系数为 $k=15.8$N·m^{-1},物体质量为 $m=0.1$kg,写出此简谐振动的表达式。

$$\left[x=0.070\ 7\cos\left(12.56t+\frac{\pi}{4} \right)\ (\mathrm{m}) \right]$$

3-7 一沿 x 轴做简谐振动的物体,振幅为 5.0×10^{-2}m,频率 2.0Hz,在时间 $t=0$ 时,振动物体开始运动,求其振动表达式。

(1)物体经平衡位置处向 x 轴正方向运动。

$$\left[x=5.0\times10^{-2}\cos\left(4\pi t-\pi/2 \right)\ (\mathrm{m}) \right]$$

(2)物体经平衡位置处向 x 轴负方向运动。

$$\left[x=5.0\times10^{-2}\cos\left(4\pi t+\pi/2 \right)\ (\mathrm{m}) \right]$$

3-8 一个运动物体的位移与时间的关系为 $x=0.10\cos(2.5\pi t+\pi/3)$(m),试求:

(1)周期、角频率、频率、振幅和初相位。

$$(0.80\mathrm{s};2.5\pi\ \mathrm{rad}\cdot\mathrm{s}^{-1};1.25\mathrm{Hz};0.10\mathrm{m};\pi/3)$$

(2)$t=2$s 时物体的位移、速度和加速度。

$$(-5\times10^{-2}\mathrm{m};0.68\mathrm{m}\cdot\mathrm{s}^{-1};3.1\mathrm{m}\cdot\mathrm{s}^{-2})$$

3-9 一质量为 10g 的物体作简谐振动,其振幅为 24cm,周期为 4.0s,当 $t=0$ 时,位移为 +24cm。求:

(1)$t=0.5$s 时,物体所在位置。

$$(0.17\mathrm{m})$$

(2)$t=0.5$s 时,物体所受力的大小和方向。

$$(-4.19\times10^{-3}\mathrm{N},指向平衡位置)$$

(3)由起始位置运动到 $x=12$cm 处,物体的速度、动能以及系统的势能和总能量。

$$(-0.326\mathrm{m}\cdot\mathrm{s}^{-1};5.32\times10^{-4}\mathrm{J};1.78\times10^{-4}\mathrm{J};7.10\times10^{-4}\mathrm{J})$$

3-10 两个同方向、同频率的简谐振动表达式为 $x_1=4\cos(3\pi t+\pi/3)$(m)和 $x_2=3\cos(3\pi t-\pi/6)$(m),试求它们的合振动表达式。

$$\left[x=5\cos\left(3\pi t+0.128\pi \right)\ (\mathrm{m}) \right]$$

(盖志刚)

第四章 | 机械波

学习要求

1. 掌握描述波动的基本物理量,建立平面简谐波的波函数。
2. 掌握波程差和相位差的概念、波的相干条件;确定相干波叠加后振幅的强弱条件。
3. 理解波函数的物理意义。理解波的能量和多普勒效应。
4. 了解驻波、声波的基本概念和超声波的特性及其医学应用。

波动是振动在空间中的传播。声波、脉搏波和电磁波等都是波。各类波的物理本质不同,各有其特殊的物理性质和运动规律,但在形式上它们又具有许多共同的特征和规律。本章先从机械波引出描述波动的基本物理量,主要讨论简谐波的基本特征和规律,简介特定的波动形式——声波及其生物学效应和医学应用。

第一节 | 机械波的特点

一、机械波的产生和传播

在弹性介质中,由于弹性力的存在,某个质点因外界扰动而引起振动时,周围的质点也会跟着振动起来。这样,振动由近及远地传播出去。机械振动在弹性介质中的传播过程,称为机械波(mechanical wave)。波源和弹性介质是产生和传播机械波的必要条件。

质点振动方向与波的传播方向垂直的波称为横波(transverse wave)。质点振动方向与波的传播方向平行的波称为纵波(longitudinal wave)。在波动过程中,虽然波形沿介质由近及远地传播着,但介质中参与波动的各个质点却仅在各自的平衡位置附近振动,并不随波前进,传播的只是振动的状态。

二、波动的描述

(一)波线和波面

对波作几何描述时,把某一时刻振动相位相同的点连成的面称为波面(wave surface),最前面的波面称为波前(wave front)。

在各向同性的均匀介质中,波动在各个方向的传播速度相同,点波源所产生的波面是一系列同心球面,称为球面波(spherical wave)。波面为平面的波,称为平面波(plane wave)。表示波传播方向的线称为波线(wave ray),波线与波面相垂直(图 4-1)。

(二)波速 波长 波的周期和频率

通常,我们用波速、波长和频率来描述波的特性。波速是单位时间内振动相位(状态)传播的距

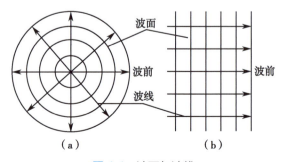

图 4-1 波面与波线
(a)球面波;(b)平面波。

离,又称相速度,用 u 表示。机械波的波速决定于介质的弹性模量和密度等。弹性模量是介质弹性的反映,密度则是介质质点惯性的反映。固体中既能传播与剪切弹性有关的横波,又能传播与体变或拉伸弹性有关的纵波。在固体中,横波和纵波的波速分别为

$$\left.\begin{array}{l} u = \sqrt{G/\rho}\,(横波) \\ u = \sqrt{Y/\rho}\,(纵波) \end{array}\right\} \qquad (4\text{-}1)$$

式中,G 和 Y 分别为介质的切变模量和杨氏模量。液体和气体中只能传播与体变弹性有关的纵波。在液体和气体中,纵波的波速为

$$u = \sqrt{K/\rho} \qquad (4\text{-}2)$$

式中 K 为体变模量。

在同一波线上,一个完整的波首尾两个点,它们的振动状态相同,相位差为 2π,它们间的距离称为波长(wavelength),用 λ 表示。波线上某点通过一个完整的波所需的时间称为波的周期,用 T 表示。周期的倒数称为波的频率,即单位时间内通过波线上某点的完整波的数目,用 ν 表示。因为在一个周期内波前进一个波长的距离,所以波速

$$u = \lambda/T = \lambda\nu \qquad (4\text{-}3)$$

同一波在不同介质中波速不同,而周期(或频率)不变,所以波长随介质而改变。

第二节 | 平面简谐波

一、平面简谐波的波函数

简谐振动的传播所形成的波,称为简谐波(simple harmonic wave)。简谐波是最简单、最基本的波。一切复杂的波都可看成是由多个简谐振动的传播所构成的波合成的。波面是平面的简谐波称为平面简谐波。如图 4-2 所示,设一平面简谐波在各向同性的均匀介质中,以速度 u 沿 x 轴的正方向无衰减地传播。在波线上取一点 O 作为坐标原点,该波线就是 x 轴。设在 t 时刻,O 点的振动表示为

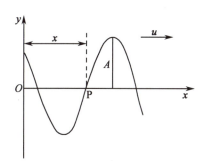

图 4-2　平面简谐波表达式的推导

$$y_0 = A\cos(\omega t + \varphi)$$

现在来考虑 x 轴上距原点 O 为 x 的任一点 P 的振动情况。因为振动是从 O 点处传过来的,所以 P 点振动的相位将落后于 O 点。若振动从 O 点传到 P 点所需的时间为 x/u,那么,在时刻 t,P 点处质点的位移就是 O 点处质点在 $t-x/u$ 时刻的位移。P 点处的质点振动应写为

$$y = A\cos\left[\omega\left(t - \frac{x}{u}\right) + \varphi\right] \qquad (4\text{-}4)$$

上式就是沿 x 轴正方向传播的平面简谐波的表达式,称为平面简谐波波函数(wave function)。由 ω、ν、T、λ 和 u 诸量之间的关系,上式可写成其他形式

$$y = A\cos\left[2\pi\left(\frac{t}{T} - \frac{x}{\lambda}\right) + \varphi\right]$$

$$y = A\cos\left[2\pi\left(\nu t - \frac{x}{\lambda}\right) + \varphi\right]$$

$$y = A\cos(\omega t - kx + \varphi) \qquad (4\text{-}5)$$

式中 $k=2\pi/\lambda$，称为角波数（angular wave number），表示在单位长度内所包含波的弧度。

从式（4-4）和（4-5）可见，在平面简谐波波函数中，含有 x 和 t 两个自变量：①对于给定时刻 t 来说，位移 y 仅是 x 的函数，这时波函数表示该时刻在直线 Ox 上各质点的位移分布，即该时刻的波形；②对一给定位置 x 来说，位移 y 仅是 t 的函数，表明该质点的位移随时间的变化情况；③ t 和 x 都在变化时，波函数表示沿波的传播方向上各个不同质点在不同时刻的位移，反映了波形的传播。

如果简谐波向 x 轴负方向传播，图 4-2 中 P 处质点比 O 处质点早开始振动，因此，波函数为

$$y=A\cos\left[\omega\left(t+\frac{x}{u}\right)+\varphi\right]$$ （4-6）

波线上任意两点之间的相位差 $\Delta\varphi=\omega\dfrac{\Delta x}{u}=2\pi\dfrac{\Delta x}{\lambda}$。

[例 4-1]　一波源以 $y=0.04\cos2.5\pi t$（m）的形式作简谐振动，并以 $100\mathrm{m\cdot s^{-1}}$ 的速度在某种介质中传播。试求：①波函数；②在波源起振后 1.0s，距波源 20m 处质点的位移及速度。

解：（1）根据题意，波函数为

$$y=0.04\cos2.5\pi(t-x/100)\,(\mathrm{m})$$

（2）在 $x=20$m 处质点的振动方程和速度分别为

$$y=0.04\cos2.5\pi(t-0.2)\,(\mathrm{m})$$

$$v=\frac{\mathrm{d}y}{\mathrm{d}t}=-0.1\pi\sin2.5\pi(t-0.2)\,(\mathrm{m\cdot s^{-1}})$$

在波源起振后 1.0s，该处质点的位移和速度分别为

$$y=0.04\cos2.0\pi=4\times10^{-2}\,(\mathrm{m})$$

$$v=-0.1\pi\sin2.0\pi\,(\mathrm{m\cdot s^{-1}})=0$$

由此可见，质点的振动速度与波的传播速度是两个完全不同的概念。

二、波动方程

将平面简谐波的波函数式（4-4）分别对 t 和 x 求二阶偏导数，得

$$\frac{\partial^2 y}{\partial t^2}=-A\omega^2\cos\left[\omega\left(t-\frac{x}{u}\right)+\varphi\right]$$

$$\frac{\partial^2 y}{\partial x^2}=-A\frac{\omega^2}{u^2}\cos\left[\omega\left(t-\frac{x}{u}\right)+\varphi\right]$$

比较两式，得

$$\frac{\partial^2 y}{\partial x^2}=\frac{1}{u^2}\frac{\partial^2 y}{\partial t^2}$$ （4-7）

这个微分方程称为平面波的波动方程（wave equation）。该方程是由平面简谐波的波函数导出的，可以证明它是各种经典平面波所必须满足的微分方程式，而且平面波的波函数就是它的解。它是物理学中最重要的方程之一，其普遍意义在于：任何物理量 y，无论力学量、电学量或其他的量，只要它与时间和坐标的关系满足式（4-7），则这一物理量就以波的形式传播，而且偏导数 $\partial^2 y/\partial t^2$ 的系数是该波的传播速度 u^2 的倒数。

三、波的能量

（一）波的能量和强度

1. **波的能量**　波传播时，介质中各质点要产生振动，同时介质要发生形变，因而具有动能和弹性

势能,波的能量就是这些动能和势能之和。可见波的传播过程是能量的传播过程。为简单起见,暂不考虑介质对能量的吸收。设一平面简谐波以速度 u 在密度为 ρ 的均匀介质中传播,其波函数用式 (4-4) 表示。可以证明,在任意坐标 x 处取体积元 ΔV,在时刻 t 的动能 ΔE_k 和势能 ΔE_P 为

$$\Delta E_k = \Delta E_p = \frac{1}{2}\rho \Delta V A^2 \omega^2 \sin^2\left[\omega\left(t-\frac{x}{u}\right)+\varphi\right] \tag{4-8}$$

可见,该体积元的动能和势能完全相同,都是时间的周期函数,并且大小相等,相位相同。体积元 ΔV 中的总机械能为

$$\Delta E = \Delta E_k + \Delta E_p = \rho \Delta V A^2 \omega^2 \sin^2\left[\omega\left(t-\frac{x}{u}\right)+\varphi\right] \tag{4-9}$$

上式表明任一体积元的总的机械能在零和幅值 $\rho \Delta V A^2 \omega^2$ 之间周期性变化。在能量由零增大到幅值的过程中,该体积元吸收能量;在能量由幅值减小到零的过程中,该体积元放出能量,能量传播的速度就是波速 u,这就是波动传递能量的机制。

介质中单位体积具有的波动能量,称为波的能量密度,用 w 表示,即

$$w = \frac{\Delta E}{\Delta V} = \rho A^2 \omega^2 \sin^2\left[\omega\left(t-\frac{x}{u}\right)+\varphi\right] \tag{4-10}$$

能量密度在一个周期内的平均值,称为平均能量密度,用 $\overline{w}$ 表示。因为正弦函数的平方在一个周期内的平均值是 1/2,即

$$\frac{1}{T}\int_0^T \sin^2\left[\omega\left(t-\frac{x}{u}\right)+\varphi\right]dt = \frac{1}{2}$$

所以平均能量密度为

$$\overline{w} = \frac{1}{2}\rho A^2 \omega^2 \tag{4-11}$$

上式对横波和纵波都适用。机械波的能量与振幅的平方、频率的平方及密度成正比。对于有平面简谐波传播的均匀介质,各处的平均能量密度均相同。

2. 波的强度 能量随着波动的进行在介质中传播,因而可以引入能流的概念。单位时间内通过介质中某一面积的能量,称为通过该面积的能流。在介质中取面积为 S 并垂直于波线的平面,则在单位时间内通过该面的能量等于体积 uS 内的能量。通过 S 面的能流是随时间作周期性变化的,通常取在一个周期内的平均值,这个平均值称为通过 S 面的平均能流,并表示为

$$\overline{P} = \overline{w}uS = \frac{1}{2}\rho A^2 \omega^2 uS$$

通过与波线垂直的单位面积的平均能流,称为平均能流密度或波的强度(intensity of wave),用 I 表示

$$I = \frac{\overline{P}}{S} = \overline{w}u = \frac{1}{2}\rho u A^2 \omega^2 \tag{4-12}$$

单位是 $W \cdot m^{-2}$。上式表明,波的强度与振幅的平方、频率的平方成正比。

(二)波的衰减

机械波在介质中传播时,它的强度将随着传播距离的增加而减弱,振幅也随之减小,这种现象称为波的衰减。导致波衰减的主要原因有:①波面的扩大造成单位截面积通过的波的能量减少,称为扩散衰减;②由于散射,沿原方向传播的波的强度减弱,称为散射衰减;③由于介质的黏滞性(内摩擦)等原因,波的能量随传播距离的增加逐渐转化为其他形式的能量,称为介质对波的吸收。以下主要讨论吸收衰减的规律。

设平面波在均匀介质中沿 x 轴正方向传播,在 $x=0$ 处入射波的强度和振幅分别为 I_0、A_0,在 x 处波的强度和振幅分别为 I、A,实验表明,在考虑吸收的情况下,波的强度随传播距离按指数规律衰减,即

$$I = I_0 e^{-\mu x} \tag{4-13}$$

比例系数 μ 与介质的性质和波的频率有关,称为介质的吸收系数。因为波的强度与振幅的平方成正比,故有

$$A = A_0 e^{-\mu x/2}$$

第三节 | 波的衍射和干涉

一、惠更斯原理　波的衍射

在介质中,任何一个质点的振动都将直接引起邻近各质点的振动。惠更斯原理(Huygens principle)表述为:介质中波前上的每一点都可以看作新波源,向各个方向发射子波;在其后的任一时刻,这些子波的包迹就是该时刻的新波前。

应用惠更斯原理,可以从已知的波前用几何作图法求出下一时刻的新波前,因而解决了波的传播方向问题。球波的传播情况如图 4-3(a),波动从波源 O 出发,以速度 u 向四周传播,已知 t 时刻的波前是半径为 R_1 的球面 S_1,要找出 $t+\Delta t$ 时刻的波前 S_2,先以 S_1 上各点为球心(子波源),以 $u\Delta t$ 为半径,画一系列半球形子波,再作这些子波的包迹面,就是新波前 S_2。平面波的传播情况,如图 4-3(b)所示。

图 4-3(c)中,让平面波垂直入射到有狭缝的障碍物 AB 上时,应用惠更斯原理作出下一时刻的波前,这个新波前除中央部分仍为平面外,靠近狭缝边缘部分发生弯曲。因为在各向同性的介质中,波线垂直于波面,所以边缘的波线改变了原来的方向,这表明波动能绕过障碍物传播,这种现象称为波的衍射(diffraction of wave)。

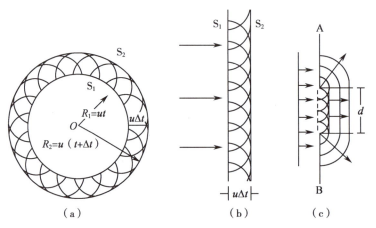

图 4-3　惠更斯原理　波面与波的传播

实践和理论都证明,不是在任何情况下都发生明显的衍射现象。只有当波面上被阻挡部分的线度(即障碍物的线度)或者波面上未被阻挡部分的线度(即孔或缝的线度)比入射波长短或差不多时,才能发生明显的衍射现象。衍射现象是波的独具特征之一。

应用惠更斯原理还可解释波的反射和折射现象。

二、波的干涉

实验表明:几列波在同一介质中传播时,都将保持其原有的特性(频率、波长、振动方向和传播方向)不变;在相遇处,任一质点的位移是各列波在该处单独引起的振动位移的矢量和。这种波动传播

的独立性及在相遇处的振动合成,称为波的叠加原理(superposition principle of wave)。例如,各种音乐声波传入人耳时,各种声音保持原有的音色,人们仍能分辨,而不混淆。掉在水中的两块石头激发的圆形水面波互相交叠后仍然以各自小石块的落水点为中心成圆形波面独立传播。

一般来说,振幅、频率和相位都不同的两列波在某一点叠加时,引起的合振动是很复杂而不稳定的。满足频率相同、振动方向相同、初相位相同或在某点 P 的相位差恒定的两列波相遇时,叠加后的波形是稳定的,波的强弱分布是不变的。在叠加区域的某些位置上,振动始终加强,而在另一些位置上振动始终减弱或完全抵消,这种现象称为波的干涉(interference of wave)。满足上述三个条件,能产生干涉现象的波,称为相干波(coherent wave),相应的波源称为相干波源(coherent source)。

设有两个相干波源 O_1 和 O_2,其振动表达式分别为

$$y_{o1} = A_{o1}\cos(\omega t + \varphi_1)$$
$$y_{o2} = A_{o2}\cos(\omega t + \varphi_2)$$

若介质是均匀各向同性的,叠加区中任一点 P 到两波源的距离分别为 r_1 和 r_2,两波在 P 点的振幅分别为 A_1 和 A_2,则 P 点的两个分振动的表达式分别为

$$y_1 = A_1\cos\left(\omega t + \varphi_1 - \frac{2\pi r_1}{\lambda}\right)$$
$$y_2 = A_2\cos\left(\omega t + \varphi_2 - \frac{2\pi r_2}{\lambda}\right)$$

P 点的合振动依然为同方向同频率的简谐振动,且振动表达式为

$$y = y_1 + y_2 = A\cos(\omega t + \varphi)$$

式中 A 是合振动的振幅

$$A = \sqrt{A_1^2 + A_2^2 + 2A_1 A_2\cos\left(\varphi_2 - \varphi_1 - 2\pi\frac{r_2 - r_1}{\lambda}\right)} \tag{4-14}$$

合振动的初相位 φ 由下式决定:

$$\varphi = \arctan\frac{A_1\sin\left(\varphi_1 - \frac{2\pi r_1}{\lambda}\right) + A_2\sin\left(\varphi_2 - \frac{2\pi r_2}{\lambda}\right)}{A_1\cos\left(\varphi_1 - \frac{2\pi r_1}{\lambda}\right) + A_2\cos\left(\varphi_2 - \frac{2\pi r_2}{\lambda}\right)} \tag{4-15}$$

两个相干波在 P 点引起的两个分振动的相位差 $\Delta\varphi = \varphi_2 - \varphi_1 - 2\pi\frac{r_2 - r_1}{\lambda}$ 是一个常量,合振幅 A 也是一个常量。由合振幅 A 的表达式可知,当

$$\Delta\varphi = \varphi_2 - \varphi_1 - 2\pi\frac{r_2 - r_1}{\lambda} = \pm 2k\pi, \quad k = 0, 1, 2, \cdots \tag{4-16}$$

满足(4-16)的各点,合振幅最大,$A = A_1 + A_2$,称为干涉加强。而当

$$\Delta\varphi = \varphi_2 - \varphi_1 - 2\pi\frac{r_2 - r_1}{\lambda} = \pm(2k+1)\pi, \quad k = 0, 1, 2, \cdots \tag{4-17}$$

满足(4-17)的各点,合振幅最小,$A = |A_1 - A_2|$,称为干涉减弱。若 $A_1 = A_2$,则 $A = 0$,称为干涉相消。

如果 $\varphi_1 = \varphi_2$,即对于初相位相同的相干波源,$\Delta\varphi$ 只决定于两个波源到点 P 的路程差,称为波程差 $\delta = r_2 - r_1$。当

$$\delta = r_2 - r_1 = \pm 2k\frac{\lambda}{2}, \quad k = 0, 1, 2, \cdots \tag{4-18}$$

即波程差等于半波长的偶数倍时,P 点为干涉加强;当

$$\delta = r_2 - r_1 = \pm (2k+1)\frac{\lambda}{2}, \quad k = 0, 1, 2, \cdots \tag{4-19}$$

即波程差等于半波长的奇数倍时，P 点为干涉减弱。

　　干涉现象是波独有的又一特征。干涉不仅存在于机械波，而且也存在于其他种类的波，只不过机械波容易产生干涉。

三、调幅波

　　设两个振幅相等、初相位均为零的简谐波以接近的频率和波长在同一介质中沿 x 轴正方向传播，其波函数分别为

$$y_1 = A\cos(\omega_1 t - k_1 x)$$
$$y_2 = A\cos(\omega_2 t - k_2 x)$$

它们叠加后得

$$y = y_1 + y_2 = 2A\cos\left(\frac{\omega_1 - \omega_2}{2}t - \frac{k_1 - k_2}{2}x\right)\cos\left(\frac{\omega_1 + \omega_2}{2}t - \frac{k_1 + k_2}{2}x\right) \tag{4-20}$$

令

$$\bar{\omega} = \frac{\omega_1 + \omega_2}{2}, \quad \bar{k} = \frac{k_1 + k_2}{2}$$
$$\omega_g = \frac{\omega_1 - \omega_2}{2}, \quad k_g = \frac{k_1 - k_2}{2}$$
$$A_g = 2A\cos(\omega_g t - k_g x)$$

则式（4-20）可写为

$$y = 2A\cos(\omega_g t - k_g x)\cos(\bar{\omega}t - \bar{k}x) = A_g\cos(\bar{\omega}t - \bar{k}x) \tag{4-21}$$

因为 ω_1 和 ω_2 接近，所以 $|\omega_g| = \left|\frac{\omega_1 - \omega_2}{2}\right| \ll \omega_1$ 或 ω_2，而 $\bar{\omega} \approx \omega_1$ 或 ω_2。式（4-21）可以解释为一个频率为 $\bar{\omega}$ 的波，其振幅被一个频率 ω_g 很低的包络所调制(图4-4)。调制因子为 A_g。合成波振幅本身（合成波的包络）形成一个波，这个波相对合成波而言是缓慢变化的，称为调幅波（amplitude modulated wave）。由式（4-21）可列出两个特征速度来。一个是具有一定相位的点的传播速度 $u = \bar{\omega}/\bar{k}$，这种振动状态的传播过程也就是相位的传播过程，因此也称为相速度（phase velocity）。另一个是调制包络的运动速度，即图4-4中虚线表示的波的传播速度。由于包络包裹着一群短波，称为波群或波包。波群的运动速度称为群速度（group velocity），定义为 $u_g = \frac{\omega_g}{k_g} = \frac{\Delta\omega}{\Delta k} \rightarrow \frac{d\omega}{dk}$，因为 $\omega = uk$，得

$$u_g = u + k\frac{du}{dk}$$

若相速度 u 与频率无关，则 $\frac{du}{dk} = 0$，此时 $u_g = u$。因此，在非色散介质中，相速度和群速度之间无差别，但在色散介质中，它们可以是不同的。在研究光的散射以及微观粒子波动性等问题时，群速度是非常重要的概念。

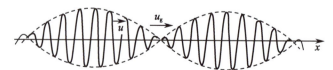

图 4-4　调幅波的相速度、群速度

四、驻波

　　当两列频率、振幅、振动方向相同的相干波沿同一直线相向传播时，合成波是一种不传播的波，称

为驻波（standing wave）。驻波是一种特殊的合成波。

设有两列频率、振幅、振动方向相同的相干波分别沿 x 轴正方向（短虚线）和负方向（长虚线）传播（图 4-5）。取两波的振动相位始终相同的点作为坐标轴的原点，并且在 $x=0$ 处振动质点向上移动到最大位移时开始计时，即使该处质点振动的初相位为零。沿 x 轴正、负方向传播的波分别表示为

$$y_1 = A\cos 2\pi\left(\frac{t}{T}-\frac{x}{\lambda}\right)$$

$$y_2 = A\cos 2\pi\left(\frac{t}{T}+\frac{x}{\lambda}\right)$$

利用三角关系，求得合成波为

$$y = y_1 + y_2 = \left(2A\cos 2\pi\,\frac{x}{\lambda}\right)\cos 2\pi\,\frac{t}{T} \tag{4-22}$$

上式就是驻波的表达式。式中括号内的项与时间无关，取绝对值就是振幅，且随位置不同作余弦变化。括号外右边的项是时间的函数，说明各点都在作简谐振动。

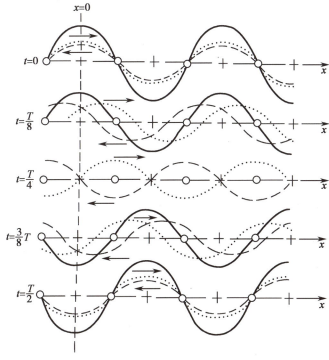

图 4-5　驻波的形成

（一）振幅分布

振幅最大的位置，称为波腹（wave loop）。波腹的位置应满足

$$\left|\cos 2\pi\,\frac{x}{\lambda}\right| = 1, \quad \frac{2\pi x}{\lambda} = \pm k\pi, \quad k = 0,1,2,\cdots$$

波腹位于

$$x = \pm k\,\frac{\lambda}{2}, \quad k = 0,1,2,\cdots \tag{4-23}$$

振幅为零，即静止不动的位置，称为波节（wave node）。波节的位置应满足

$$\left|\cos 2\pi\,\frac{x}{\lambda}\right| = 0, \quad \frac{2\pi x}{\lambda} = \pm(2k+1)\,\frac{\pi}{2}, \quad k = 0,1,2,\cdots$$

波节位于

$$x = \pm(2k+1)\frac{\lambda}{4}, \quad k=0,1,2,\cdots \quad (4\text{-}24)$$

由式（4-23）和式（4-24）可见,相邻两波腹或两波节之间的距离都是半波长。可以通过实验测得波节或波腹间的距离,就可以确定波长,这也是一种测定波长的方法。

（二）相位关系

两相邻波节之间各点的振动方向相同、相位相同,故各点必定同时达到最大位移,又同时通过平衡位置。波节两侧的点振动方向相反、相位相反。说明驻波没有相位的传播。

（三）能量分布

当介质的质点达到最大位移时,各质点的速度为零,即动能为零,而介质各处都出现了不同程度的形变,越靠近波节处,形变量越大,所以在此状态下,驻波的能量以弹性势能的形式集中于波节附近。当介质质点通过平衡位置时,各处的形变都随之消失,弹性势能为零,而各质点的速度都达到了各自的最大值,以波腹处为最大。所以在这种状态下,驻波的能量以动能的形式集中于波腹附近。在驻波中,波腹附近的动能与波节附近的势能之间不断进行着互相转换和转移,却没有能量的定向传播,驻波的能量禁锢在两波节之间。如果把两波节之间的驻波视为"波包",驻波能量只可能是波包能量的整数倍而不能连续变化。认识这一特性,对理解量子力学中能量的不连续性是很重要的。

驻波可以用实验演示,如图4-6所示。音叉末端系一水平的细绳AB,B处有一尖劈,可以左右移动,调节AB间的距离。重物 m 使绳产生张力。音叉振动时,绳上产生波动,向右传播,在B点产生反射,反射波向左传播。这样,入射波和反射波在同一绳子上沿相反方向传播,它们相互干涉,就能在绳子上产生驻波。

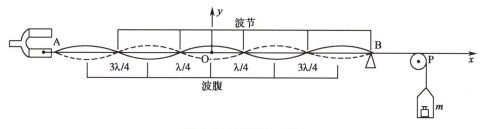

图4-6 音叉驻波实验

驻波现象有许多实际应用。例如,将长为 L 的弦线两端拉紧固定,当拨动弦线时,弦线中就产生经两端反射而成的两列反向传播的波,叠加后形成驻波。由于存在半波损失,在两固定端必须是波节,因此驻波的波长必须满足下列条件

$$L = n\frac{\lambda_n}{2}, \quad \lambda_n = \frac{2L}{n}, \quad n=1,2,3,\cdots$$

即能在弦线上形成驻波的波长值是不能连续变化的,由关系式 $u=\lambda\nu$ 可知,相应的可能频率为

$$\nu_n = n\frac{u}{2L}, \quad n=1,2,3,\cdots \quad (4\text{-}25)$$

其中与 $n=1$ 对应的频率称为基频,其他频率依次称为二次、三次……谐频。式（4-25）表明,驻波的频率也不能连续变化。各种允许频率所对应的驻波(即简谐振动方式),称为弦线振动的简正模式（normal mode）,相应的频率称为简正频率。图4-7中画出了频率为 ν_1, ν_2, ν_3 的三种简正模式。简正模式的频率称为系统的固有频率。与弹簧振子的固有频率不同,一个驻波系统有许多个固有频率。如果外界驱动使系统振动,当驱动力接近系统某一固有频率时,系统将被激发,产生振幅很大的驻波,这种现象也称为共振。

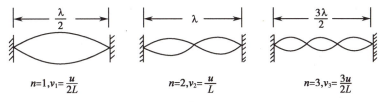

$$n=1, \nu_1 = \frac{u}{2L} \qquad\qquad n=2, \nu_2 = \frac{u}{L} \qquad\qquad n=3, \nu_3 = \frac{3u}{2L}$$

图 4-7　弦振动的简正模式

第四节 | 多普勒效应与超波速现象

一、多普勒效应

由于波源或观测者相对于介质运动,造成观测频率与波源频率不同的现象,称为多普勒效应(Doppler effect)。例如,当列车鸣笛从我们身旁疾驶而过时,汽笛的音调由高变低,即频率变小,这就是声波的多普勒效应。

假设波源和观测者的运动方向与波传播方向共线,波源和观测者相对于介质的速度分别为 ν_s 和 ν_R,波在该介质中的传播速度为 u,波源和观测者观测到的频率分别为 ν_S 和 ν_R。

(一) 波源静止、观测者运动

在这种情况下,$\nu_s=0$,$\nu_s \neq 0$。若观测者向着波源运动,相当于波以速度 $u'=u+\nu_R$ 通过观测者。因此,单位时间内通过观测者的完整波数,即观测到的频率为

$$\nu_R = \frac{u'}{\lambda} = \frac{u+\nu_R}{u}\nu_S \tag{4-26}$$

同理,如果观测者离开波源运动时,

$$\nu_R = \frac{u-\nu_R}{u}\nu_S \tag{4-27}$$

可见,在观测者运动情况下,频率的改变是由于观测者单位时间内观测到的波数增加或减少造成的。

(二) 观测者静止、波源运动

在这种情况下,$\nu_R=0$,$\nu_s \neq 0$。当波源以速度 ν_s 向着观测者运动时,由于一个周期 T 内波源已逼近观测者 $\nu_s T$ 的距离(图 4-8),所以在观测者看来,波长缩短为

$$\lambda' = \lambda - \nu_s T = (u-\nu_s)T$$

波在介质中传播的速度不变,所以观测者实际测得的频率为

$$\nu_R = \frac{u}{\lambda'} = \frac{u}{u-\nu_s} \cdot \frac{1}{T} = \frac{u}{u-\nu_s}\nu_S \tag{4-28}$$

同理,如果波源远离观测者而去时,

$$\nu_R = \frac{u}{u+\nu_s}\nu_S \tag{4-29}$$

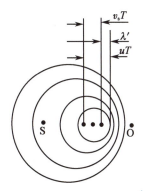

图 4-8　波源运动时的多普勒效应

可见,在波源运动情况下,观测频率的改变是由于波长的缩短或伸长所致。

(三) 波源和观测者同时相对于介质在同一波线上运动

综合以上两种情况,可以证明观测者实际测得的频率为

$$\nu_R = \frac{u'}{\lambda'} = \frac{u \pm \nu_R}{u \mp \nu_s}\nu_S \tag{4-30}$$

式(4-30)称为纵向多普勒效应公式。式中,观察者向着波源运动时,ν_R 前取正号,远离时取负号;

波源向着观察者运动时，v_s 前取负号，远离时取正号。所以，不论是波源运动，还是观察者运动，或是两者同时运动，只要两者相互接近，接收到的频率就大于原来波源的频率；两者相互远离，接收到的频率就小于原来波源的频率。当 $v_R = v_s$ 时，观测者和波源保持相对静止，所测频率仍为波源频率 v_s。

（四）波源速度与观测者速度不共线

如果波源速度与观测者速度不共线，应将 v_R 和 v_s 在连线上的分量代入以上各式进行计算。设波源的运动方向与连线成 α 角，观测者的运动方向与连线成 β 角，观测者所测得的频率为

$$v_R = \frac{u \pm v_R \cos\beta}{u \mp v_s \cos\alpha} v_s \tag{4-31}$$

上式为多普勒效应的普遍公式，正负号的使用情况同式（4-30）。

多普勒效应在医疗诊断、工程技术、交通管理和科学研究等方面有着广泛的应用。例如，它在医学临床上被用于心脏、血管、血流和胎儿胎心的超声诊断。

二、冲击波

当波源运动速度 v_s 超过波的运动速度 u 时，波源将位于波前的前方，式（4-28）无意义，发生超波速现象。如图4-9所示，波源在 s_1 位置时发出的波在其后 t 时刻的波阵面为半径等于 ut 的球面，但此时刻波源已前进了 $v_s t$ 的距离到达 s 位置。在整个 t 时间内，波源发出的波的各波前的切面形成一个圆锥面，这个圆锥面称为马赫锥（Mach cone），其半顶角 α 由下式决定：

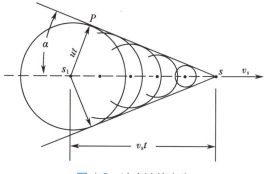

图4-9 冲击波的产生

$$\sin\alpha = \frac{ut}{v_s t} = \frac{u}{v_s} = \frac{1}{M} \tag{4-32}$$

各波前随时间不断扩展，锥面也不断扩展，这种以点波源为顶点的圆锥形的波称为冲击波（shock wave）或马赫波，式（4-32）中的 M 称为马赫数（Mach number）。锥面就是受扰动的介质与未受扰动的介质的分界面，在两侧有着压强、密度和温度的突变。飞机、炮弹等以超音速飞行时，都会在空气中激起冲击波。冲击波面掠过的区域，由于空气压强突然增大使物体遭到损坏（如使玻璃窗碎裂），这种现象称为声暴。冲击波的能量集中在锥面上，能提供非常强大的压力。医学上用冲击波击碎结石。

第五节 | 声 波

一、声波和声速

频率在 20～20 000Hz 的机械波可以引起人的听觉，称为可闻声波，简称声波（sonic wave）。频率低于 20Hz 的机械波称为次声波（infrasonic wave），频率高于 20 000Hz 的机械波称为超声波（ultrasonic wave）。次声波、声波和超声波仅频率不同，无本质上的区别。

声波在介质中的传播速度称为声速（acoustic velocity），它是描述声音传播快慢的物理量。声速的大小与介质的种类及温度有关，例如 20℃时空气中的声速为 $3.44 \times 10^2 \text{m} \cdot \text{s}^{-1}$。表4-1中列出了几种介质中的声速。

二、声压和声强

(一) 声压

当声波在介质中传播时,介质的密度作周期性变化,稠密时压强大,稀疏时压强小。在某一时刻,介质中某一点的压强与无声波通过时的压强之差,称为该点的瞬时声压(sonic pressure)。显然,声压是空间和时间的函数。

设声波为平面简谐波,则由式(4-4)可以证明,介质中某点声压 P 的变化规律为

$$p = \rho u \omega A \cos\left[\omega\left(t - \frac{x}{u}\right) + \varphi + \frac{\pi}{2}\right] \tag{4-33}$$

可见,声波既可表示为位移波,也可以表示为压强波,两者之间存在 $\pi/2$ 的相位差。令 $P_m = \rho u \omega A$,称为声压幅值,简称声幅。

(二) 声阻抗

它是用来表征介质声学特性的一个重要物理量。定义为声压幅值 P_m 与介质质点振动速度的幅值 $v_m = \omega A$ 的比值,有

$$\frac{P_m}{v_m} = \frac{\rho u \omega A}{\omega A} = \rho u = Z \tag{4-34}$$

Z 称为介质的声阻抗(acoustic impedance),国际单位制中单位为帕斯卡秒每立方米(Pa·s·m^{-3})。通常,不同的介质具有不同的声阻抗。声阻抗越大,同声压下质点振动的速度就越小。表4-1 中列出了几种介质的密度和声阻抗。

表 4-1　几种介质的声速、密度和声阻抗

介质	声速/(m·s^{-1})	密度/(kg·m^{-3})	声阻抗/(Pa·s·m^{-3})
空气	3.32×10^2(0℃)	1.29	4.28×10^2
	3.44×10^2(20℃)	1.21	4.16×10^2
水	14.8×10^2(20℃)	988.2	1.48×10^6
脂肪	14.0×10^2	970	1.36×10^6
脑	15.3×10^2	1 020	1.56×10^6
肌肉	15.7×10^2	1 040	1.63×10^6
密质骨	36.0×10^2	1 700	6.12×10^6
钢	50.5×10^2	7 800	39.4×10^6

(三) 声强

单位时间内通过垂直于声波传播方向的单位面积的声波能量,称为声强(intensity of sound),国际单位制中单位为瓦每平方米,符号为 W·m^{-2}。根据式(4-12)和式(4-34),声强为

$$I = \frac{1}{2}\rho u \omega^2 A^2 = \frac{1}{2}Z v_m^2 = \frac{P_m^2}{2Z} \tag{4-35}$$

声波在传播过程中,遇到两种声阻抗不同(分别为 Z_1 和 Z_2)的介质界面时,发生反射和折射。反射波的强度 I_r 与入射波的强度 I_i 之比,称为强度反射系数,用 α_{ir} 表示。透射波的强度 I_t 与入射波的强度 I_i 之比,称为强度透射系数,用 α_{it} 表示。理论证明,在垂直入射的条件下,有

$$\alpha_{ir} = \frac{I_r}{I_i} = \left(\frac{Z_2 - Z_1}{Z_2 + Z_1}\right)^2 \tag{4-36}$$

$$\alpha_{it} = \frac{I_t}{I_i} = \frac{4Z_2Z_1}{(Z_2+Z_1)^2} \tag{4-37}$$

由此可知,当两种介质声阻抗相差较大时,反射强,透射弱;当声阻抗相近时,透射强,反射弱。

[例4-2]　如果超声波经由空气传入人体,问进入人体的声波强度是入射前强度的百分之几?如果经由蓖麻油($Z=1.36\times10^6\mathrm{kg\cdot m^{-2}\cdot s^{-1}}$)传入,则进入声波的强度又是入射前强度的百分之几? 设温度为20℃。

解:(1)经由空气进入时

$$\frac{I_t}{I_i} = \frac{4\times4.16\times10^2\times1.63\times10^6}{(4.16\times10^2+1.63\times10^6)^2} = 0.001$$

进入人体的声波强度只为入射强度的 0.001,即 0.1%。

(2)经由蓖麻油进入时

$$\frac{I_t}{I_i} = \frac{4\times1.36\times10^6\times1.63\times10^6}{(1.36\times10^6+1.63\times10^6)^2} = 0.992$$

进入人体的强度占原来强度的 0.992,即 99.2%。

这个例子说明为什么在利用超声波进行人体扫描或治疗时,在探头表面与体表之间要涂抹油类物质或液体等耦合剂。

三、声强级和响度级

当声波抵达人耳时,人耳将由声波引起的压强变化转变成神经刺激,再经大脑处理并反应为听到的某种声响。引起人耳听觉的声波,不仅有频率范围,而且有声强范围。对每一个给定的可闻声波频率,声强都有上下两个限值。下限值是能引起听觉的最低声强,低于下限值的声强,不能引起听觉,这个下限值称为最低可闻声强或听阈(threshold of hearing)。图 4-10 中,最下面的一条曲线表示正常人的听阈随声波频率而变化,这条曲线称为听阈曲线。从曲线可以看出,频率不同时,听阈可以相差很大,最敏感的频率为 1 000~5 000Hz,这与耳的结构有关。上限是人耳所能忍受的最高声强,高于上限值的声强,只能引起耳的疼痛,不能产生听觉,这个上限值称为痛阈(threshold of pain)。图 4-10 中最上面的一条曲线表示正常人的痛阈随频率而变化,称为痛阈曲线。由听阈线、痛阈线、20Hz 和

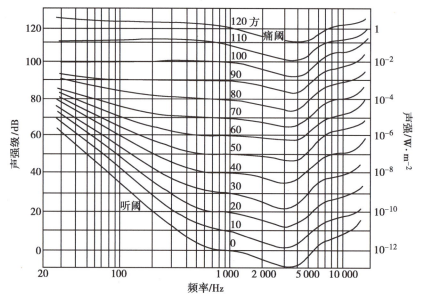

图 4-10　纯音的听觉域和等响曲线

20 000Hz 线所围成的区域,称为听觉区域(auditory region)。

以 1 000Hz 的声波为例,从听阈 $10^{-12}W \cdot m^{-2}$ 到痛阈 $1W \cdot m^{-2}$,上下限相差 10^{12} 倍。由于人的听觉声强范围很大,并且人耳所感觉到的声音响度近似与声强的对数成正比,在声学中通常采用对数标度来量度声强,称为声强级(intensity level of sound),单位是贝尔(bel,B),贝尔的 1/10 称为分贝(decibel,dB)。通常取 1 000Hz 声音的听阈值 $I_0=10^{-12}W \cdot m^{-2}$ 作为标准参考声强,任一声波的声强 I 与标准参考声强 I_0 的比值的对数,即为该声波的声强级,用 L 表示。

$$L=\lg \frac{I}{I_0}(\text{B})= 10\lg \frac{I}{I_0}(\text{dB}) \tag{4-38}$$

人耳对声音强弱的主观感觉称为响度(loudness)。无论是声强还是声强级,都是声能的客观描述,它并不反映人耳所听到的响度等级。声强或声强级相同,但频率不同的声音,其响度可能相差很大。为了区分各种不同声音响度的大小,选用 1 000Hz 声音的响度作为标准,将其他频率声音的响度与此标准相比较,只要它们的响度相同,它们就有相同的响度级(loudness level),单位是方(phon)。显然,对 1 000Hz 的声音来说,它的强度级的分贝数在数值上等于它的响度级的方值。

将频率不同、响度级相同的各对应点连成一条线,构成等响曲线。图 4-10 中画出了不同响度级的等响曲线。听阈曲线的响度级为 0 方的等响曲线,痛阈曲线是响度级为 120 方的等响曲线。

第六节 │ 超声波及其医学应用

一、超声波的特性

超声波具有声波的通性,由于超声波频率高、波长短,因而还具有一系列的特性。

超声波的方向性好。由于超声波波长比在同一种介质中的声波波长短得多,衍射现象不明显,所以超声波是近似直线传播的,容易得到定向而集中的超声波束。超声波和光线一样,可用适当的方法会聚和发散。

超声波的穿透力强。由于波的强度正比于频率的平方,所以在相同振幅时,超声波比普通声波具有大得多的能量。近代超声技术已能产生几百乃至几千瓦的超声波功率,压强振幅可达数千大气压。超声波在介质中传播时,其强度按式(4-13)的规律衰减。介质的吸收系数 μ 越小,衰减越慢,即超声波对该介质的穿透力强。在人体中,超声波容易穿透 μ 值比较小的水、脂肪和软组织,而不易穿透 μ 值较大的空气、骨骼和肺组织。

超声波遇到不同介质的分界面时可产生反射,只有当反射体的线度比波长大数倍时,才能引起明显的反射。因为超声波波长短,所以较小的反射体,如钢件中的气泡、人体组织中的病变,都能产生明显的反射。在超声诊断中,正是这种回声形成了超声图像。

由于超声波具有以上特性,使之成为诊断、定位等技术的重要工具。

高频大功率超声束通过介质时,还可对介质产生一系列特殊作用。

(一)机械作用

高频超声波通过介质时,介质中粒子作受迫高频振动,使介质质点的位移、速度、加速度以及介质中的应力分布等分别达到一定数值(如加速度可达重力加速度的几十万至几百万倍),这种强烈的机械振动能破坏物质的力学结构,从而产生一系列超声效应。如高强度超声波在人体中传播时,剪切力会对细胞和组织结构产生直接的效应。

(二)空化作用

高频大功率超声通过液体时,液体中产生疏密变化,稠区受压,稀区受拉。在受拉时,因为液体承受拉力的能力很差,特别是在含有杂质和气泡处,液体将被拉断,形成空腔。紧接而来的是正声压,使空腔在迅速闭合的瞬间,产生局部高压、高温和放电现象,称为空化作用(cavitation)。空化作用可以由于温度升高或通过施加机械力影响生物系统。空化作用常用在清洗、雾化、乳化以及促进化学反应等方面。在超声波的许多应用中,空化作用极为重要。

(三)热作用

当超声波在介质中传播时,将会有一部分能量被介质吸收而转化为热量,引起介质温度升高,称为热作用。产生热量的大小决定于介质的吸收系数,以及超声波的强度和照射时间。在生物组织中,大部分损耗掉的声能由蛋白质分子经各种弛豫过程所吸收。超声的热作用早已用于临床理疗,它作为加温治疗肿瘤的一种热源受到重视。

二、超声波的产生与探测

产生超声波的方法很多,在医用的超声波仪器中,常用的超声波发生器主要由高频脉冲发生器和压电式换能器两部分组成(图 4-11)。

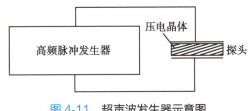

图 4-11　超声波发生器示意图

高频脉冲发生器用以产生超声频电振荡。常用的脉冲回波法,频率选择在 1~15MHz,在满足探测的条件下,尽可能采用较高频率。大多数超声诊断仪中采用脉冲形式,即振荡是间歇地进行的,每隔一定时间重复一次。每秒重复次数,称为重复频率(约 1 000 次/s),每次振荡持续时间,称为脉冲宽度(约几微秒)。

压电式换能器,也叫探头,它是利用某些晶体的压电效应做成的。当这种晶体的特定方向上相对的两表面受到压力或拉力,使它的厚度发生变化时,这两个面上就出现等量异性电荷。受压或受拉时,在表面上出现的电荷极性相反。在一定范围内,受力越大,所产生的电荷越多。当晶片受到变化的压力和拉力交替作用时,就在晶片两表面上产生同样规律的电压变化,这种现象称为正压电效应(direct piezoelectric effect)。反之,当这两个表面上加上电压时,晶片的厚度将视电场方向而变化,这种现象称为逆压电效应(converse piezoelectric effect)。将该晶片相对的两表面镀上薄银层,焊上导线作为电极,就构成了一个简单的探头,可以发射超声波,也可以接收超声波。

三、超声波在医学中的应用

超声波在医学中有着较为广泛的应用,涵盖诊断和治疗两方面。其中,超声诊断发展最快,现已有多种超声诊断仪供临床应用。超声诊断的物理基础主要是利用超声波在介质分界面上的反射。由于体内不同组织和脏器的声阻抗不同,超声波在界面上形成不同的反射波,称为回波(echo)。脏器发生形变或有异物时,由于形状、位置和声阻抗的变化,回波的位置和强弱也发生改变,临床上就可以根据超声图像进行诊断。超声诊断仪主要由探头、发射与接收单元、数字扫描变换器(DSC)、显示部件、记录仪以及电源等部件组成。由于所采用的信号显示方式、声束扫描方式以及探头的不同,形成多种超声成像种类,下面简要介绍几种超声诊断仪器的原理。

(一)A 型超声诊断仪

A 型超声诊断仪是以回波幅度调制显示(amplitude modulation display)为基础的,通过分析回波幅度的分布以获得组织的特征信息。超声换能器探头以固定位置和方向对人体探查,显示器的纵坐标显示回波的幅度波形,脉冲幅度决定于回波信号的强度。显示器的横坐标代表回波波源的深度,根据回波时间可以计算出回波的深度信息,这样就可以把始波和各界面的回波信号以脉冲幅度形式按时间先后在显示器上显示出来,如图 4-12(a)所示。体内两介质的声阻抗相差越大,反射越强。回波脉冲幅度提供了反射界面种类的信息,各回波脉冲与始波的时间间隔提供了各反射面的深度信息。这样可根据回波出现的位置,回波幅度的高低、形状、大小和有无,来诊断受检查者的病变和与解剖有关的信息。A 型超声诊断仪提供的仅是体内器官的一维信息,而不能显示整个器官的形状。

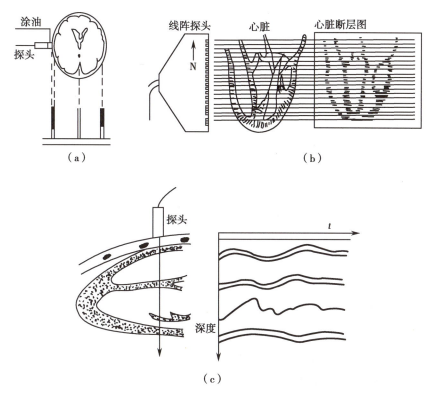

图 4-12　A 型、B 型和 M 型超声诊断原理图

A 型超声诊断仪可用来测量组织界面的距离、脏器的径线,探测肝、胆、脾、肾、子宫等脏器的大小和病变范围,也用于眼科及颅脑疾病的探查。A 型超声的许多诊断项目已逐渐被 B 型超声所取代。

(二) B 型超声诊断仪

B 型超声诊断仪是一种辉度调制显示(brightness modulated display)的成像仪器。它能得到人体内部脏器和病变的二维断层图像,并且能对运动脏器进行实时动态观察。与 A 型超声诊断仪不同之处有以下两点:

1. **辉度调制**　脉冲回波信号经放大处理后改变辉度,回波信号越强,显示器上的光点越亮。所以,它属于辉度调制型。

2. **显示断层声像**　利用电子学方法使深度扫描线与探头同步移动时,如图 4-12(b)所示,可以得到人体组织内的二维超声断层图像(又称声像图)。

通常用电子开关切换多元线阵探头依次发射、接收回波,或同时激励所有的阵元,而适当地控制加到各阵元上的激励信号的相位(控制延时),来改变超声的发射方向,形成扇形扫描。

B 型超声诊断仪将从体内反射回来的回波信号以光点形式组成截面图像。此种图像能直接反映人体的解剖结构信息,故能直观地显示脏器的大小、形态、内部结构,并可将实质性、液性或含气性组织区分开来。

(三) M 型超声诊断仪

主要用于运动(motion)器官的诊断。它的显示原理类似于 B 型,也属于辉度调制型,即以明暗不同的光点来反映回波的强弱。与 B 型不同之处在于单探头以固定位置和方向对人体探测,用来自不同深度的回波信号对垂直扫描线进行辉度调制。若所探查处的内部组织界面运动,深度随时间改变,在显示器上将呈现出上下摆动的一系列亮点,当扫描线从左到右匀速移动时,上下摆动的亮点便横向展开,则得深度-时间曲线。M 型超声诊断仪几乎都用于对心脏的各种疾病进行诊断,如心血管管径、厚度的测量,以及瓣膜的运动情况的测量等,所以通常将 M 型超声诊断仪也称为超声心动图(ultrasonic cardiogram,UCG)仪,如图 4-12(c)所示。为了提取更多的诊断信息,可以将 M 型超声心动图与心脏的其他参数,如心电图、心音图和超声多普勒频谱图等同步显示。

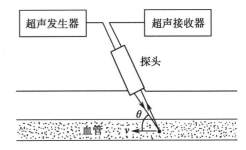

图 4-13　多普勒效应血流仪原理

(四) 超声多普勒血流仪

图 4-13 是利用多普勒效应测量血流速度 v 的原理图。图中 θ 是超声波传播方向与血流方向之间的夹角。探头由发射和接收超声波的两块晶片所组成。设静止的探头发射频率为 ν_S 的超声波,相对介质速度为 u,经由血管中随血流以速度 v 运动着的红细胞反射回来后被探头接收。

以速度 v 运动血红细胞接收到的静止探头发射的频率为 $\nu_b = \dfrac{u+v\cos\theta}{u}\nu_s$,探测器再接收到以速度 v 运动的血红细胞波源发射的回波,接收的回波频率为 $\nu_R = \dfrac{u}{u-v\cos\theta}\nu_b = \dfrac{u+v\cos\theta}{u-v\cos\theta}\nu_s$。

那么,回波频率 ν_R 与探头发射频率 ν_S 之差,即多普勒频移 $\Delta\nu$ 为

$$\Delta\nu = \nu_R - \nu_S = \frac{2v\cos\theta}{u-v\cos\theta}\nu_s \tag{4-39}$$

因为超声波波速 $u \gg v\cos\theta$,式(4-39)可改写为

$$\Delta\nu = \frac{2v\cos\theta}{u}\nu_S \tag{4-40}$$

或

$$v = \frac{u}{2\nu_s\cos\theta}\Delta\nu \tag{4-41}$$

根据式(4-41),可以算出血流速度。

超声多普勒法分为连续多普勒(CW)和脉冲多普勒(PW)。前者的缺点是没有距离分辨能力,在超声束方向上的所有多普勒信号总是重叠在一起;后者具有距离分辨能力,能够检测出某特定深度的多普勒信号,可用于心腔内部和大血管血流信号的检测。现在的多普勒超声成像装置大多采用将脉冲多普勒与 B 型超声诊断仪相结合的办法,在 B 超上一边设立多普勒取样,一边输出血流信息,因此可得到正确的血液流速采样位置。

(五) 彩色多普勒血流成像仪

彩色多普勒血流成像简称"彩超",属于实时二维血流成像技术。它结合血流动力学理论,借助于超声多普勒技术对血管中血流的方向、速度及其分布做出直观、迅速的诊断,评估心脏和大血管的状态,估计心脏瓣膜缺损大小,诊断瓣膜反流和显示瓣膜狭窄程度等。仪器设计时用一高速相控阵扫描探头进行平面扫查,以实现解剖结构与血流状态两种显像。探头接收到的信号分为两路:一路经放大处理后按回波强弱形成二维黑白解剖图像;另一路对扫描全程做多点取样,进行多普勒频移检测,信号经自相关技术处理,并用彩色编码。将彩色显像的三个基色,红(R)、绿(G)、蓝(B),分别表示血流流向探头的正向血液流速(R)、离开探头的反向血液流速(B)和方向复杂多变的湍流(G)。其他颜色都是由这三种基本颜色混合而成的。血流速度越大者彩色越鲜亮,速度缓慢者彩色较暗淡,故由彩色的类型、鲜亮程度即可了解血流的状况。这种彩色血流信号显示在相应的二维黑白图像的液性暗区内,既能观察解剖部位、腔室形态大小,又能观察内部血流活动状态,如血流速度、平均速度、加速度、血流量和回波强度等多种指标。彩色多普勒血流成像装置是诊断心脏病的先进工具之一。

四、次声波

次声波又称亚声波,其传播速度和可闻声波相同。由于次声波频率很低,波长很长,只有遇到巨大的障碍物的分界面时,才会发生明显的反射和折射。又由于次声波在介质中传播时吸收甚小,当次声波在大气中传播几千千米时,其吸收还不到万分之几分贝,所以它传播的距离很远。次声波还具有

很强的穿透能力,可以穿透建筑物、掩蔽所、坦克、船只等障碍物。次声波如果和周围物体发生共振,能放出相当大的能量。

许多自然现象都能发出次声波,如雷电、龙卷风、台风、海啸、地震、磁暴、火山爆发、陨石落地等,就连流星以及极光等也可发出次声波。除自然现象外,许多人为活动也会伴随产生次声波,如核爆炸、火箭发射等。人的心脏可发出频率为 1.20Hz 左右的次声波;人们在呼吸的同时,肺部也会发出频率为 0.25~0.30Hz 的次声波。

近年来,次声波对生物体特别是对人体的作用效应越来越受到人们的重视。次声波虽不能引起人的听觉,但会引起人的生理上或心理上的感觉。次声波研究主要集中在它对机体的负面影响和有害效应上,这种效应与其参数(频率、声压、强度等)有关。

次声波对生物体的基本作用原理是生物共振。次声波的频率与人体器官的固有频率相近,如躯体 7~13Hz、头部 8~12Hz、胸腔 4~6Hz、心脏 5Hz、腹腔 6~9Hz、盆腔 6Hz、脊柱 10~12Hz。如果某一器官的固有频率接近来自外界的次声波频率,即产生生物共振反应,使人烦躁、耳鸣、头痛、失眠、恶心、视觉模糊、吞咽困难、肝胃功能失调紊乱;严重时,还会使人四肢麻木、胸部有压迫感。特别是与人的腹腔、胸腔和颅腔的固有振动频率一致时,就会与内脏、大脑等产生共振,严重者危及性命。

次声波在疾病诊断和治疗方面有很大的开发潜力。通过测定人体某些器官发出的微弱次声波的特性,可以提供有关人体内部的重要信息。例如,次声诊断骨质疏松;次声频段的心音变化反映心脏某些病变等。人们研制出的"次声波诊疗仪"可以检查人体器官功能是否正常。低声压、小剂量的次声波对机体的作用的研究,为治疗某些疾病开辟了新的途径。通过检出致病频率,再向人体输入相关治疗信号,运用生物共振原理,使致病频率恢复正常等。

思考题与习题

4-1　机械波在通过不同介质时,它的波长、频率和速度哪些会发生变化? 哪些不会改变?

4-2　振动和波动有何区别与联系?

4-3　波动表达式 $y = A\cos\left[\omega\left(t - \dfrac{x}{u}\right) + \varphi\right]$ 中,$\dfrac{x}{u}$ 表示什么? φ 表示什么? 若把上式改写成 $y = A\cos\left[\left(\omega t - \dfrac{\omega x}{u}\right) + \varphi\right]$,则 $\dfrac{\omega x}{u}$ 表示什么?

4-4　已知波函数为 $y = A\cos(bt - cx)$,试求波的振幅、波速、频率和波长。

$(A, b/c, b/2\pi, 2\pi/c)$

4-5　有一列平面简谐波,坐标原点按 $y = A\cos(\omega t + \varphi)$ 的规律振动。已知 $A = 0.10\text{m}, T = 0.50s, \lambda = 10\text{m}$。试求:

(1) 波函数表达式;

(2) 波线上相距 2.5m 的两点的相位差;

(3) 假如 $t = 0$ 时处于坐标原点的质点的振动位移为 $y_0 = +0.050\text{m}$,且向平衡位置运动,求初相位,并写出波函数。

$\{(1)\ y = 0.10\cos[2\pi(2.0t - x/10) + \varphi]\ (\text{m});$
$(2)\ \pi/2;$
$(3)\ \dfrac{\pi}{3}, y = 0.10\cos[2\pi(2.0t - x/10) + \pi/3]\ (\text{m})\}$

4-6　P 和 Q 是两个同方向、同频率、同相位、同振幅的波源所在处。设它们在介质中产生的波的波长为 λ,PQ 之间的距离为 1.5λ。R 是 PQ 连线上 Q 点外侧的任意一点。试求:

（1）PQ 两点发出的波到达 R 时的相差；

（2）R 点的振幅。

（3π；0）

4-7　沿绳子行进的横波波函数为 $y=0.10\cos(0.01\pi x-2\pi t)$（m）。试求：

（1）波的振幅、频率、传播速度和波长；

（2）绳上某质点的最大横向振动速度。

$[（1）0.10m，1.0Hz，200m\cdot s^{-1}，200m；（2）0.63m\cdot s^{-1}]$

4-8　设 y 为球面波各质点振动的位移，r 为离开波源的距离，A_0 为距波源单位距离处波的振幅。试利用波的强度的概念求出球面波的波函数表达式。

$$\left\{y=\frac{A_0}{r}\cos\left[\omega\left(t-\frac{r}{u}\right)+\varphi\right]\right\}$$

4-9　弦线上驻波相邻波节的距离为 65cm，弦的振动频率为 2.3×10^2Hz，求波的波长 λ 和传播速度 u。

$(1.3m；3.0\times10^2m\cdot s^{-1})$

4-10　人耳对 1 000Hz 的声波产生听觉的最小声强约为 1×10^{-12}W$\cdot$m^{-2}，试求 20℃时空气分子相应的振幅。

$(1\times10^{-11}m)$

4-11　两种声音的声强级相差 1dB，求它们的强度之比。

(1.26)

4-12　声源 P、Q 相距 2km，振动频率均为 1kHz，P 静止，Q 以 60m$\cdot$s^{-1} 的速度远离 P 运动，在 P、Q 之间有一位观察者以 30m$\cdot$s^{-1} 的速度运动且运动方向与 Q 的运动方向同向，声波在空气中的速度约为 340m$\cdot$s^{-1}，则：

（1）观察者接收到的声源 P 的频率是多少？

（2）观察者接收到的声源 Q 的频率是多少？

（3）观察者接收到的 P、Q 两声源的拍频是多少？

$(912Hz；925Hz；13Hz)$

4-13　用多普勒效应测量心脏壁运动时，以 5MHz 的超声波直射心脏壁（即入射角为 0°），测出接收与发出的波频差为 500Hz。已知声波在软组织中的速度为 1 500m$\cdot$s^{-1}，求此时心脏壁的运动速度。

$(7.5\times10^{-2}m\cdot s^{-1})$

（龙孟秋）

05章

本章数字资源

第五章 | 分子动理论　液体的表面现象

学习要求

1. 掌握理想气体分子的状态方程、压强公式、能量公式;弯曲液面的附加压强。
2. 理解理想气体分子的微观模型、分子动理论的统计方法、液体的表面现象。
3. 了解物质微观结构的基本观点、气体分子速率分布规律和能量分布规律、输运过程及表面活性物质的作用。

物体是由大量的分子组成的,分子有大小、质量、速度、能量等属性。这些表征单个分子特征的物理量称为微观量(microscopic quantity)。一般在实验室中测得的是表示大量分子集体特性的物理量,称为宏观量(macroscopic quantity)。例如气体的温度、压强、体积等都是宏观量。单个分子的运动具有很大的偶然性,因此分子的微观量很难测量,但就大量分子的集体表现来看,却存在一定的统计规律。分子动理论是从物质的微观结构和分子运动论的观点出发,应用分子运动的力学规律和统计方法,求出微观量的统计平均值,确定微观量和宏观量的内在联系,以了解宏观规律的本质。

生命过程中有很多与微观结构、热现象有关的过程,分子动理论及其研究方法对生命科学发展具有重要的意义。本章介绍分子动理论的一些基本知识,为以后继续学习和深入研究打下基础。

第一节 | 分子动理论的基本概念

一、物质的微观结构

自然界的宏观物体都包含大量分子,这些分子通常都处在永不停息的、无规则的运动之中,物体的温度愈高,运动就愈剧烈。大量分子的这种无规则运动称为热运动(thermal motion)。

分子之间存在力的相互作用。分子间的引力和斥力统称为分子力(molecular force)。物体分子间作用力 F 与分子中心间距离 r 的关系可用式(5-1)表示:

$$F = \frac{C_1}{r^m} - \frac{C_2}{r^n} \quad (5\text{-}1)$$

式中 C_1、C_2、m、n 都是正数,根据实验数据确定。式(5-1)第一项是正的,代表斥力;第二项是负的,代表引力。由于 m 和 n 都比较大,所以分子力随着分子间距离的增加而急剧减小,故称为短程力。分子力 F 与分子中心间的距离 r 的关系如图 5-1(a)所示。当 $r=r_0$ 时,斥力与引力恰好平衡,$F=0$,这个位置称为平衡位置。r_0 的数量级约为 10^{-10} m。当 $r<r_0$ 时,F-r 曲线很陡,相当于分子紧挨在一起,彼此间的斥力很

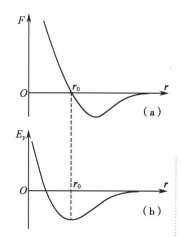

图 5-1　分子间作用力 F 与分子间距离 r 的关系
(a)分子间作用力 F 与分子间距离 r 的关系;(b)分子间作用势能 E_p 与分子间距离 r 的关系。

NOTES

73

大。当 $r>r_0$ 时（r 的数量级为 $10^{-10}\sim10^{-8}$ m），分子间有一定的引力，随着分子间距离的增大，引力渐趋近于零。气体分子间的距离在一般情况下是相当大的，因此气体分子间的引力极为微小，可以忽略不计。

分子间的相互作用也可以用分子间的势能曲线来描述。分子间的作用势能 E_p 与分子间的距离 r 的关系如图 5-1（b）所示。由图可知，当 $r=r_0$ 时，势能最低，分子处于稳定状态。这一位置正好是图 5-1（a）中 $F=0$ 的位置。当分子的位置偏离了 r_0 时，势能增加，分子处于不稳定状态，这时分子就力图回到势能最低的状态。

综上所述，由于温度效应，宏观物体中的大量分子都处在不停的、无规则的运动之中；分子间存在依赖于距离的力的相互作用。

二、理想气体微观模型

在气体中，分子间的平均距离通常比分子的直径大得多，气体分子间的作用力极其微弱，除相互碰撞的瞬间外，可以忽略不计。我们将分子力和分子体积可以完全忽略的气体称为理想气体（ideal gas）。为了研究气体的运动规律，在实验的基础上，我们提出理想气体的微观模型：①分子本身的大小与分子之间的平均距离比较起来，可以忽略不计；②除了气体分子相互碰撞和气体分子与容器壁碰撞的瞬间外，气体分子之间及气体分子与容器壁之间的作用力可忽略不计；③气体分子之间的碰撞和气体分子与容器壁的碰撞都是完全弹性的。

以上微观模型在具体使用时，还必须做出统计性假设，即认为：①同种气体分子的大小和质量完全相同；②气体分子的平均动能比它在重力场中的势能大得多，所以分子所受的重力可以忽略不计；③平衡态时，在容器内气体分子的运动是完全紊乱的，分子按位置的分布是均匀的，分子速度按方向的分布也是均匀的。统计性假设只适用于大量分子的集体运动。

以上假设都有一定的实验基础，由它们推得的结果是符合理想气体性质的，且在一定范围内可以解释真实气体的基本性质。

三、理想气体状态方程

一定质量的气体在一确定的容器中，只要它与外界没有能量交换，内部也没有任何形式的能量交换，那么不论气体的原始状态如何，经过相当长的时间后，终将达到各部分具有相同的温度和压强的状态，并且长期维持这一状态不变。在不受外界影响的条件下，一个系统的宏观性质不随时间改变的状态称为平衡态（equilibrium state）。平衡态只是一种宏观上的寂静状态，在微观上，分子的热运动是永不停息的，系统的平衡态是一种动态平衡。原来处于非平衡态的气体，最终都会由于分子的热运动和分子间的相互碰撞达到平衡态。

系统的平衡态可以用一组表示系统特性的宏观参量来描述，这些宏观参量称为态参量（state parameter）。对于平衡态下的一定质量的气体，一般用压强 p、体积 V 和温度 T 来表示其宏观状态，它们就是气体的态参量。

实验表明，平衡态下，理想气体的态参量之间存在一定的关系式，即理想气体状态方程（ideal gas equation of state）。

$$pV=\frac{M}{\mu}RT \tag{5-2}$$

式中 $R=8.314$ J·mol^{-1}·K^{-1} 称为摩尔气体常量，μ 是分子量，M 为容器中气体的质量，单位为 kg，容器体积 V 的单位为 m^3，压强 p 的单位为 N·m^{-2} 或 Pa。

理想气体实际上是不存在的，它只是真实气体的近似。但在压强不太大和温度不太低的实验范围内，各种真实气体都能较好地满足理想气体状态方程。

第二节 | 理想气体的微观解释

本节将从分子热运动的基本观点出发,采用统计的方法,推导出理想气体应遵循的宏观规律,介绍理想气体及其宏观参量,解释理想气体宏观特性的微观本质。

一、理想气体的压强公式

现在从理想气体微观模型出发,阐明理想气体压强的实质,并导出理想气体的压强公式。

容器中,气体在宏观上施于器壁的压强是大量气体分子对器壁不断碰撞的结果。就任一分子来说,对器壁的碰撞是断续的,它碰在器壁的什么地方,给予器壁冲量的大小都是偶然的,但是,由于大量分子的无规则运动,每一时刻都有许许多多的分子与器壁碰撞,所以在宏观上就表现出一个恒定而持续的压强。根据理想气体分子模型,气体分子可视为一个个极小的弹性质点,服从经典的力学规律。下面用统计方法,对大量分子的微观量求平均值,在数量上建立压强和分子运动之间的联系。

图 5-2 是边长为 L 的正立方容器(一个顶点位于直角坐标的原点),容器内有 N 个质量都为 m 的同种气体分子,N 很大,忽略重力的作用,且不受其他外场的作用,系统处于热平衡状态。各分子速度不等,分别为 v_1、v_2、v_3、$\cdots$、v_N。首先考虑分子 1 在一次碰撞中对器壁的作用,设分子 1 的速度在 x、y、z 方向的分量分别为 v_{1x}、v_{1y} 和 v_{1z},此分子与 A_1 面碰撞时,它的 x 方向的分速度由 v_{1x} 改变为 $-v_{1x}$,而与 A_2 面碰撞时,再由 $-v_{1x}$ 改变为 v_{1x}。在 y 和 z 方向的分速度 v_{1y} 和 v_{1z} 则不受影响。所以这个分子每与 A_1 面碰撞一次,动量的改变为 $-2mv_{1x}$,动量改变的方向垂直于 A_1 面。根据动量原理,分子动量的改变等于器壁对分子作用力的冲量。由牛顿第三定律,分子施于器壁的冲量是 $2mv_{1x}$。这就是一个分子碰撞一次时,对 A_1 面所产生

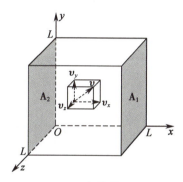

图 5-2　气体的压强

的力学效果。分子与 A_1 面连续两次碰撞之间,在 x 方向所经过的距离为 $2L$,所需的时间为 $2L/v_{1x}$。单位时间内分子 1 与 A_1 面碰撞的次数为 $v_{1x}/2L$。所以,在单位时间内,分子 1 施于面 A_1 的总冲量,也就是分子 1 施于 A_1 面的平均冲力为

$$\frac{v_{1x}}{2L} \times 2mv_{1x} = \frac{mv_{1x}^2}{L}$$

单位时间内 N 个分子与 A_1 面碰撞而施于 A_1 面的总平均冲力 $\overline{F}$ 为

$$\overline{F} = \frac{m}{L}(v_{1x}^2 + v_{2x}^2 + v_{3x}^2 + \cdots + v_{Nx}^2) \tag{5-3}$$

故 N 个分子施加给器壁 A_1 面的压强为

$$p = \frac{\overline{F}}{L^2} = \frac{m}{L^3}(v_{1x}^2 + v_{2x}^2 + v_{3x}^2 + \cdots + v_{Nx}^2) \tag{5-4}$$

又因单位体积的分子数 $n = N/L^3$,故式(5-4)可写为

$$p = mn\left(\frac{v_{1x}^2 + v_{2x}^2 + v_{3x}^2 + \cdots + v_{Nx}^2}{N}\right) \tag{5-5}$$

式中 $(v_{1x}^2 + v_{2x}^2 + v_{3x}^2 + \cdots + v_{Nx}^2)/N$ 是容器中所有分子的 v_x^2 的平均值,用 $\overline{v_x^2}$ 表示。对任一分子来说 $v^2 = v_x^2 + v_y^2 + v_z^2$,在平衡状态下,气体分子速度按方向的分布是均匀的,气体分子沿各个方向运动的概率均等,所以三个速度分量平方的平均值彼此相等,且各个平均值正好等于 $\overline{v^2}$ 的 1/3,即 $\overline{v_x^2} = \overline{v_y^2} = \overline{v_z^2} = \frac{1}{3}\overline{v^2}$,于

是式（5-5）可写成

$$p = \frac{1}{3} mn \overline{v^2} = \frac{2}{3} n \cdot \left(\frac{1}{2} m \overline{v^2} \right) = \frac{2}{3} n \cdot \overline{\varepsilon} \tag{5-6}$$

式中 $\overline{\varepsilon} = \frac{1}{2} m \overline{v^2}$ 表示气体分子的平均平动动能。上式说明气体的压强正比于单位体积内的分子数 n 和分子的平均平动动能 $\overline{\varepsilon}$，n 和 $\overline{\varepsilon}$ 越大，压强也越大。式（5-6）称为理想气体的压强公式，它把宏观量压强 p 与分子的平均平动动能 $\overline{\varepsilon}$ 联系了起来。实际上压强是大量分子在足够长的时间内对足够大的面积碰撞所产生的平均效果，是一个统计平均值，离开了"大量分子"和"统计平均"，压强就失去了意义。p 可以由实验测定，而 $\overline{\varepsilon}$ 不能直接测定，但从这个公式出发能够满意地解释或推证许多实验定律。

二、理想气体的能量公式

从压强公式与理想气体状态方程，消去 p 得

$$\frac{1}{2} m \overline{v^2} = \frac{3}{2} \cdot \frac{1}{n} \cdot \frac{M}{\mu} \cdot \frac{RT}{V} \tag{5-7}$$

因为 $n=N/V$，而 $N=(M/\mu)N_A$，N_A 是阿伏伽德罗常量（Avogadro constant），$N_A=6.022\times10^{23}\text{mol}^{-1}$，代入式（5-7）得分子的平均平动动能（average translational kinetic energy）$\overline{\varepsilon}$ 为

$$\overline{\varepsilon} = \frac{1}{2} m \overline{v^2} = \frac{3}{2} \cdot \frac{R}{N_A} T = \frac{3}{2} kT \tag{5-8}$$

式中 $k=R/N_A=1.38\times10^{-23}\text{J}\cdot\text{K}^{-1}$，称为玻尔兹曼常量。式（5-8）说明气体分子的平均平动动能只与温度有关，并与绝对温度成正比，而与气体的性质无关。即在相同的温度下，一切气体分子的平均平动动能都相等。从微观上阐明了温度的实质，温度标志着物体内部分子无规则运动的剧烈程度，温度越高表示物体内部分子热运动越剧烈。式（5-8）称为理想气体的能量公式，它揭示了宏观量 T 和微观量的平均值 $\overline{\varepsilon}$ 之间的联系。由于温度是与大量分子的平均平动动能相联系的，所以温度是大量分子热运动的集体表现，具有统计意义，对于单个分子来说，温度是没有意义的。

三、能量均分定理

决定一个物体在空间的位置所需的独立坐标数目，称为物体的自由度（degree of freedom）。气体分子的自由度随其结构而异。单原子气体分子可视为质点，它在空间的位置可用三个独立的坐标 x、y、z 来确定，故有三个自由度。对于多原子分子，若忽略分子内原子之间的振动，则可视为刚性分子。刚性双原子分子可视为一直线，描述其质心的位置需要三个独立坐标，另外还需要两个坐标来确定直线的方位，共有五个自由度。刚性三原子或三原子以上的气体分子，需要三个平动自由度和三个转动自由度，共六个自由度。

因为 $\overline{v_x^2} = \overline{v_y^2} = \overline{v_z^2} = \frac{1}{3} \overline{v^2}$，代入式（5-8）得每个自由度的平均平动动能为

$$\frac{1}{2} m \overline{v_x^2} = \frac{1}{2} m \overline{v_y^2} = \frac{1}{2} m \overline{v_z^2} = \frac{1}{6} m \overline{v^2} = \frac{1}{2} kT \tag{5-9}$$

可见分子在每一个运动自由度上的平均平动动能都是 $\frac{1}{2} kT$。这一结论虽然是对分子平动而言，但在平衡状态下，由于气体分子无规则运动的结果，使得任何一种可能的运动都不会比另一种可能的运动更占优势，机会是完全均等的。因此，平均说来，不论气体分子的何种运动，相应于每一个可能自由度的平均动能都应相等，这一结论称为能量均分定理（equipartition theorem）。如果气体分子有 i 个自由度，则平均每个分子的总动能为 $\frac{i}{2} kT$。1 摩尔自由度为 i 的气体的总动能为

$$E_{mol} = \frac{i}{2}RT \qquad\qquad (5\text{-}10)$$

四、理想气体定律的推导

从理想气体的压强公式和能量公式出发,可以推导出理想气体的宏观规律。作为例子,我们推导阿伏伽德罗定律和道尔顿定律。

(一)阿伏伽德罗定律

将式(5-8)代入式(5-6)可得

$$p = \frac{2}{3}n \cdot \frac{1}{2}m\overline{v^2} = \frac{2}{3}n \cdot \frac{3}{2}kT = nkT \qquad\qquad (5\text{-}11)$$

由上式可知,在相同的温度和压强下,各气体在相同的体积内所含的分子数相等,这就是阿伏伽德罗定律的另一种表达。

在标准状态下,即 $p=1.013\times10^5$Pa,$T=273$K 时,任何气体在 $1m^3$ 中所含的分子数都等于 $n_0=2.687\times10^{25}m^{-3}$,这个数称为洛施密特常量。

[例5-1]　有一真空管,在 0℃时其真空度为 1.33×10^{-3}Pa,求真空管内单位体积中的分子数。

解:根据式(5-11)得,$n=p/kT$

已知 $k=1.38\times10^{-23}$J·K^{-1},$T=273$K,$p=1.33\times10^{-3}$Pa 代入上式得

$$n = \frac{1.33\times10^{-3}\,\text{Pa}}{1.38\times10^{-23}\,\text{J}\cdot\text{K}^{-1}\times273\text{K}} = 3.53\times10^{17}\,\text{m}^{-3}$$

即真空管内气体每立方米有 3.53×10^{17} 个分子。

(二)道尔顿定律

设在同一容器中有几种彼此不起化学作用的气体,各气体分子的质量和单位体积中的分子数分别为 m_1、$m_2\cdots$ 和 n_1、$n_2\cdots$。则在单位体积中,混合气体的分子数为 $n=n_1+n_2+\cdots$,因在相同温度条件下,各种气体以及混合气体分子的平均平动动能都相等,即

$$\frac{1}{2}m_1\overline{v_1^2} = \frac{1}{2}m_2\overline{v_2^2} = \cdots = \overline{\varepsilon}$$

设 p_1,$p_2\cdots$分别代表各种气体单独存在于容器内时的压强,即所谓分压强,p 代表混合气体的压强

$$p = \frac{2}{3}(n_1+n_2+\cdots)\cdot\overline{\varepsilon} = \frac{2}{3}n_1\cdot\frac{1}{2}m_1\overline{v_1^2} + \frac{2}{3}n_2\cdot\frac{1}{2}m_2\overline{v_2^2} + \cdots = p_1+p_2+\cdots \qquad (5\text{-}12)$$

上式表明:混合气体压强等于组成该混合气体各成分的分压强的和,称为道尔顿分压定律(Dalton's law of partial pressure)或称道尔顿定律。

道尔顿分压定律对理解某一组分气体的流动方向很重要,对混合气体的某一组分来说,它总是由高分压的地方向低分压的地方流动,流动的方向只决定于它自己的分压。混合气体的总压强和其他组分的分压强只影响该组分的流动速度,不会影响该组分的流动方向。

人在高空中,感到呼吸困难,四肢无力,这种乏氧症状是由氧分压低而引起的,与大气压的高低没有直接关系。登山运动员和航空飞行员易患缺氧性疾病,这也是大气中的氧分压低造成的。因此,只要提高氧分压,如采用氧气罐,就可以防止乏氧症的发生。

第三节 | 气体分子速率分布和能量分布

理想气体处于热动平衡时,由于气体分子的相互碰撞,每个分子的速率都在不断地发生变化。在某一时刻,各个分子速率或能量的大小不同,运动的方向也不一致。对某一特定的分子来说,它的速

率或能量的大小完全是偶然的。而就大量分子组成的分子整体来说,分子的速率或能量的分布却遵循一定的统计规律。1859 年麦克斯韦(J. C. Maxwell)首先用统计方法从理论上解决了气体分子运动的速率分布问题,并且不久为实验所证实。

一、麦克斯韦速率分布函数

设容器中的气体处于平衡状态,气体的绝对温度为 T,分子数为 N,分子的质量为 m。麦克斯韦速率分布定律告诉我们,速率介于 v 和 $v+dv$ 区间内的分子数 dN 可以用下式表示:

$$dN = 4\pi N\left(\frac{m}{2\pi kT}\right)^{3/2}\cdot e^{-\left(\frac{mv^2}{2kT}\right)}\cdot v^2 dv \tag{5-13}$$

上式对于一定的气体在一定温度下是 v 的函数,可用 $f(v)$ 表示,即

$$f(v) = 4\pi\left(\frac{m}{2\pi kT}\right)^{3/2}\cdot e^{-\left(\frac{mv^2}{2kT}\right)}\cdot v^2 \tag{5-14}$$

由式(5-13)得

$$f(v) = \frac{dN}{Ndv} \tag{5-15}$$

而 $dN/(N\cdot dv)$ 是单位速率间隔内的分子数相对于总分子数的百分比,所以 $f(v)$ 的数值愈大就表示在这一单位速率间隔内,分子具有这样速率的百分比愈高。函数 $f(v)$ 定量地反映出一定气体的分子在一定温度下按速率分布的具体情况,称为麦克斯韦速率分布函数(Maxwell speed distribution function)。

如果要确定分布在速率 v_1 到 v_2 间隔内的分子数在分子总数中的比率,可以在从 v_1 到 v_2 的速率范围内对分布函数 $f(v)$ 积分,即

$$\frac{\Delta N}{N} = \int_{v_1}^{v_2} f(v)\,dv$$

因为所有 N 个分子的速率必然从 0 到 ∞ 之间,也就是速率间隔从 0 到 ∞ 的范围内分子数占分子总数的比率为 1,即

$$\int_0^\infty f(v)\,dv = 1$$

这是分布函数 $f(v)$ 必须满足的条件,称为归一化条件。

图 5-3 画出了 $f(v)$ 与 v 的关系曲线,该曲线称为速率分布曲线。由图中可见,曲线从原点开始逐渐上升,到达某一最高点,然后下降,渐近于零。根据速率分布曲线,我们可以得到以下几点认识:

(1)曲线两端趋近于零。这表明在一定温度下,各种速率的分子都有。但速率较大和较小的分

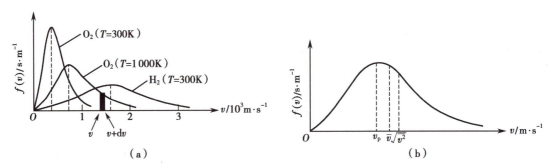

图 5-3　麦克斯韦气体分子速率分布曲线

子数占总分子数的比率较小,具有中等速率的分子数占总分子数的比率较大。

（2）与曲线 $f(v)$ 的最大值对应的速率 v_p 叫做最概然速率（most probable speed),其物理意义是:若把整个速率范围分成许多相等的小区间,则 v_p 所在区间的分子数占总分子数的百分比最大。v_p 可由 $\dfrac{\mathrm{d}f(v)}{\mathrm{d}v}\bigg|_{v_p}=0$ $\dfrac{\mathrm{d}f(v)}{\mathrm{d}v}\bigg|_{v_p}=0$ 求出:

$$\bar{v}=\sqrt{\frac{2kT}{m}}=\sqrt{\frac{2RT}{\mu}}\approx 1.41\sqrt{\frac{RT}{\mu}}\tag{5-16}$$

（3）当温度升高时,v_p 的值增大,$f(v_p)$ 减少,整个气体中速率快的分子数目增加,速率慢的分子数目减少。这就是通常说的温度越高,分子运动越剧烈的真正含义。由于气体分子总数没有变,即曲线下所包围的总面积不变,所以随温度升高,曲线变得较为平坦。

（4）在相同温度下,分布曲线的形状随气体分子质量的不同而异,因为分子的平均平动动能只决定于温度。温度一定,分子的平均平动动能也一定,质量较小的分子热运动速率必然较大,所以曲线将向右延伸。v_p 随质量的减小而增大。

（5）图中阴影区的面积为 $f(v)\cdot\mathrm{d}v=\dfrac{\mathrm{d}N}{N}$,其物理含义是表示速率在 v 附近,且位于区间 v_p 内的分子数目 $\mathrm{d}N$ 占分子总数目 N 的比率。

已知速率分布函数,可以求得分子的平均速度 $\bar{v}$。所有气体分子速率的算术平均值,称为平均速率（mean speed),可以表示为

$$\bar{v}=\frac{\sum\limits_{i=1}^{N}v_i}{N}$$

考虑到速率是连续变化的,将求和变为积分,得

$$\bar{v}=\int_0^{\infty}vf(v)\mathrm{d}v$$

$$=\sqrt{\frac{8kT}{\pi m}}=\sqrt{\frac{8RT}{\pi\mu}}\approx 1.60\sqrt{\frac{RT}{\mu}}\bar{v}=\int_0^{\infty}vf(v)\mathrm{d}v$$

$$=\sqrt{\frac{8kT}{\pi m}}=\sqrt{\frac{8RT}{\pi\mu}}\approx 1.60\sqrt{\frac{RT}{\mu}}\tag{5-17}$$

还可以利用速率分布函数求 v^2 的平均值 $\overline{v^2}$

$$\overline{v^2}=\frac{\sum\limits_{i=1}^{N}v_i^2}{N}=\int_0^{\infty}v^2f(v)\mathrm{d}v=\frac{3kT}{m}$$

它的平方根称为方均根速率（root-mean-square speed) v_{rms}

$$v_{\text{rms}}=\sqrt{\overline{v^2}}=\sqrt{\frac{3kT}{m}}=\sqrt{\frac{3RT}{\mu}}\approx 1.73\sqrt{\frac{RT}{\mu}}\tag{5-18}$$

以上三种速率中,方均根速率最大,平均速率次之,最概然速率最小,它们的大小顺序不因温度及气体的种类而变化,见图 5-3（b）。三种速率有不同的应用,例如讨论速率分布时要用最概然速率,计算分子的平均平动动能时要用方均根速率,讨论分子的碰撞次数时要用平均速率。

二、分子的平均自由程和平均碰撞频率

在室温下,气体分子运动速率的数量级约为 $10^2\mathrm{m}\cdot\mathrm{s}^{-1}$。但实际上每个分子在单位时间内的位移却远没有这样大。气体分子在运动中经常互相碰撞,碰撞后它们的速率和运动方向都要发生变

化。分子实际上是沿着曲折的路线运动的。一个分子在两次连续碰撞之间所走的自由路程有长有短,但是在一定条件下,这些路程的平均值是一定的。这一数值称为分子运动的平均自由程(mean free path),以 $\overline{\lambda}$ 表示。单位时间内一个分子的平均碰撞次数,称为平均碰撞频率(mean collision frequency),以 $\overline{z}$ 表示

$$\overline{z} = \frac{\overline{v}}{\overline{\lambda}} \tag{5-19}$$

气体单位体积内的分子数目愈多,或分子的直径愈大,引起的碰撞愈频繁,使平均自由程缩短。理论分析表明,分子运动的平均自由程 $\overline{\lambda}$ 与分子直径 d 及单位体积内分子数 n 之间有如下关系:

$$\overline{\lambda} = \frac{1}{\sqrt{2}\,\pi d^2 n} \tag{5-20}$$

因为 $p=nkT$,上式又可以改写成

$$\overline{\lambda} = \frac{kT}{\sqrt{2}\,\pi d^2 p} \tag{5-21}$$

这说明:当温度一定时,平均自由程与压强成反比。

在标准状态下,如果取 $\overline{v}$ 的数量级为 $10^2\,\mathrm{m\cdot s^{-1}}$, $\overline{\lambda}$ 的数量级为 $10^{-7}\,\mathrm{m}$,则平均碰撞频率 $\overline{z}$ 的数量级约为 $10^9\,\mathrm{s^{-1}}$,即在 1s 内一个分子将与其他分子平均碰撞约几十亿次。由此我们可以得出:气体分子的平均自由程要比分子的有效直径大 1 000 多倍,气体分子的运动是相当自由的,且永不停息地运动着。每当分子行进千万分之一米左右的极短路程,就要与其他分子相碰撞而改变运动的速率和方向,可见气体分子总是在不停地做无规则热运动。

三、玻尔兹曼能量分布

气体分子在不受外力作用下达到平衡状态时,尽管分子的速率很不一致,但是每单位体积内的平均分子数目是相等的。如果气体处于重力场中,或者带电的分子处于电场中,则分子除了动能以外还具有势能,分子的分布就不再均匀。这时单位体积中的分子数目与分子的势能有关,服从玻尔兹曼能量分布:

$$n = n_0 \mathrm{e}^{-E_\mathrm{p}/kT} \tag{5-22}$$

式中 n 表示单位体积中的分子数, n_0 是在势能为零处的单位体积中的分子数, E_p 是分子的势能。因为 E_p 和分子所处的位置有关,在不同的位置,气体分子的密度不相同。

在重力场中,气体分子受到两种互相对立的作用,无规则的热运动将使气体分子均匀分布到它们所能达到的空间,而重力则会使气体分子聚集到地面上。这两种作用达到平衡时,气体分子在空间作非均匀分布,分子数随高度增加而减小。

作为一个例子,让我们利用玻尔兹曼能量分布了解大气分子在重力场中的分布情况。大气分子在重力作用下具有势能 $E_\mathrm{p}=mgh$ 代入式(5-22),得

$$n = n_0 \mathrm{e}^{-mgh/kT} \tag{5-23}$$

将 $k=R/N_A$, $\mu=mN_A$ 代入上式,则

$$n = n_0 \mathrm{e}^{-\mu gh/RT} \tag{5-24}$$

式中 n_0 是 $h=0$ 处的分子数密度(单位体积中的分子数)。式(5-23)指出:在重力场中气体分子数密度 n 随高度增加按指数减小,分子质量 m 越大, n 就减小得越迅速,气体的温度越高, n 减小得越慢。

研究同温层内大气压与高度的关系,由于气体的压强和单位体积中的分子数 n 成正比关系,故有

$$\frac{p}{p_0} = \frac{n}{n_0} = e^{-\frac{\mu g h}{kT}}$$

$$\text{或} \quad p = p_0 e^{-\frac{\mu g h}{RT}} \tag{5-25}$$

式中 p_0 是海平面的大气压强，p 是海拔为 h 处的大气压强。这个公式给出大气压强与海拔的关系。

玻尔兹曼能量分布不仅适用于气体，也可以用来计算溶液中的离子分布情况。

第四节 | 输运过程

物体(特别是气体和液体)处于平衡态时，内部各处的温度、压强、密度和浓度等都是均匀的，这实际上是处于动态平衡。但是当物体远离平衡态时，内部各处的温度、压强、密度和浓度就各不相同了。这时将发生物质粒子、能量或动量在物体内各部分间的迁移现象。在从非平衡态趋向于平衡态的过程中，物体内出现的质量、能量或动量的转运过程，称为输运过程(transport process)。

一、热传导

当物体内部的温度不均匀时，就会有能量从温度较高处传递到温度较低处，这种现象称为热传导(heat conduction)。设温度 T 沿 z 轴正向逐渐升高，如图 5-4 所示。在时间 dt 内通过与 z 轴垂直的截面 dS 从 B 部传递到 A 部的能量 dQ 与温度梯度 dT/dz、面积 dS 和时间 dt 成正比

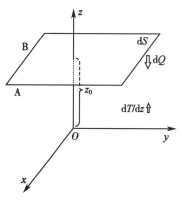

图 5-4　热传导过程

$$dQ = -\kappa \left(\frac{dT}{dz}\right) \cdot dS \cdot dt \tag{5-26}$$

式中，导数 dT/dz 是温度梯度，它表示温度在单位距离中的变化量；负号表示能量传递的方向与温度梯度的方向相反，即能量沿温度逐渐降低的方向传递；κ 称为导热系数，它由物体的性质决定，在国际单位制(SI)中，单位瓦每米开，符号为 $W \cdot m^{-1} \cdot K^{-1}$。

热传导过程起源于分子的热运动。温度较高处的分子动能较大，温度较低处的分子动能较小。温度较高处的分子有可能进入温度较低处，使该处分子的平均动能增加，温度较低处的分子也有可能进入温度较高处，使该处分子的平均动能减小。在分子相互碰撞时，虽然两个分子运动速度的改变与碰撞时的具体情况有关，但平均起来总是来自高温处的分子损失能量，而来自低温处的分子获得能量。因此，热传导过程是微观粒子输运能量的过程，是使物体的温度均匀化而趋于热平衡的过程。

根据气体分子动理论，可以推出气体的导热系数为

$$\kappa = \frac{1}{3} \rho \cdot \bar{v} \cdot \bar{\lambda} \cdot C_v \tag{5-27}$$

式中 C_v 是气体的等体摩尔热容。气体分子的运动速率虽然很大，但平均自由程很短，而且气体的密度小，输运能量的粒子少，所以气体的导热系数是很小的。

二、扩散

当物体内部的成分不均匀时，该成分将从密度高处向密度低处转移，这就是扩散(diffusion)现象。扩散是质量的转运过程，也是气体内部密度大的物质均匀化的过程，或溶液内溶质均匀化的过程。

设某种物质的密度沿 z 轴正方向增加，密度梯度为 $d\rho/dz$，如图 5-5 所示，该物质将从 B 部扩散到 A 部，在时间 dt 内通过垂直于 z 轴的截面 dS 的该物质的质量 dm 和密度梯度 $d\rho/dz$、面积 dS、时间 dt

成正比,即

$$dm = -D \frac{d\rho}{dz} \cdot dS \cdot dt \qquad (5-28)$$

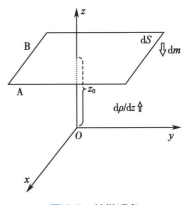

图 5-5 扩散现象

式中,D 称为扩散系数,在国际单位制(SI)中,单位为平方米每秒,符号为 $m^2 \cdot s^{-1}$,负号表示质量沿密度梯度减小的方向输运。式(5-28)称为菲克第一定律(Fick first law)。

扩散过程也是分子热运动的结果。由于分子热运动和分子间的不断碰撞,从高密度处进入低密度处的分子数要比从低密度处进入高密度处的分子数多一些,密度差愈大,这种差别也愈大。扩散现象是物体内部消除密度差使其趋于均匀分布的一种倾向。

气体扩散系数由理论可以推得

$$D = \frac{1}{3} \bar{v} \cdot \bar{\lambda} \qquad (5-29)$$

上式说明,分子运动的平均速率 $\bar{v}$ 愈大,则密度不同区域中的分子交换愈快;平均自由程 $\bar{\lambda}$ 愈大,则这些分子在每次自由飞行中愈能深入到密度差别较大的区域。升高温度可以增大分子运动的平均速率,加快扩散过程。

理论还可以证明,分子在液体中的扩散系数与液体的温度 T、分子半径 r 以及液体的黏性系数 η 有关,即

$$D = \frac{kT}{6\pi r\eta} \qquad (5-30)$$

上式称为斯托克斯-爱因斯坦关系(Stokes-Einstein relation)。由式(5-30)可知,温度越高、分子半径越小、液体的黏性系数越小,扩散就进行得越快。

三、透膜输运

扩散是分子在无限介质中由于密度不均匀而引起的输运过程。在生物体中,分子的输运过程更多的是通过生物膜进行的。生物膜,例如细胞膜或毛细血管壁,一般具有能让某些物质分子通过而不让另一些分子通过的特性,具有这种特性的膜称为半透膜(semipermeable membrane)。分子和离子透过生物膜的输运是最基本的生理过程。

带电粒子的扩散与中性粒子的扩散规律基本上是相同的,差别在于带电粒子扩散的结果将在不同浓度区域累积电荷,产生电场。带电粒子在这个电场中所受到的电力是使它有一个与扩散方向相反的漂移运动,最后达到平衡状态,即通过任何一个截面,每秒正向扩散的某种带电粒子数与每秒反向漂移的该种带电粒子数相等,浓度差不再改变。溶液中通常有多种离子,每种离子都应当达到平衡状态,但是反抗扩散的是一个公共电场,因此在平衡时各种离子浓度的比例是受到严格限制的。

人体细胞内 K^+ 浓度比细胞外高,而 Na^+ 浓度则比细胞外低。由于 K^+ 扩散的结果,细胞膜的内侧带负电荷,外侧带正电荷。这个电势差基本上可以阻止 K^+ 的继续扩散,维持细胞内外一定的浓度差,但却使 Na^+ 从细胞外向细胞内漂移,与 Na^+ 的扩散方向相同,使细胞内 Na^+ 愈来愈多,不能维持细胞内外 Na^+ 一定的浓度差。因此,机体必须有一种途径把 Na^+ 从细胞内运送到细胞外去,正如水泵把水从低处逆着重力的方向运送到高处一样,我们把机体从细胞内运送 Na^+ 到细胞外的机制称为钠泵,其具体过程将在生理学中学习。机体有很多过程,包括输运过程,都可以逆着无机界物理、化学过程的方向进行,这种过程称为主动过程。主动过程并不违反自然规律,但它必须消耗能量才能完成。

第五节 │ 液体的表面现象

从气体到液体,一个很大的变化是分子间的距离缩短,分子力的作用显著加强。液体分子间由于相互吸引,表现出气体分子间所没有的内聚力(cohesive force)。由于这些引力,使液体具有边界明确的表面。液体内部由于分子的紊乱运动,各个方向的物理性质是完全相同的,即各向同性。但是在液体的表面,例如在液体与气体分界的表面,液体与固体的接触面以及两种不易混合的液体之间的界面上,都可以观察到一些特殊的液体表面现象,表现出液体表面与液体内部的不同性质。其中一些特性,对生物体来说,有着极为重要的意义。

本节主要讨论与生命过程密切相关的一些液体表面现象,并分析这些现象发生的原因和规律。

一、液体的表面张力和表面能

自然界中很多现象说明,液体表面犹如张紧的弹性薄膜,具有收缩的趋势。例如,荷叶上的小水珠、洒落在水平玻璃板上的小水银滴等都近似成球形。这说明在液体表面层内具有一种收缩的力,我们把这种促使液体表面收缩的力称为表面张力(surface tension)。

我们设想用任意分界线 MN 把液体表面分割成两部分,如图 5-6 所示,则分界线两侧的液面互相以大小相等、方向相反的拉力作用对方,这种相互拉力就是表面张力。实验表明,表面张力的方向与分界线垂直,并与液体表面相切。如果液面是平面,表面张力就在平面内,如果液面是曲面,表面张力就在这个曲面的切面上。其大小与被研究的液面分界线的长度 L 成正比。用 F 表示作用在分界线 L 上的表面张力,则

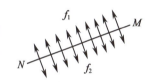

图 5-6 表面张力

$$F=\alpha L \tag{5-31}$$

式中,比例系数 α 叫做液体的表面张力系数,它是作用在单位长度分界线上的表面张力,在国际单位制中,其单位是牛顿每米,符号为 $N \cdot m^{-1}$。

表面张力系数的大小与液体种类有关。各种不同液体的表面张力系数相差很大,并且与温度有着密切的关系。同一种液体,α 值随温度升高而减小。当纯净液体内含有杂质时,α 值也会发生变化。表 5-1 列出了几种液体的表面张力系数。

表 5-1 不同液体与空气接触时的表面张力系数 α

液体	温度/℃	$\alpha/(N \cdot m^{-1})$	液体	温度/℃	$\alpha/(N \cdot m^{-1})$
丙酮	20	0.023 7	肥皂液	20	0.025 0
甲醇	20	0.022 6	溴化钠	熔点	0.103 0
苯	20	0.022 8	水	0	0.075 6
氯仿	20	0.027 1	水	20	0.072 8
甘油	20	0.063 4	水	30	0.071 2
水银	15	0.487 0	水	100	0.058 9

表面张力产生的原因,可以用分子力加以解释。已知分子间的平衡距离 r_0 的数量级约为 10^{-10}m,当两分子间的距离大于 r_0 而在 $10^{-10} \sim 10^{-9}$m 时,分子间作用力表现为引力,而当分子间的距离大于 10^{-9}m 时,引力很快趋于零。可以认为,以 10^{-9}m 为半径作一球面,则只有在这个球面内的分子才对位于球心的分子有作用力。因此,分子引力作用的范围是半径为 10^{-9}m 的球形,称为分子作用球,球的半径称为分子作用半径。

在图 5-7 中的液体表面取厚度等于分子作用半径为 r 的一层，称为液体的表面层，在表面层内的分子 m 与液体内部分子 m′ 受力的情况不一样。以分子 m 和 m′ 为球心作分子作用球，可以看出，液体内部的分子 m′ 所受周围分子的引力在各个方向大小相等，合力为零。而在表面层的分子 m，下部分子对它的引力大于上部分子对它的引力，其合力等于图中 e、f、g 部分分子对 m 引力的矢量和，合力垂直于表面层指向液体内部，而且

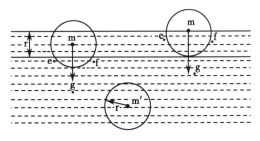

图 5-7　液体表面层分子所受的力

分子 m 愈接近液面合力愈大。由此可见，处于液体表面层的分子都受到一个指向液体内部的力的作用。在这些力的作用下，液体表面就处于一种特殊的张紧状态，在宏观上表现为一个被拉紧的弹性薄膜而具有表面张力。

由上述可知，所有位于表面层的液体分子，都要受到垂直液面并指向液体内部的分子引力的作用，这些引力分别被一些十分靠近的分子的斥力所平衡，使其能够停留在液体的表面层。如果要把液体内部的分子移到表面层，就必须反抗表面层下面的分子对它的引力做功，从而增加了这一分子的势能。可见表面层内的分子比液体内部的分子具有更多的势能。由于系统的势能有减到最小的趋势，因此只要可能，表面层的分子就要往液体内部迁移，使表面积缩到最小。反之，如果要增加液体的表面积，就得做功把更多的分子提到液面上来，从而增加液体表面的势能。表面层中所有分子高出液体内部分子的那部分势能的总和，称为液体的表面能（surface energy），又称为表面自由能。

下面从外力做功的角度考察表面张力系数与液体表面能的关系。如图 5-8 为矩形金属框 ABCD，上面有一层液体薄膜，金属框的一边 BC 长为 L，可以自由滑动。由于表面张力的作用，薄膜要收缩，BC 边要向 AD 边移动。要使 BC 边匀速向右移动，必须施加一个与表面张力大小相等、方向相反的力 F。假设图 5-8 中的金属丝 BC 边在力 F 的作用下向右移动一段距离为 Δx，达到图中 B′C′ 的位置，由于液膜有上、下两个表面，则增加的液膜表面积 $\Delta S = 2L\Delta x$，外力 $F = 2\alpha L$，这时外力所做的功为 $\Delta A = F \cdot \Delta x$，增加液体单位表面积所做的功为

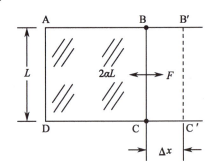

图 5-8　表面张力系数与表面能

$$\frac{\Delta A}{\Delta S} = \frac{F \cdot \Delta x}{2L \cdot \Delta x} = \frac{2\alpha L}{2L} = \alpha \, (\text{J} \cdot \text{m}^{-2}) \qquad (5\text{-}32)$$

由式（5-32）可知，表面张力系数在数值上等于增加单位表面积时外力所做的功。从能量角度看，表面张力系数的大小等于增加单位表面积时所增加的表面自由能。

应该指出，液体表面张力与弹性膜的张力在本质上是不一样的。弹性膜的张力随面积的增加而增加，而液面的张力却不受面积变化的影响。这是因为弹性膜分子间的距离随膜的面积的增加而变大，而对液膜来说，尽管它的面积增大，液面分子间的距离却由于液内分子的补充而维持不变。

二、弯曲液面的附加压强

液体表面层相当于一个拉紧的弹性膜，若液体表面为曲面，则表面张力有拉平液面的趋势，从而对液体产生附加压强。附加压强的方向由表面张力的方向确定，大小可用液面内外的压强差来表示。

我们来研究球形液面内外压强差的大小，如图 5-9（a）所示，在液面处隔离出一个球帽状的小液块，分析其受力情况，可以看出，小液块受到三部分力的作用：一部分力是通过小液块的边界线作用在液块上的表面张力，处处与该边界线垂直，并与球面相切；第二部分力是液体内外的压强差产生的作用于液块底面（即图中阴影部分）向上的压力；第三部分力是小液块的重力，它比前两部分力要小得

多,可以忽略不计。

设球形液面半径为 R,单位长度液体表面的张力为 T(大小即为液体的表面张力系数 α),各量关系见图 5-9(b)。T 的垂直向下分量为 $T\cdot\sin\theta$,则小液块边界线所具有的总张力向下分量为:

$$2\pi R\sin\theta\times\alpha\sin\theta=\alpha\times2\pi R\sin^2\theta$$

若液体内外的压强差用 Δp 表示,则小液块所受的向上压力为

$$\Delta p\times\pi R^2\sin^2\theta$$

这两部分力方向相反,在平衡时它们的大小应该相等,所以

$$\alpha\times2\pi R\sin^2\theta=\Delta p\times\pi R^2\sin^2\theta$$

$$\Delta p=\frac{2\alpha}{R} \tag{5-33}$$

上式称为球形液面的拉普拉斯公式。公式(5-33)对于凸、凹的球形液面都是适用的,如果液面是凸的,Δp 取正值,说明液面内的压强比液面外的压强大;如果液面是凹的,Δp 取负值,说明液面内的压强小于液面外的压强。

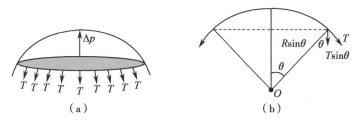

图 5-9　球形液面的张力和压强

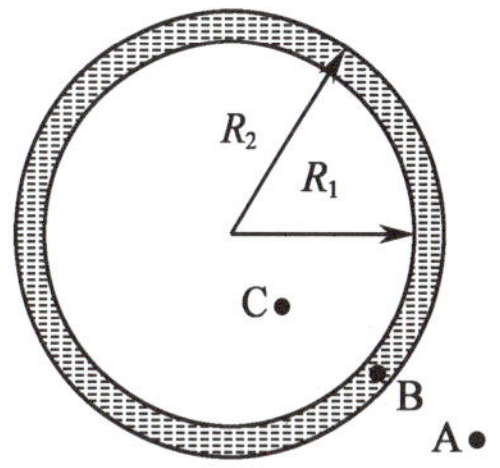

图 5-10 是一个球形液膜(如肥皂泡)。液膜具有内外两个表面层,R_1 和 R_2 分别是液膜内、外表面的半径。设球形液膜内 C 点的压强为 p_C,液膜中 B 点的压强为 p_B,膜外 A 点的压强为 p_A。因液膜的外表面是一个凸面,由式(5-33)知

$$p_B-p_A=\frac{2\alpha}{R_2}$$

图 5-10　球膜的附加压强

而液膜的内表面是一个凹面,附加压强是负值,所以

$$p_B-p_C=-\frac{2\alpha}{R_1}$$

因为液膜很薄,可以认为 $R_1=R_2=R$,从上述两式中消去 p_B,则得

$$p_C-p_A=\frac{4\alpha}{R} \tag{5-34}$$

即肥皂膜处于平衡时,膜内压强比膜外压强大 $\frac{4\alpha}{R}$。这就是球形液膜产生的附加压强。

图 5-11 是在一根管子的两端吹两个大小不等的肥皂泡。打开中间活塞,使两泡相通,我们会看到小泡不断变小,而大泡却不断变大。这是因为小泡中的空气压强比大泡中的空气压强大的缘故。直到大泡的曲率半径和小泡剩余部分的曲率半径相同才会达到平衡。球面附加压强对了解肺泡的物理性质和呼吸过程

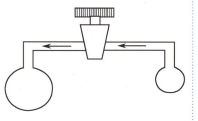

图 5-11　球形液膜附加压强实验

具有重要的意义。

三、润湿和不润湿现象

在玻璃板上放一小滴水银,它总是近似球形而不附着在玻璃上,这时我们说水银不润湿玻璃。在无油脂的玻璃板上放一滴水,水会沿着玻璃面向外扩展,附着在玻璃上,这时我们说水润湿玻璃。液体和固体接触时,有时液体能润湿固体,有时则不能。这种差别是由液体分子之间的吸引力(称为内聚力)小于或大于液体分子与固体分子之间的吸引力(称为附着力)所决定的。如果内聚力小于附着力,则液体与固体的界面有尽量扩大的趋势,固体上的液滴将展开成薄膜,固体被润湿;如果内聚力大于附着力,则液体与固体的界面有尽量缩小的趋势,固体上的液滴不会展开,不发生润湿现象。在液体与固体的接触处,作液体表面的切线与固体表面的切线,这两切线通过液体内部所成的角 θ,称为接触角(contact angle),其值介于 0° 和 180° 之间,由附着力和内聚力的大小而定。附着力越大,θ 越小,液体越能润湿固体。θ=0° 时,液体完全润湿固体,为简单起见,在实际应用中,如水与干净的玻璃,可以近似为完全润湿。图 5-12(a)表示附着力大于内聚力,固体被润湿,θ 小于 90°;图 5-12(b)表示内聚力大于附着力,固体不被润湿,θ 大于 90°;θ=180° 时为完全不润湿。

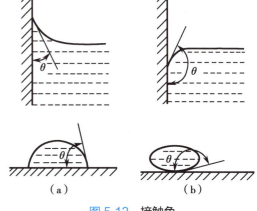

图 5-12　接触角
(a)湿润;(b)不湿润。

四、毛细现象

内径很小的管子称为毛细管。将毛细管的一端插入液体中,液体润湿管壁时,管内液面上升,不润湿时则下降,这种现象称为毛细现象(capillarity)。

下面分析液面上升的情况。因毛细管内径很小,将其插入液体时,管内的液面可看成是球面的一部分,如图 5-13 所示。由于液面是凹面,因此液面下的压强低于液面外的大气压强。设接触角为 θ,毛细管的内半径为 r,液面的曲率半径为 R。由图可见,$r=R\cos\theta$。根据式(5-33)液面内外的压强差为

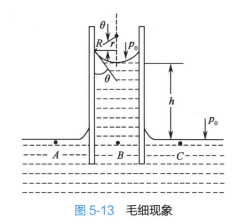

图 5-13　毛细现象

$$\Delta p = \frac{2\alpha}{R} = \frac{2\alpha \cdot \cos\theta}{r}$$

此压强差使管内液面上升。根据流体静力学,达到平衡时,管内液面下的 B 点应该和同水平面的 C 点压强相同,即

$$p_0 - \frac{2\alpha\cos\theta}{r} + \rho gh = p_0$$

式中 p_0 为大气压强,h 为平衡时管内外液面的高度差,ρ 是液体的密度。由上式得

$$h = \frac{2\alpha}{r\rho g}\cos\theta \tag{5-35}$$

上式说明,毛细管中液面上升的高度与表面张力系数成正比,而与毛细管的内径成反比。管径越细,液面上升越高。

对于不润湿管壁的液体,在毛细管内的液面是凸的,液面内的压强高于液面外的压强,管内的液面将下降至管外的液面之下,其高度差也可用式(5-35)计算,此时接触角 $\theta > \pi/2$,故所得的 h 为负,表示管中液面下降。

毛细现象在日常生活中经常遇到。对于植物的吸收和水分运输,动物血液在毛细血管中的流通和空气栓塞现象,毛细现象都起着重要的作用。

五、空气栓塞

液体在细管中流动时,如果管中有气泡,液体的流动将受到阻碍,气泡多时可发生阻塞,这种现象称为空气栓塞(air embolism)。图5-14(a)表示均匀毛细管中的一段润湿性液柱,中间有一个气泡,在左右两端的压强相等时,气泡两端的液面形成同样的凹弯月面,且其曲率半径相等,因表面张力而出现的附加压强大小相等方向相反,所以液柱不流动。如果在毛细管左端增加压强 Δp,这时气泡左边的曲率半径变大,右边的曲率半径变小,因而使左端弯曲液面所产生的附加压强 $p_左$ 比右端弯曲液面所产生的附加压强 $p_右$ 小。如果它们的差值正好等于 Δp,即 $\Delta p = p_右 - p_左$,则系统仍处于平衡状态,液柱不会向右移动,如图5-14(b)所示。只有当两端的压强差 Δp 超过某一临界值 $n\delta$ 时,气泡才能移动。这个临界值 δ 与液体和管壁的性质以及管的半径有关。当管中有 n 个气泡时,则只有当 $\Delta p \geq n\delta$ 时液体才能带着气泡移动,如图5-14(c)。

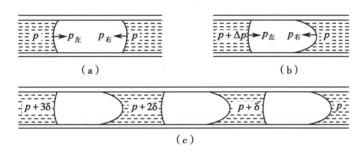

图 5-14 空气栓塞(air embolism)

给患者输液时,要经常注意防止输液管中出现空气栓塞现象。静脉注射时,应特别注意不能在注射器中留有气泡,以免在微血管中发生栓塞。此外,潜水员从深水中上来,或患者和工作人员从高压氧舱中出来,都应有适当的缓冲时间,否则,高压时溶于血液中的过量气体,在正常压强下会迅速释放出来形成气泡,容易形成空气栓塞。

六、表面活性物质与表面吸附现象

溶液的表面张力系数通常都因溶剂的表面张力系数不同而有所不同,有的溶质使溶液的表面张力系数减小,有的溶质则使其增大,前者称为该溶剂的表面活性物质(surfactant),后者称为表面非活性物质。水的表面活性物质常见的有胆盐、卵磷脂、有机酸、酚醛、肥皂等。水的表面非活性物质有食盐、糖类、淀粉等。

表面活性物质溶入溶剂后,由于溶剂分子之间的吸引力大于溶剂分子与溶质分子之间的吸引力,所以位于表面层中的溶剂分子受到使它趋向溶液内部的力大于表面层中溶质分子对它的吸引力,结果使溶剂分子尽可能地进入溶液的内部,表面层中溶质的浓度增大,只是由于扩散现象,浓度的增大才有一定的限度。这样就减少了溶液的表面能,增加了系统的稳定性。由于表面活性物质在溶液中聚集于表面层,所以少量的表面活性物质就可以在很大程度上影响液体的表面性质,显著降低表面张力。在某些情况下,表面层可以完全由溶质组成,我们把表面活性物质在溶液的表面层聚集并伸展成薄膜的现象称为表面吸附(surface adsorption)。水面上的油膜就是常见的表面吸附现象。如果溶剂中加入表面非活性物质,为了减少表面能,表面非活性物质将尽可能离开表面层进入液体内部,结果就使表面非活性物质在液体内部的浓度大于表面层。

表面活性物质在呼吸过程中起着重要作用。肺位于胸腔内,支气管在肺内分成很多小支气管,小支气管越分越细,末端膨胀成囊状气室,每室又分成许多小气囊,称为肺泡。人的肺泡总数约为3亿个,各个肺泡的大小不一,而且有些肺泡是相连的。在充满空气的肺中,既有肺组织的弹性力,又有肺泡内壁表面液层组成的气-液界面上的表面张力。对于肺充气来说,大部分压力是用来克服表面张力的。若各肺泡的表面张力系数相同,小肺泡内的压强将大于大肺泡内的压强,小肺泡内的气体将流向大肺泡,使小肺泡趋于萎缩,而大肺泡膨胀,但是这种情况在肺内并没有出现,原因就是表面活性物质在起作用。肺泡表面活性物质是由肺泡Ⅱ型细胞分泌的一种脂蛋白,主要成分是二棕榈酰卵磷脂,以单层分子垂直排列于肺泡气-液界面,并且肺泡表面活性物质的量是一定的。呼气时,肺泡表面积减小,表面活性物质的浓度相对增大,使表面张力系数减小,虽然肺泡的半径变小,但附加压强却不会升高,对肺泡的收缩起抑制作用,使肺泡不致萎缩。吸气时,肺泡表面积增大,表面活性物质的浓度相对减小,使表面张力系数增大,虽然肺泡的半径变大,但附加压强却不会降低,对肺泡的扩张起抑制作用,保证肺泡不致过大。如果肺泡壁的表面活性物质缺乏,肺的功能将发生障碍,很多肺泡因内压大小不等而无法稳定,易于发生肺不张。实验表明,正常呼气后,肺泡内通常还有余气,这使接下来的吸气变得容易一些。而对于某些新生儿,特别是早产儿,由于肺成熟度差,肺泡表面活性物质缺乏会引发新生儿呼吸窘迫综合征,病死率很高。子宫内胎儿的肺泡为黏液所覆盖,附加压强使肺泡完全闭合,临产时虽然肺泡分泌表面活性物质以降低黏膜的表面张力系数,但新生儿仍需通过大声啼哭的强烈动作来克服肺泡的表面张力而进行第一次呼吸。

思考题与习题

5-1　对一定质量的气体来说,当温度不变时,气体的压强随体积减小而增大;当体积不变时,压强随温度升高而增大。从宏观来看,这两种变化同样使压强增大,从微观看,它们是否有区别?

5-2　一个分子的平均平动动能为 $\frac{3}{2}kT$ 应如何理解? 对于某一个分子能否根据此式计算它的动能?

5-3　两种不同种类的气体的平均平动动能相同,但气体的密度不同,问它们的温度是否相同? 压强是否相同?

5-4　最概然速率的物理意义是什么? 方均根速率、最概然速率和平均速率,它们各有何用处?

5-5　容器内有一定量的气体,若保持容积不变而使温度升高,则分子的平均碰撞频率和平均自由程将如何变化?

5-6　试区分并说明下列各量的物理意义。

（1）$\frac{1}{2}kT$；　　　（2）$\frac{3}{2}kT$；　　　（3）$\frac{i}{2}kT$；　　　（4）$\frac{i}{2}RT$。

5-7　速率分布函数的物理意义是什么? 试说明下列各式的物理意义。

（1）$f(v)\mathrm{d}v$；　　（2）$Nf(v)\mathrm{d}v$；　　（3）$\int_{v_1}^{v_2}f(v)\mathrm{d}v$；　　（4）$\int_{v_1}^{v_2}Nf(v)\mathrm{d}v$。

5-8　在下述几种情况里,毛细管中的水面高度会有什么变化? （1）使水温升高;（2）加入肥皂水;（3）减小毛细管的直径;（4）降低毛细管伸出水面的高度。

5-9　若室内因生起炉子后,温度从15℃升高到27℃,而室内气压不变,问此时室内的气体减少了百分之几?

（4%）

5-10　湖面下50m深处,温度为4℃,有一体积为10cm³的气泡,若湖面的温度为17℃,求此气泡升到湖面时的体积。

$(61.6cm^3)$

5-11　一容器内贮有气体,压强为 1.33Pa,温度为 300K。问在单位容积内有多少分子? 这些分子的总平动动能是多少?

$(3.21\times10^{20}m^{-3};1.99J\cdot m^{-3})$

5-12　2g 氢气装在 20L 的容器内,当容器内的压强为 4.0×10^4Pa 时,氢气分子的平均平动动能是多少?

$(1.99\times10^{-21}J)$

5-13　容积为 2 500cm³ 的烧瓶内有 1.0×10^{15} 个氧分子,有 4.0×10^{15} 个氮分子和 3.3×10^{-7}g 的氩气。设混合气体的温度为 150℃,求混合气体的压强。

$(23.3\times10^{-3}Pa)$

5-14　一真空管的真空度约为 1.38×10^{-3}Pa(即 1.0×10^{-5}mmHg),试求在 27℃时单位体积中的分子数及分子的平均自由程(设分子的有效直径 $d=3\times10^{-10}$m)。

$(3.33\times10^{17}m^{-3};7.5m)$

5-15　吹一个直径为 10cm 的肥皂泡,设肥皂液的表面张力系数 $\alpha=40\times10^{-3}$N·m⁻¹。试求吹此肥皂泡所做的功,以及泡内外的压强差。

$(8\pi\times10^{-4}J;3.2Pa)$

5-16　一 U 形玻璃管的两竖直管的直径分别为 1mm 和 3mm。试求两管内水面的高度差(水的表面张力系数 $\alpha=73\times10^{-3}$N·m⁻¹)。

$(2cm)$

5-17　在内半径 r=0.30mm 的毛细管中注入水,在管的下端形成一半径为 R=3.0mm 的水滴,求管中水柱的高度。

$(5.5cm)$

5-18　有一毛细管长 L=20cm,内直径 d=1.5mm,水平地浸在水银中,其中空气全部留在管中,如果管子浸在深度 h=10cm 处,问管中空气柱的长度 L_1 是多少? (设大气压强 p_0=76cmHg,已知水银表面张力系数 α=0.49N·m⁻¹,与玻璃的接触角 $\theta=\pi$)

$(0.179m)$

(王昌军)

第六章 | 热力学基础

学习要求

1. 掌握热力学第一定律、热力学第二定律,并熟练应用于理想气体各等值过程及循环过程。
2. 理解宏观过程的不可逆性和热力学概率之间的关系。
3. 了解生命系统的能量交换和代谢;了解热力学第二定律的意义以及熵的概念。

热力学(thermodynamics)是从能量的观点研究与热运动有关的各种自然现象的宏观规律的理论。热力学第一定律是关于热力学过程中的能量转换和守恒定律,第二定律则指明了热力学过程进行的方向和条件,它们都来源于对大量实验事实的总结。热力学的研究方法是宏观的方法,不涉及物质的微观结构和过程,仅从少数宏观参量的变化来推断和解释实验结果,因此它对复杂系统(如生命系统)的分析适用。

第一节 | 热力学的基本概念

一、热力学系统 平衡态

在热力学中,把要研究的对象叫做热力学系统(thermodynamic system),简称系统。系统以外能够影响系统的所有物体叫做系统的外界或环境(surroundings)。与环境之间既没有能量交换又没有物质交换的系统叫做孤立系统(isolated system),严格说来,自然界中并不存在这样的系统,因为任何一个系统都会或多或少地受到外界的影响,所以孤立系统是一个理想的系统;与外界有能量交换但没有物质交换的系统叫做封闭系统(closed system);与外界既有能量交换又有物质交换的系统叫做开放系统(open system),生物体即属于开放系统,它不断地和环境交换着物质和能量。

热力学系统的宏观状态,可划分为平衡态和非平衡态。平衡态是指在没有外界影响时,系统的宏观性质不随时间发生变化的宏观状态,系统有确定的状态参量,否则称为非平衡态。对于一个确定的热力学系统处于平衡态时,可以用一组态参量来表示。任何由态参量所完全确定的函数称为系统的态函数。理想气体的态参量 p、V、T 之间服从方程 $pV = \dfrac{M}{\mu}RT$,它是一个态函数。态函数的一个重要性质是当系统从一个状态转变到另一个状态时,其值的变化只决定于这一转变的始态和终态,而与所经历的路径无关。对于一定量的处于平衡态的理想气体来说,态参量 p、V、T 中只有两个是独立的,给定其中的任意两个参量,第三个参量也就确定了,所以给定任意两个参量的数值,就对应一个平衡态。如果以 p 为纵坐标,V 为横坐标,如图 6-1 所示,则在 p-V 图上任何一点 A(p_1、V_1)就对应一个平衡态。非平衡态因为无均匀确定的参量,所以不能用图形表示。一个孤立系统,不论其初态如何,经过一定的时

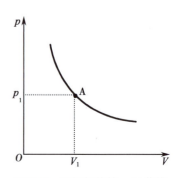

图 6-1 理想气体的 p-V 曲线

间以后,必将达到热力学平衡态,即系统的温度、压强等都达到均匀一致。

二、准静态过程

系统在某一时刻的状态决定于初始条件和系统所处的环境条件。当系统和外界发生相互作用时,系统的状态就会发生变化。热力学系统的状态随时间的变化称为热力学过程(thermodynamic process),简称过程。如果过程所经历的所有中间状态,都无限接近于平衡态,这个过程就称为准静态过程(quasi-static process)。图 6-1 中的曲线就代表一准静态过程。准静态过程是一种理想过程,实际上是不可能做到的。但如果使过程进行得非常缓慢,进行的速率趋近于零时,这个过程就趋于准静态过程。所以理想的准静态过程可以认为是实际过程的近似代表。本章讨论的过程,除非特别注明,一般都是指准静态过程。

第二节 ｜ 热力学第一定律

一、功　热量　内能

做功和传热都可以使热力学系统的状态发生变化。例如,一杯水,可以通过加热的方法,使其从某一温度升高到另一温度;也可以用搅拌做功的方法,使这杯水升高到同一温度。前者是通过传热来完成的,后者是通过外界做功来完成的。两者方式虽然不同,但是导致的状态变化相同,这说明机械运动和热运动之间可以互相转化。传热过程中所传递的能量的多少叫热量(heat)。和功一样,热量也是能量转化的一种形式,一定量的功相当于一定量的热量。热量、功和势能都是能量单位,在国际单位制(SI)中,单位为焦耳,符号为 J(1kcal=4.2kJ)。

事实证明,对于热力学系统,不论所经历的热力学过程有何不同,只要系统的初、终状态确定不变,则外界对系统所做的功和向系统所传递的热量的总和是恒定不变。在力学中,重力做功与路径无关,由此我们引进了重力势能的概念。与此类似,对于热力学系统也存在着一个仅由状态决定的态函数,叫做系统的内能(internal energy)。从分子运动论的观点来说,系统的内能就是系统中所有的分子热运动的能量和分子与分子间相互作用的势能的总和,它包括分子无规则热运动的动能、分子间的相互作用势能、化学能、原子能、核能等,不包括系统整体运动的动能和系统与外场相互作用的势能。在系统所经历的热力学过程中,原子核内的能量并不改变。理想气体的内能 U,一般只由系统内分子热运动的各自由度动能总和,它仅是温度的单值函数,即 $U=U(T)$ 能量决定。

"做功"和"传热"虽有其等效的一面,但在本质上是不相同的。"做功"(指机械功)是通过物体做宏观位移来完成的,它的作用之一是将物体的有规则运动转化为系统内部的无规则运动,即机械能转化为内能。"传热"是通过分子之间的相互作用来完成的,它的作用是系统外物体分子无规则运动与系统内分子无规则运动之间的转换,从而改变系统的内能。功、热量和内能是三个不同的物理量,它们之间有严格的区分,但又有着密切的联系。

二、热力学第一定律及其应用

一般情况下,系统状态变化时,做功和传热同时存在。假设一个系统由于与外界交换能量,使它由状态 I(初态)变为状态 II(终态),内能由 U_1 变为 U_2,在这个过程中系统吸收热量 ΔQ,同时对外做功 ΔA,那么根据能量转化和守恒定律,对外做功、吸收热量和系统内能增加量之间应满足

$$\Delta Q=\Delta U+\Delta A \tag{6-1}$$

上式就是热力学第一定律(first law of thermodynamics)的数学表示(式中各量的单位都用焦耳)。它说明:在任何过程中,系统从外界吸收的热量 ΔQ,一部分用于使系统的内能增加 ΔU($\Delta U=U_2-U_1$),一部

分用于系统对外做功 ΔA。为使式（6-1）适合于一切过程，式中各量符号规定为：系统的内能增加时 ΔU 为正，反之为负；系统对外界做功时 ΔA 为正，外界对系统做功时 ΔA 为负；系统从外界吸取热量时 ΔQ 为正，系统向外界放热时 ΔQ 为负。热力学第一定律应用于孤立系统时，系统和环境既没有热量交换（$\Delta Q=0$），又不对外做功（$\Delta A=0$），由式（6-1）得 $\Delta U=0$。这就是说，孤立系统内部各物体的能量可以互相传递，各种形式的能量也可以互相转化，但它们的总和不变。

对于状态的微小变化过程中，传热记为 $đQ$，做功记为 $đA$，传热和做功都是与过程相关的量，内能的是状态量，其改变记为 dU，这时热力学第一定律可写作

$$đQ=dU+đA \tag{6-2}$$

热力学第一定律是能量守恒与转化定律在热现象领域内所具有的特殊形式。历史上，曾经有人幻想制造一种不需要任何动力或燃料而可以不断地对外做功的机器，这种机器称为第一类永动机。热力学第一定律指出，做功必须由能量转化而来，不能无中生有地创造能量，第一类永动机违背热力学第一定律，是不可能做成的。因此，热力学第一定律也可叙述为：第一类永动机是不可能造成的。

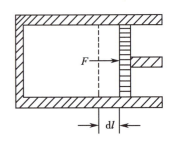

图 6-2　气体推动活塞做功

下面我们讨论热力学过程中功的表示。设图 6-2 的圆柱形筒内盛有气体。筒内活塞的面积为 S，且可以无摩擦地左右移动。

若筒内气体的压强为 p，它作用在活塞上的力 $F=p\cdot S$。当活塞移动一微小距离 dl 时，则气体膨胀推动活塞所做的功 $đA$ 为

$$đA=F\cdot dl=p\cdot S\cdot dl$$

由于气体的体积增加了 $S\cdot dl$，即 $dV=S\cdot dl$，所以上式可写为

$$đA=p\cdot dV \tag{6-3}$$

式（6-3）表示系统在无限小的准静态过程中所做的功。在气体膨胀时，$dV>0$，$đA>0$，表示系统对外做功；气体被压缩时，$dV<0$，$đA<0$，表示外界对系统做功。

在一个有限的准静态过程中，系统的体积由 V_1 变到 V_2 时，系统对外所做的总功为

$$A=\int đA=\int_{V_1}^{V_2} pdV \tag{6-4}$$

图 6-3 曲线下阴影部分的面积就是 $pdV=dA$。必须指出，只给定初态和终态，并不能确定功的数值。由图 6-3 可知，如果系统沿着图中虚线所示的过程进行，那么气体所做的功就等于虚线下面的面积，它比实线下面的面积大些，这表明做功不仅决定于系统的初、终态，而且与系统所经历的过程有关，由热力学第一定律，热量也与过程有关。功和热量都是过程量。

对于热力学第一定律的应用分为等容过程、等压过程、等温过程和绝热过程。

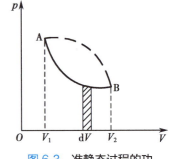

图 6-3　准静态过程的功

（一）等容过程

等容过程（isochoric process）的特点是系统的体积始终保持不变，即 $dV=0$，$đA=0$。因此，热力学第一定律可写成

$$đQ=dU \tag{6-5}$$

即系统从外界吸收的热量全部用来增加系统的内能。如果系统在等容过程中放热，则放出的热量等于系统内能的减少。

1mol 的气体在等容过程中温度升高 1K 时所吸收的热量称为等容摩尔热容,记作 C_V。质量为 M,摩尔质量为 μ 的气体,在等容过程中,温度升高 $\mathrm{d}T$,吸收的热量为

$$\text{đ}Q_V = \mathrm{d}U = \frac{M}{\mu}C_V\mathrm{d}T = nC_V\mathrm{d}T \tag{6-6}$$

(二) 等压过程

等压过程(isobaric process)的特点是系统的压强始终保持不变,即 $\mathrm{d}p=0$。在等压过程中,系统对外所做的功为

$$\text{đ}A = p\mathrm{d}V = \mathrm{d}(pV)$$

由热力学第一定律,可知系统吸收的热量为

$$\text{đ}Q_p = \mathrm{d}U + p\mathrm{d}V = \mathrm{d}U + \mathrm{d}(pV) = \mathrm{d}(U+pV)_p \tag{6-7}$$

即在等压过程中气体从外界吸收的热量一部分用于增加系统的内能,另一部分用于对外界做体积功。下标 p 表示"在压强 p 不变的过程中"。观察上式,考虑到 U 是状态函数,pV 是由系统的状态参量 p 和 V 唯一确定,因此我们引入一个新的状态函数 $H=U+pV$,称为焓(enthalpy),则上式可简化为

$$\text{đ}Q_p = \mathrm{d}H_p = (\mathrm{d}U + p\mathrm{d}V)_p \tag{6-8}$$

在等压过程中,系统吸收的热量一部分用于增加内能,另一部分用来对外做功;或者说,系统吸收的热量全部用来增加气体的焓。由此可知,气体焓总是大于它的内能。

1mol 的气体在等压过程中温度升高 1K 时所吸收的热量称为等压摩尔热容,记作 C_p。质量为 M,摩尔质量为 μ 的气体,在等压过程中温度升高 $\mathrm{d}T$,吸收的热量为

$$\text{đ}Q_p = \frac{M}{\mu}C_p\mathrm{d}T = nC_p\mathrm{d}T \tag{6-9}$$

由式(6-8)可得

$$\text{đ}Q_p = \mathrm{d}H_p = nC_p\mathrm{d}T \tag{6-10}$$

对于理想气体,由于 $pV=nRT$,则

$$H = U + pV = nC_VT + nRT = n(C_V+R)T \tag{6-11}$$

由式(6-10)得 $\mathrm{d}H = n(C_V+R)\mathrm{d}T$

故

$$C_p = C_V + R \tag{6-12}$$

上式称为迈耶公式。它表明,理想气体的等压摩尔热容等于等容摩尔热容与普适气体常量 R 之和。这是由于在等压条件下,当温度升高 1K 时,1mol 的气体除增加内能外,还将多消耗约 8.31J 的热量转变为因膨胀而对外所做的功。

气体的等容摩尔热容 C_V、等压摩尔热容 C_p 与气体分子的自由度 i 有关。令 C_p 与 C_V 的比值为 γ,表 6-1 给出了几类气体的热容及 γ 的理论值。

表 6-1 几类气体的热容及 γ 值

气体	自由度	$C_V/(\mathrm{J\cdot mol^{-1}\cdot K^{-1}})$	$C_p/(\mathrm{J\cdot mol^{-1}\cdot K^{-1}})$	$\gamma=C_p/C_V$
单原子分子	3	$\frac{3}{2}R \approx 12.5$	$\frac{5}{2}R \approx 20.8$	$\frac{5}{3} \approx 1.67$
刚性双原子分子	5	$\frac{5}{2}R \approx 20.8$	$\frac{7}{2}R \approx 29.1$	$\frac{7}{5} \approx 1.4$
刚性多原子分子	6	$3R \approx 24.9$	$4R \approx 33.3$	$\frac{4}{3} \approx 1.33$

(三) 等温过程

等温过程(isothermal process)的特点是系统的温度始终保持不变,即 $dT=0$,$dU=0$,$pV=$常数。热力学第一定律可写成

$$\text{d}Q_T=\text{d}U+p\text{d}V=p\text{d}V=\text{d}A \tag{6-13}$$

这就是说,理想气体在等温膨胀时,从外界吸收的热量全部转化为对外所做的功;在等温压缩时,外界对系统所做的功,全部转化为向外传递的热量。

设理想气体自态 I (p_1,V_1) 到态 II (p_2,V_2),则系统对外所做的功为

$$A=\int_{V_1}^{V_2}p\text{d}V=\frac{M}{\mu}RT\int_{V_1}^{V_2}\frac{\text{d}V}{V}=\frac{M}{\mu}RT\ln\frac{V_2}{V_1} \tag{6-14}$$

式中 T 为等温过程中系统的温度。当 $V_2>V_1$,即等温膨胀时,$A>0$,系统对外做正功;反之,当 $V_2<V_1$,即等温压缩时,$A<0$,外界对系统做正功。功的数值就等于 p-V 图中曲线下的面积如图 6-4 所示。

因为 $p_1V_1=p_2V_2$,式(6-14)可以写为

$$A=\frac{M}{\mu}RT\ln\frac{p_1}{p_2} \tag{6-15}$$

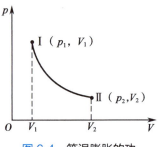

图 6-4　等温膨胀的功

(四) 绝热过程

绝热过程(adiabatic process)的特点是系统与外界没有热量交换,即 $dQ=0$。因此,热力学第一定律可以写为

$$\text{d}U=-\text{d}A \tag{6-16}$$

如果气体膨胀对外做功,$\text{d}A>0$,则 $dU<0$,气体内能减少,温度下降。所以在绝热过程中,气体对外做功是靠减少系统的内能来完成的。如果外界对系统做正功,$dU>0$,气体内能增加,温度上升。

由于气体内能的改变与过程无关,只与温度的改变有关,且

$$\text{d}A_Q=-\text{d}U=-\frac{M}{\mu}C_V\text{d}T$$

代入式(6-16)得

$$-A=nC_V\Delta T$$

$$\text{或 }-p\text{d}V=nC_V\text{d}T \tag{6-17}$$

设气体由态 I (p_1,V_1,T_1) 绝热地变化到态 II (p_2,V_2,T_2),则由式(6-17)可得气体对外所做的功为

$$A=-nC_V(T_2-T_1)=nC_VT_1\left(1-\frac{T_2}{T_1}\right) \tag{6-18}$$

下面我们讨论在准静态绝热过程中态参量之间的关系。

对理想气体状态方程 $pV=nRT$ 两边取微分得

$$p\text{d}V+V\text{d}p=nR\text{d}T \tag{6-19}$$

由式(6-17)和式(6-19)消去 dT 得

$$(C_V+R)p\text{d}V=-C_VV\text{d}p$$

因 $C_V+R=C_p$,$\gamma=\dfrac{C_p}{C_V}$,上式可变为

$$\frac{\text{d}p}{p}=-\gamma\frac{\text{d}V}{V}$$

积分得

$$\ln p + \gamma \ln V = 常量$$

或

$$pV^{\gamma} = 常量 \tag{6-20}$$

上式就是理想气体在绝热过程中压强和体积的变化关系,称为泊松方程(Poisson equation)。利用式(6-20)和状态方程,可得绝热过程中 V 与 T 以及 p 与 T 之间的关系

$$TV^{\gamma-1} = 常量 \tag{6-21}$$

$$p^{\gamma-1}T^{-\gamma} = 常量 \tag{6-22}$$

上面三个关系式都是绝热过程的方程式,注意三式中的常量是各不相同的。

根据泊松公式可以给出绝热过程在 p-V 图上所对应的曲线,称为绝热线,如图 6-5 下面的一条曲线所示。图中上面的一条曲线是等温线。A 是两条曲线的交点。分别对等温线(pV=常量)和绝热线(pV^{γ}=常量),求在 A 点的斜率 $\mathrm{d}p/\mathrm{d}V$ 得

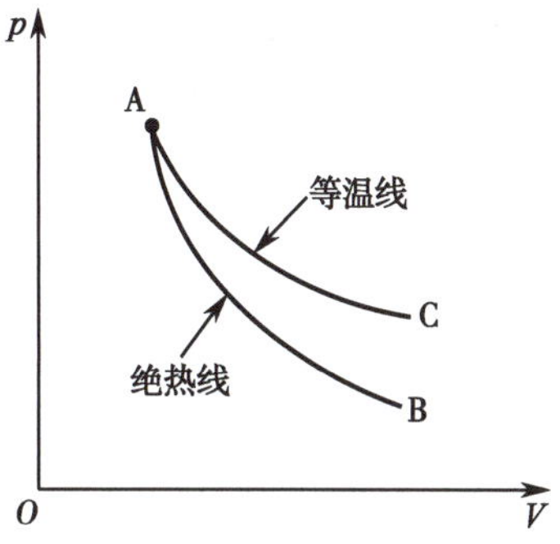

绝热线:

$$\frac{\mathrm{d}p}{\mathrm{d}V} = -\gamma \frac{p}{V}$$

等温线:

$$\frac{\mathrm{d}p}{\mathrm{d}V} = -\frac{p}{V}$$

图 6-5　绝热线和等温线

因为 $\gamma > 1$,所以在 p-V 图中的同一点,绝热线比等温线要陡些。从图中可以看出,在绝热膨胀时压强的降低要比等温膨胀时快些。这是由于等温膨胀时,压强的降低只是由于体积的增加,气体的内能不变;而绝热膨胀时则靠消耗内能做功,压强的降低不仅是由于体积的增加,而且还由于内能减少以致温度下降造成的。

＊三、生命系统的能量交换和代谢

人体是一个开放系统,它与外界之间不仅有能量交换(散失热量、对外做功),而且还有物质交换(摄取食物和氧、排出废物)。为了保证各个器官的正常活动、维持恒定的体温以及对外做功,人体必须从食物中获得能量。人体的能量转换与守恒服从热力学第一定律 $\Delta U = \Delta Q - \Delta A$。其中 ΔU 应包括摄入的食物和体内脂肪的能量变化,并假定在所考虑的时间内没有饮食和排泄。利用上式每个量的变化,我们能够描述整个人体的总能量平衡。一个人不管是休息或工作,总是不停地把食物中储藏的化学能转化为其他必需的能量形式,以维持身体的各器官、组织或细胞的功能。这个过程叫做分解代谢过程。在这过程中,内能不断地减少,ΔU 为负。部分分解代谢活动用于身体对外做功,部分成为传导到体外的热量 ΔQ,所以 ΔQ 也是负的。

在动物力能学的定量描述中,常用到 ΔU、ΔQ 和 ΔA 随时间 t 的变化率,它们之间的关系是

$$\frac{\Delta U}{\Delta t} = \frac{\Delta Q}{\Delta t} - \frac{\Delta A}{\Delta t}$$

式中 $\dfrac{\Delta U}{\Delta t}$ 叫做分解代谢率或简称代谢率,$\dfrac{\Delta Q}{\Delta t}$ 为产热率,$\dfrac{\Delta A}{\Delta t}$ 为身体输出给外界的机械功率。输出功率 $\dfrac{\Delta A}{\Delta t}$ 和产热率 $\dfrac{\Delta Q}{\Delta t}$ 原则上都可以直接测出。分解代谢率则只能通过氧的消耗率来间接测定,因为食物在分解代谢过程中需要氧,氧的消耗率决定于分解代谢率。以葡萄糖为例

$$\underset{180g}{C_6H_{12}O_6} + \underset{134.4L}{6O_2} \longrightarrow \underset{134.4L}{6CO_2} + \underset{108ml}{6H_2O} + 2.87 \times 10^6 J$$

完全氧化 1mol（180g）的葡萄糖需要 134.4L 的氧，产生 $2.87 \times 10^6 J$ 的热量，即每升氧产生的热量为 $2.14 \times 10^4 J$，每克葡萄糖产生的热量为 $1.59 \times 10^4 J$。表 6-2 是一些食物的典型能量数据。

表 6-2　一些食物的能量值

食物	平均能量/$(J\cdot g^{-1})$	每消耗 1L O_2 释放的能量/$(J\cdot L^{-1})$
糖	1.72×10^4	2.11×10^4
蛋白质	1.72×10^4	1.87×10^4
乙醇	2.97×10^4	2.03×10^4
脂肪	3.89×10^4	1.98×10^4
平均		2.00×10^4

根据热力学第一定律，代谢率 $\dfrac{\Delta U}{\Delta t}$ 要受输出功率 $\dfrac{\Delta A}{\Delta t}$ 的影响。人类从事不同的活动时的代谢率（耗氧率）见表 6-3。

表 6-3　各种活动的代谢率及耗氧率（以体重 65kg 计算）

活动水平	代谢率/$(J\cdot h^{-1})$	耗氧率/$(L\cdot min^{-1})$
睡眠	$\sim 2.93\times10^5$	0.23
轻微活动（听讲、漫步）	$\sim 8.37\times10^5$	0.65
中等活动（骑自行车 16km·h^{-1}）	$\sim 1.67\times10^6$	1.30
重活动（踢足球）	$\sim 2.09\times10^6$	1.63
打篮球	$\sim 2.51\times10^6$	1.95
自行车赛（43km·h^{-1}）	$\sim 5.86\times10^6$	4.55

由表 6-3 可见，人即使不进行任何运动，代谢率仍达到 $2.93\times10^5 J\cdot h^{-1}$，这个代谢率称为基础代谢率（basal metabolic rate，BMR）。测量患者的基础代谢率对某些疾病的诊断有重要意义。例如甲状腺功能异常时，基础代谢率可以发生 20%～70% 的变化。

第三节 ｜ 循环过程　卡诺循环

一、循环过程及其热机效率

热机（heat engine）是利用热来做功的机器，例如蒸汽机、内燃机、汽轮机等都是热机。热机中被用来吸收热量并对外做功的物质叫做工作物质。各种热机都是重复地进行着某些过程而不断地吸热做功的。为了研究热机的工作过程，引入循环过程的概念。如图 6-6 中，工作物质从 A 态出发，经历 ACB 过程达到 B 态，又从 B 态经历 BDA 过程回到 A 态，这样的过程称为循环过程（cyclic process）。在 p-V 图上，循环过程表现为一封闭曲线。图 6-6 中，循环沿顺时针方向进行，是一正循环，热机中所进行的过程就是类似这样的过程，其

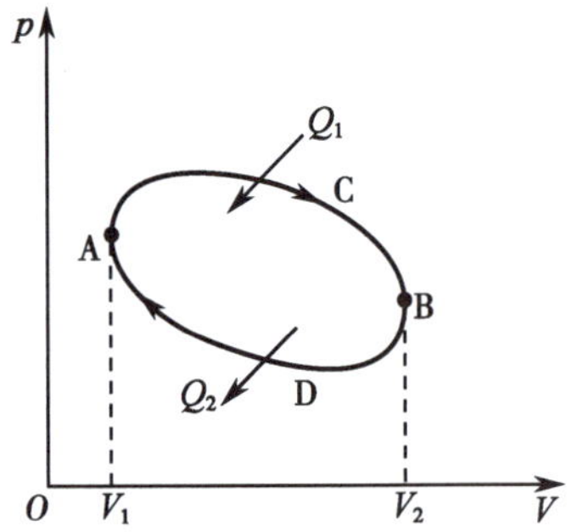

图 6-6　热机的循环过程

中曲线 ACB 表示吸热过程,曲线下的面积为工作物质在膨胀过程中对外界所做的正功;曲线 BDA 表示放热过程,曲线下的面积为工作物质在压缩过程中对外所做的负功。闭合曲线所包围的面积就是工作物质在一次循环中所做的净功。

一切热机的共同特点是连续地进行循环过程,并不断地对外做功。工作物质从中吸收热量的物体称为高温热源,如蒸汽机中的锅炉;工作物质对之放出热量的物体称为低温热源,如冷凝器。热机在每一循环中:①从高温热源吸取热量 Q_1;②对外做净功 A;③向低温热源放出热量 Q_2(只表示数值,下同)。经过一个循环以后,工作物质回到了原来的态,内能没有改变,根据热力学第一定律

$$A=Q_1-Q_2 \tag{6-23}$$

可见热机在每一循环中,由高温热源吸入的热量 Q_1 只有一部分转变为功 A,另一部分 Q_2 要传递给低温热源,这说明热转变为功是不完全的。我们把热机对外所做的净功 A 与它所吸收的热量 Q_1 的比值称为热机的效率,即

$$\eta = \frac{A}{Q_1} = \frac{Q_1-Q_2}{Q_1} = 1-\frac{Q_2}{Q_1} \tag{6-24}$$

实际上 Q_2 不能为零,所以热机的效率永远小于1。

如果循环沿逆时针方向进行,如图 6-7 所示,则为逆循环(inverted cycle)。此时,外界对工作物质做净功 A,同时从低温热源吸入热量 Q_2,向高温热源放出热量 Q_1。根据热力学第一定律有

$$Q_2+A=Q_1 \tag{6-25}$$

所以经过多次循环后,低温热源的温度愈来愈低,这就是制冷机的原理。制冷机的效能用制冷系数 ε 表示,定义为

$$\varepsilon = \frac{Q_2}{A} = \frac{Q_2}{Q_1-Q_2} \tag{6-26}$$

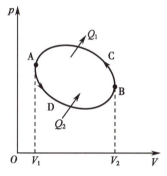

图 6-7　逆循环过程

[例 6-1] 图 6-8 表示某理想气体循环过程的 T-V 图,CA 为绝热过程,A 点的态参量 (T,V_1) 和 B 点的态参量 (T,V_2) 为已知。求 C 点的温度和这个循环的效率。

解:因为 C 点在等容线上又在绝热线上,故有

$$TV_1^{\gamma-1}=T_\mathrm{c}V_\mathrm{c}^{\gamma-1}=T_\mathrm{c}V_2^{\gamma-1}$$

故

$$T_\mathrm{c}=\left(\frac{V_1}{V_2}\right)^{\gamma-1}T$$

在一个循环过程中吸收的热量为

$$Q_1=Q_\mathrm{AB}=\frac{M}{\mu}RT\ln\frac{V_2}{V_1}$$

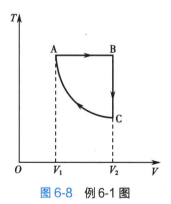

图 6-8　例 6-1 图

气体给外界的热量为

$$Q_2=-Q_\mathrm{BC}=\frac{M}{\mu}C_V(T-T_c)=\frac{M}{\mu}C_V\left[T-\left(\frac{V_1}{V_2}\right)^{\gamma-1}T\right]$$

$$=\frac{M}{\mu}C_VT\left[1-\left(\frac{V_1}{V_2}\right)^{\gamma-1}\right]$$

效率为

$$\eta = 1 - \frac{Q_2}{Q_1} = 1 - \frac{\dfrac{M}{\mu} C_V T \left[1 - \left(\dfrac{V_1}{V_2} \right)^{\gamma-1} \right]}{\dfrac{M}{\mu} R T \ln \dfrac{V_2}{V_1}}$$

$$= 1 - \frac{C_V \left[1 - \left(\dfrac{V_1}{V_2} \right)^{\gamma-1} \right]}{(C_p - C_v) \ln \dfrac{V_2}{V_1}} = 1 - \frac{1 - \left(\dfrac{V_1}{V_2} \right)^{\gamma-1}}{(\gamma - 1) \ln \dfrac{V_2}{V_1}}$$

二、卡诺循环及其效率

19 世纪初开始广泛使用的蒸汽机效率很低,只有 3%～5%。为了提高热机的效率,1824 年法国青年工程师卡诺提出了一种理想热机:热机的工作物质为理想气体,它只与一个高温热源和一个低温热源交换热量,热源和冷源的温度在热机工作过程中不发生变化,并经历准静态的循环过程。这种热机称为卡诺热机,它的循环过程称为卡诺循环(Carnot cycle),见图 6-9。因为是准静态过程,所以在工作物质与高温热源 T_1 接触的过程中,基本上没有温度差,工作物质与高温热源接触而吸热的过程 AB 是一个温度为 T_1 的等温膨胀过程。同样,工作物质和低温热源 T_2 接触而放热的过程 CD 是一个等温压缩过程。因为工作物质只与两个热源交换能量,所以当工作物质脱离两热源时所进行的过程 BC 和 DA,必然是绝热的准静态过程。总之,卡诺循环是由两个等温过程和两个绝热过程组成的。

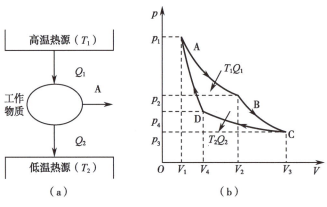

图 6-9 卡诺热机与卡诺循环
(a)卡诺热机;(b)卡诺循环。

下面计算卡诺热机的效率。设热源温度为 T_1,冷源温度为 T_2。工作物质在一个循环过程中的状态如图 6-9(b)所示,A、B、C、D 四点的体积分别为 V_1、V_2、V_3 和 V_4。工作物质为 n mol,按照式(6-14),两个等温过程吸入和放出的热量分别为

$$Q_1 = n R T_1 \ln \frac{V_2}{V_1}$$

$$Q_2 = n R T_2 \ln \frac{V_3}{V_4}$$

$$\frac{Q_2}{Q_1} = \frac{T_2}{T_1} \frac{\ln(V_3/V_4)}{\ln(V_2/V_1)} \tag{6-27}$$

由 AB 和 CD 是等温过程可知:$p_1 V_1 = p_2 V_2$,$p_3 V_3 = p_4 V_4$
由 BC 和 DA 是绝热过程可知:$p_1 V_1^{\gamma} = p_4 V_4^{\gamma}$,$p_2 V_2^{\gamma} = p_3 V_3^{\gamma}$

故
$$\frac{V_2}{V_1}=\frac{V_3}{V_4}\tag{6-28}$$

将式（6-28）代入（6-27）得

$$\frac{Q_2}{Q_1}=\frac{T_2}{T_1}\tag{6-29}$$

故卡诺热机的效率为

$$\eta=1-\frac{Q_2}{Q_1}=1-\frac{T_2}{T_1}\tag{6-30}$$

卡诺循环指出，高温热源的温度愈高，低温热源的温度愈低，热机的效率愈大。那么热机的效率能不能达到100%呢？如果不能，最大的可能效率又是多少呢？有关这些问题的研究促成了热力学第二定律的建立。

第四节 ｜ 热力学第二定律

一、热力学第二定律　可逆与不可逆过程

第一类永动机被热力学第一定律否定后，历史上不少人曾试图制造另一种热机，它不断地完成循环动作，在每一个循环中吸入的热量全部用来做功，即效率为100%的热机，这种机器称为第二类永动机。制造第二类永动机并不违反热力学第一定律，但所有的努力都失败了。大量的事实说明，热机都不可能只有一个热源，热机要不断地把吸取的热量变为有用的功，就不可避免地要将一部分热量传给低温热源。人们由此总结出第二类永动机不可能制成的自然规律，称为热力学第二定律（second law of thermodynamics），它叙述为：自然界没有这样一种循环过程，它进行的结果是从单一热源吸取热量，将其全部转化为功，并且在外界不遗留任何其他变化。这一叙述是由开尔文首先提出来的，通常称为热力学第二定律的开尔文表述。应当说明，物体是能够把它吸入的热量全部转化为功的，只是这时或者没有完成循环过程，或者是留下其他变化。例如，理想气体在等温膨胀时吸入的热量全部转化为功，但它在膨胀后体积增大了，没有回到原始状态。

克劳修斯在观察自然现象时发现，热量的传递也有一种特殊的规律，即热量不可能自发地从低温物体传到高温物体。这一规律通常被称为热力学第二定律的克劳修斯表述。

初看起来热力学第二定律的这两种表述并无关系。开尔文表述是热量转变为功的问题；而克劳修斯表述的是热量传递的问题。两种表述是等效的。我们用反证法加以证明。

假设克劳修斯表述不成立，即热量 Q 能从低温热源 T_2，自动地传给高温热源 T_1，而且不产生其他影响，如图6-10所示。在两热源间安装一热机，它从高温热源吸取热量 $Q_1=Q$，一部分用来对外做功 A，另一部分热量 Q_2 传给低温热源 T_2 形成一个循环。在这一循环过程中，总的效果是从单一低温热源吸取热量 $Q-Q_2$，全部用来对外做功 A，而高温热源不发生变化，这显然也就违反了开尔文表述。

违背热力学第一定律的过程一定不会发生。但是，满足热力学第一定律的过程却不一定会发生。热力学第二定律就是关于自然过程发生及进行方向的规律，它是判定实际过程是否能够发生及其进行方向的依据。

热力学第一定律指明能量守恒与转换的数量关系，热力学第二定律则说明并非所有能量守恒的过程都能进行，热现象的自然过程都具有一定的方向性。

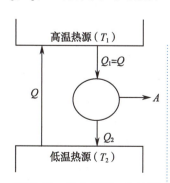

图 6-10　热力学第二定律两种表述的等效性

为了解决热力学过程的方向性问题,我们引入可逆过程的概念。若系统经过一定过程,从某一状态到达另一状态,又可以经过和原来完全一样的那些中间状态重新回到原来的状态,而不引起外界任何变化,则这种过程称为可逆过程(reversible process),否则就是一个不可逆过程(irreversible process)。热力学第二定律的两种说法就是分别挑选了一种典型的不可逆过程(热功转换和热传导的不可逆性)。实际上,一切自发过程都是不可逆的。例如通过摩擦,功转化为热量,根据热力学第二定律,热量不能再通过循环过程全部转化为功,因此,功通过摩擦转化为热量的过程是不可逆过程;各部分浓度不同的溶液自动扩散,最后达到均匀,而浓度已均匀的溶液,不会自动地变成不均匀等等。这些自然界的自发过程有一定的方向,都是不可逆过程,要想使过程逆向进行,回到原来的状态,必须借助于外来因素,引起外界的变化。

那么,是否有可逆过程存在? 假如单摆不受空气阻力和其他摩擦力的作用,则它的摆动可视为是可逆的。又如,无摩擦或其他耗散效应的准静态过程,其中的每一步都达到了平衡,如果我们控制条件,使它按照与原过程相反的顺序进行,经过原来的所有中间状态,并消除所有的外界影响,则可使无摩擦的准静态过程成为可逆过程,但实际上这样的条件是很难实现的,严格地说可逆过程只是一种理想的过程,我们只能实现和可逆过程非常接近的过程。因此,利用可逆过程的概念得到的结论,是一种极限的情形。虽然准静态过程和可逆过程在实际生活中是不存在的,但是这些概念有助于我们从理论上分析问题,从而得出解决实际问题的普遍原理。

二、卡诺定理

工作在可逆循环的热机称之为可逆热机,工作在不可逆循环的热机称之为不可逆热机。卡诺循环中每个过程都是准静态过程,卡诺循环是理想的可逆循环,卡诺热机是可逆热机。1824 年卡诺在研究热机效率的极限问题时提出了卡诺定理(Carnot theorem):

(1)在相同的高温热源 T_1 和低温热源 T_2 之间工作的一切可逆热机,其效率都等于卡诺热机的效率,而与工作物质无关。

(2)在相同的高温热源和低温热源之间工作的一切不可逆热机,其效率都不可能大于可逆热机的效率。

由卡诺定理可知,在高低温热源 T_1 和 T_2 之间工作的一切可逆热机的效率为

$$\eta = 1 - \frac{T_2}{T_1} \tag{6-31}$$

一切不可逆热机的效率为

$$\eta' < 1 - \frac{T_2}{T_1} \tag{6-32}$$

三、热力学第二定律的统计意义

热力学第二定律的不同表述可以看到,一切自发的自然过程总是向着分子运动的无序性增大的方向进行的。这就是热力学第二定律所阐明的不可逆过程的本质。

热现象是与大量分子无规则的热运动相联系的,为了进一步认识热力学第二定律的本质,我们来分析气体的自由膨胀。如图 6-11 所示,用隔板将容器分成容积相等的 A、B 两室,使 A 室充满气体,B 室保持真空。我们来观察气体分子运动的分布情况。如果仅考虑四个分子 a、b、c、d,把隔板抽掉后,它们将在整个容器内运动,分子在容器中的分布见表 6-4,共

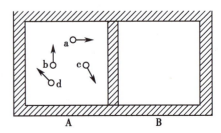

图 6-11　气体自由膨胀不可逆性的统计意义

有 16 种微观态,每个微观态出现的概率是一样的。从分子浓度分布的宏观表现来看,16 种微观态分属 5 种宏观态,其中,四个分子全退回 A 室的宏观态概率最小,分子在 A、B 两室均匀分布的宏观态(即分子处于无序程度最大的状态)概率最大。

表 6-4　四个分子在容器内的分布

微观态	分子位置		宏观态	宏观状态中对应微观态数 W	概率
	A 室	B 室			
1	abcd	—	A_4B_0	1	1/16
2	bcd	a	A_3B_1		
3	acd	b	A_3B_1		
4	abd	c	A_3B_1	4	4/16
5	abc	d	A_3B_1		
6	ab	cd	A_2B_2		
7	ac	bd	A_2B_2		
8	ad	bc	A_2B_2		
9	bc	ad	A_2B_2	6	6/16
10	bd	ac	A_2B_2		
11	cd	ab	A_2B_2		
12	a	bcd	A_1B_3		
13	b	acd	A_1B_3		
14	c	abd	A_1B_3	4	4/16
15	d	abc	A_1B_3		
16	—	abcd	A_0B_4	1	1/16

可以证明:如果容器中共有 N 个分子,若以分子处在 A 室或 B 室来分类,则共有 2^N 种可能的分布,而全部 N 个分子都退回到 A 室的宏观态的概率为 $\dfrac{1}{2^N}$。我们知道,宏观系统都包含了大量分子,例如,对 1mol 气体,$N=6.02 \times 10^{23}$,所以,当气体自由膨胀后,所有这些分子集中地全部都退回到 A 室的概率只有 $\dfrac{1}{2^{6.02 \times 10^{23}}}$。这个概率是非常小,以至于实际上是观察不到的。

W 表示某一宏观状态所对应的微观状态的数目,则定义该宏观状态出现的概率 P 为

$$P=W/n^N \tag{6-33}$$

很明显,在一定宏观条件下,系统存在多种可能的宏观状态,但是它们出现的概率各不相同,拥有最多微观状态数目的宏观状态出现的概率是最大的。因此,在实际上最可能观察到的宏观状态就是出现概率最大的那一个状态。对于上述容器中的气体,就是分子几乎均匀分布在左右两区的状态。因此,在一定的宏观条件下,气体的平衡态就是拥有最多微观状态数目的宏观状态。

每一种宏观状态对应很多中微观状态,任一宏观状态所对应的微观状态的数目 W 为该宏观状态的热力学概率。数学概率总是从 0 到 1,而热力学概率却是一个很大的数。

对于气体的膨胀过程,抽去隔板之前,所有分子都在左区,这个宏观状态所对应的热力学概率 W 最小;抽去隔板以后,当系统再次恢复平衡态,分子在整个容器中均匀分布,终了平衡态所对应的热力学概率 W 最大。反过来的过程,即分子自动地集中于左区的过程,出现的概率很小,以致实际上观察不到,从宏观上说就是不可能的。因此,气体自由膨胀的不可逆性,从统计观点解释就是一个不受外

界影响的理想气体系统,其内部所发生的过程总是向着使热力学概率 P 增大的方向进行。

同理,对于热传导、功热转换等热现象的实际宏观过程的不可逆性,都可以用热力学概率的概念来解释。这样,实际的自然过程的方向可以定量地表述为:一切孤立系统内部所发生的过程,总是由热力学概率小的宏观状态向热力学概率大的宏观状态方向进行的。这就是热力学第二定律的统计意义。在过程进行中的任一时刻,W 在不断地增大,当 W 为最大值时,系统达到最终的平衡状态。宏观状态的 W 越大,表明该宏观状态拥有的微观状态数越多,从微观上说,分子运动的无序性也就越大。因此,在一定条件下,处于平衡状态的系统内分子的微观状态数最多,运动最无序。

所以气体自由膨胀的不可逆性,实质上是反映了这个系统内部发生的过程总是由热力学概率小的宏观状态向热力学概率大的宏观状态进行,而相反的过程在外界不发生任何影响的条件下是不可能实现的。因此,一孤立的热力学系统,其内部发生的过程,由包含微观状态数目少的宏观状态向包含微观状态数目多的宏观状态进行,这也是从高度有序的状态向比较无序的状态进行,是热力学第二定律的统计意义。

*四、玻尔兹曼熵公式和熵增加原理

在 1877 年,玻尔兹曼引入熵的概念来表示系统无序性的大小:$S \propto \ln W$。1900 年,普朗克确定了比例系数,于是得到

$$S = k \ln W \tag{6-34}$$

称为玻尔兹曼熵公式,式中 k 是玻尔兹曼常量,$k = 1.38 \times 10^{-23}$ J·K^{-1} 它把熵这种宏观状态参数与微观物理量的热力学概率联系起来。在国际单位制(SI)中,熵的单位是焦每开,符号为 J·K^{-1}。对于系统一个确定的宏观状态,有唯一确定的 W,也就有一个 S 与之对应,因此,熵是一个状态量。并且熵具有可叠加性。例如某一系统分为 A 和 B 两部分,其热力学概率分别为 P_A 和 P_B,由概率理论可知整个系统的微观状态数为 $W = W_A W_B$。根据(6-34)式,系统的熵 S 就等于 A、B 部分的熵(W_A、W_B)之和,即

$$S = k \ln W = k \ln W_A + k \ln W_B = S_A + S_B$$

引入熵的概念以后,热力学概率 W 表述的热力学第二定律改为:在孤立系统中所进行的自然过程总是向着熵 S 增大的方向进行。平衡态的熵最大。热力学第二定律的这种表述叫熵增加原理,其数学表达式为

$$\Delta S > 0 \tag{6-35}$$

早在 1854 年,克劳修斯从热力学角度提出宏观量熵的概念。比较克劳修斯从统计角度提出的熵,而这本质一致。熵的概念在建立之初与热力学相关,随着科技发展,熵已经是在生命科学、天文学、经济学、社会学、信息学、生态学、心理学等诸多领域深入研究。

思考题与习题

6-1　解释下列术语:①系统;②环境;③参量;④过程;⑤外界;⑥准静态。

6-2　做功和传递热量是等效的,但又有本质的不同。试解释之。

6-3　试证明在同一 p-V 图上一定量理想气体的一条绝缘线与一条等温线不能相交于两点。

6-4　分析下述说法正确与否?

(1)功可以完全变成热,但热不能完全变成功。

(2)热量只能从高温物体传到低温物体,不能从低温物体传到高温物体。

(3)可逆过程就是能沿反方向进行的过程,不可逆过程就是不能沿反方向进行的过程。

6-5　为什么说内能和焓都是态函数,而功和热量不是态函数。

6-6　1mol 单原子理想气体,从 300K 加热到 350K。试求在等容过程和等压过程中各吸取多少热量? 内能各增加多少? 对外做了多少功?

（623J,623J,0J;1 039J,623J,416J）

6-7　一卡诺机在 1 000K 和 300K 的两热源之间工作,试计算:

（1）热机效率;

（2）若低热源不变,要使热机效率提高到 80%,则高温热源需提高多少?

（3）若高温热源不变,要使热机效率提高到 80%,则低温热源温度需要降低多少?

（70%,500K,100K）

6-8　2mol 的理想气体,经历可逆等温过程,体积从 $0.02m^2$ 膨胀到 $0.04m^2$,温度为 300K。其对外做了多少功?

（3 455.30J）

6-9　1mol 水蒸气,先经历等温膨胀,压力从 P_1 变为 P_2,再经过等压膨胀,温度从 T_1 变为 T_2,求在整个过程中,吸收热量和对外做功分别是多少?

$$\left[Q=RT_1\ln\left(P_1/P_2 \right)+4R\left(T_2-T_1 \right),A=RT_1\ln\left(P_1/P_2 \right)+R\left(T_2-T_1 \right) \right]$$

（杨华哲）

第七章 | 静电场

学习要求

1. 掌握电场强度、电势和其相互关系与计算及静电场的能量计算。
2. 掌握静电场的叠加原理、高斯定理与环路定理。
3. 理解静电场与电介质的相互作用规律。

本章依据实验结果，从真空中静止点电荷间相互作用的基本规律（库仑定律）出发，引入描述静电场的两个基本物理量电场强度和电势，并讨论二者之间的关系，在库仑定律和电场叠加原理的基础上，导出了反映静电场性质的两个基本规律，即高斯定理和静电场的环路定理。并简单介绍静电场与电介质的相互作用规律。

第一节 | 电场 电场强度

一、电荷

电荷是物质的一种基本属性。实验证明，物体所带电荷只有正电荷与负电荷两种。电荷之间的相互作用力表现为同种电荷相互排斥，异种电荷相互吸引。物体所带电荷数量的多少称为带电量，正电荷的带电量为正，负电荷的带电量为负，一个物体所带电荷量为其所带正、负电荷量的代数和。在国际单位制（SI）中，它的单位是库仑，符号为 C。

美国物理学家密立根（R. A. Millikan，1868—1953）根据油滴实验的结果发现，在自然界中电荷总是以一确定基本单元的整数倍出现，这种性质称为电荷的量子化。用 e 表示这个基本单元量，称其为基元电荷。在国际单位制（SI）中，其量值为

$$e=1.602\ 177\ 33\times10^{-19}\text{C}$$

一个质子带电量恰为 e、一个电子带电量为 $-e$。

任何宏观物体的带电量都是电子带电量的整数倍，即带电量的取值是量子化的，但由于宏观物体的带电量通常远大于 e，因此这种量子化特性在宏观电磁现象中很难表现出来。

美国物理学家盖尔曼（Murray Gell-Mann，1929—2019）于 1964 年提出的夸克模型认为，存在着电荷量为 $\pm\frac{1}{3}e$ 及 $\pm\frac{2}{3}e$ 的夸克。夸克模型与电荷的量子化并不矛盾。

宏观带电体所带的电荷量远远大于基元电荷，所以可以忽略电荷的量子化现象，而认为带电体的电荷是连续分布的。

大量实验事实表明：对于一个封闭的物质系统，无论系统内发生什么过程，系统内正负电荷的代数和保持不变。这就是电荷守恒定律。电荷守恒定律是物理学的基本定律，它不仅适用于宏观带电体的电荷转移过程（例如起电、中和、静电感应和极化以及氧化还原反应等），而且在微观物理过程中也得到了精确验证。任何宏观电磁现象都不产生或者消灭电荷，只会让电荷在不同物体之间转移。

近代物理实验中,正负电子对可以湮没为光子,但这个过程中,系统电荷的代数和仍然保持不变。

实验证明,带电物体所带的总电荷量,不会因其运动而改变。原子和分子的精确电中性就是一个很好的证明。在任何惯性系中,测量带电物体的电量,会得到完全相等的量值,这就是电荷的相对论不变性。

二、库仑定律

1785 年,法国物理学家库仑(C. A. Coulomb,1736—1806)通过扭秤实验总结出了点电荷间相互作用的规律:真空中两个电荷量分别为 q_1 和 q_2 的静止点电荷之间相互作用的静电力 F 的大小与 q_1 和 q_2 的乘积成正比,与它们之间距离 r 的平方成反比,静电力 F 的方向沿它们的连线方向,同种电荷相斥,异种电荷相吸。这就是库仑定律。即

$$F = k \frac{q_1 q_2}{r^2} \hat{r}_0 \tag{7-1}$$

式中 r 是两点电荷间距离,$\hat{r}_0$ 是单位矢量,方向是由 q_1 指向 q_2。比例系数 k 的数值及单位取决于式中各量所采用的单位。在国际单位制(SI)中,k 的量值为

$$k = 8.987\ 551\ 787 \times 10^9 \text{N} \cdot \text{m}^2 \cdot \text{C}^{-2} \approx 9.0 \times 10^9 \text{N} \cdot \text{m}^2 \cdot \text{C}^{-2}$$

为了简化电磁学中的一些常用公式,通常将 k 写成 $k = 1/(4\pi\varepsilon_0)$,其中 $\varepsilon_0 = 8.85 \times 10^{-12} \text{C}^2 \cdot \text{N}^{-1} \cdot \text{m}^{-2}$ 称为真空电容率(permittivity of vacuum)或真空介电常量。式(7-1)严格成立于真空中,对于空气可近似地适用。库仑定律是静电场理论的基础,是实验精确验证的平方反比定律。目前研究表明,库仑定律在 $10^{-17}\text{m} \sim 10^7\text{m}$ 的范围内精确成立。

三、电场和电场强度

(一) 电场

电场(electric field)是带电体在周围空间激发的特殊物质。任何电荷都在它周围空间产生电场。电荷与电荷之间的相互作用正是通过电场来传递的。

$$\text{电荷} \leftrightarrow \text{电场} \leftrightarrow \text{电荷}$$

电场对电荷的作用力称为电场力(electric field force)。库仑力即是电场力。建立电场的电荷称为场源电荷(charge of field source)。与观察者相对静止的场源电荷所产生的电场称为静电场(electrostatic field),它是不随时间而变化的稳定电场。

电场具有两个重要性质:一是力的性质,即放入电场的任何电荷都将受到电场力的作用;二是能的性质,即当电荷在电场中运动时,电场力对电荷要做功,表明电场具有能量。

(二) 电场强度

为了对电场的性质进行描述,我们引入检验电荷的概念。所带电量足够少且引入后不会影响原来电场性质的点电荷称为检验电荷(test charge)。检验电荷 q_0 在电场中某点所受的力 F 不仅与该点所在的位置有关,而且与 q_0 的大小有关。比值 F/q_0 则仅由电场在该点的客观性质决定,与检验电荷无关。于是我们定义这一比值为描述电场具有力的性质的物理量,称为电场强度(electric field intensity),简称场强,用 E 表示,则

$$E = \frac{F}{q_0} \tag{7-2}$$

上式表明,电场中某点的场强矢量,其量值等于一个单位检验电荷在该点所受的力,其方向与正电荷在该点所受力的方向一致。在国际单位制(SI)中场强的单位是牛顿每库仑或伏特每米,符号表示为 $\text{N} \cdot \text{C}^{-1}$ 或 $\text{V} \cdot \text{m}^{-1}$。

四、电场强度的计算

(一) 点电荷电场中的场强

真空中一个孤立点电荷 q 产生的电场在距其 r 远处的 P 点的场强,由式(7-1)和式(7-2)可得到:

$$E = \frac{F}{q_0} = k\frac{q_0 q}{q_0 r^2}\hat{r}_0 = k\frac{q}{r^2}\hat{r}_0 = \frac{q}{4\pi\varepsilon_0 r^2}\hat{r}_0 \tag{7-3}$$

式中 $\hat{r}_0$ 是由 q 指向 P 的单位矢量。当场源电荷 q 为正时,E 与 $\hat{r}_0$ 同方向;当 q 为负时,E 与 $\hat{r}_0$ 反方向。该式表明点电荷的电场是以其场源为中心呈球形对称分布的。

(二) 点电荷系的场强 场强叠加原理

实验表明电场力也满足力的独立作用原理。由 n 个点电荷所组成的带电体系在空间某点 P 的总场强

$$E = \frac{F}{q_0} = \frac{1}{q_0}\sum_{i=1}^{n}F_i = \sum_{i=0}^{n}\frac{F_i}{q_0} = \sum_{i=0}^{n}k\frac{q_i}{r_i^2}\hat{r}_{0i} = \sum_{i=0}^{n}E_i \tag{7-4}$$

式中 E_i 为第 i 个点电荷在该点的场强,而式(7-4)则称为场强叠加原理(superposition principle of field intensity)。它表明:电场中任一点的场强等于组成场源的各个点电荷各自在该点独立产生的场强的矢量和。因此,只要知道点电荷在空间某点 P 的场强和场源系统的电荷分布情况,便可计算出任意带电体系在空间某点 P 的电场强度。

(三) 连续分布电荷电场中的场强

对于电荷连续分布的带电体,可先将带电体分割为许多电荷元 dq,对 dq 的场强 dE 进行积分,即可得出整个带电体电场中的场强

$$E = \int dE \tag{7-5a}$$

若把 dq 视为点电荷,则上式可写为

$$E = \int k\frac{dq}{r^2}\hat{r}_0 = \int \frac{dq}{4\pi\varepsilon_0 r^2}\hat{r}_0 \tag{7-5b}$$

式中 $\hat{r}_0$ 是电荷元 dq 指向场点 P 的单位矢量。以上积分是矢量积分,可以分解为三个标量积分。

[例 7-1] 如图 7-1 中一个半径为 a 的圆环上均匀分布有电荷 Q。试求圆环轴线上任一点 P 的场强。

解:设 P 点距离环心 O 为 x。今将圆环分割为许多极小的元段 dl、所带电量 dq 的电荷元,可视其为点电荷。dq 至 P 点的距离为 r,则 dq 在 P 点的场强大小 $dE = k\dfrac{dq}{r^2}$,方向如图 7-1 所示。根据圆环上电荷分布的对称性,各电荷元在 P 点产生的场强垂直于轴线的分量相互抵消,而平行于轴线的分量之和就是带电圆环在 P 点的场强,其大小为

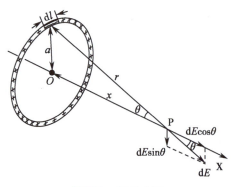

图 7-1 例 7-1 图

$$E = \int dE\cos\theta = \int k\frac{\cos\theta}{r^2}dq = k\frac{\cos\theta}{r^2}\int_0^Q dq = k\frac{Q}{r^3}x$$

式中 $\cos\theta = x/r$。由于 $r^2 = a^2 + x^2$,故上式又可写成矢量式

$$E = k\frac{Qx}{(a^2+x^2)^{3/2}}\hat{x}_0$$

式中 $\hat{x}_0$ 为沿 Ox 方向的单位矢量。若 $Q>0$，则 E 沿 Ox 方向；若 $Q<0$，则 E 指向环心。

这里再介绍一种计算方法。由于 Q 均匀且连续地分布在圆环上，电荷元 dq 与元段 dl 之间有关系式 $dq=\dfrac{Q}{2\pi a}\cdot dl$，代入上述积分式，得

$$E=\int k\frac{\cos\theta}{r^2}dq=\int_0^{2\pi a}k\frac{Q}{2\pi ar^2}\cdot\frac{x}{r}\cdot dl=k\frac{Q}{r^3}x$$

可见两种算法结果一致。

在 $x=0$，即环心处的场强 $E=0$；在 $x\gg a$ 处有 $(a^2+x^2)^{3/2}\approx x^3$，即远离圆环的场强 $E=k\dfrac{Q}{x^2}x_0$ 表明在远离圆环处可视圆环为一个电荷集中于环心的点电荷。

第二节 ｜ 高斯定理

一、电场线和电通量

(一) 电场线

在电场中描绘一系列曲线，使其上每一点的切线方向都与该点场强的方向一致，且通过垂直于场强单位面积的曲线数目等于该点场强的大小，即 $\Delta N/\Delta S_\perp=E$。这些曲线称为电场线（electric field line）。

显然，电场线的方向表示场强的方向，电场线的密度表示场强的大小。这样，电场线就可以形象地全面描绘出电场中 E 的分布状况。静电场的电场线有两个特点：第一，电场线是从正电荷出发而终止于负电荷，电场线不闭合，也不中断（奇点除外，奇点处场强为零。例如，两个带等量同号电荷的点电荷连线的中点）。第二，任何两条电场线不能相交。因为任何一点的场强都只有一个确定的方向。

(二) 电通量

通过电场中某一面积的电场线总数称为通过该面积的电通量（electric flux）或 E 通量，用 Φ_E 表示。下面我们分几种情况来讨论 Φ_E 的计算方法。

在匀强电场中通过与场强 E 垂直的平面 S 的电通量，由上述定义应为 $\Phi_E=ES=E\cdot S$，如图 7-2（a）所示。如果平面 S 的法线 n 与场强 E 之间的夹角为 θ，如图 7-2（b）所示，则通过该平面的电通量为

$$\Phi_E=E\cos\theta\cdot S=E\cdot S \tag{7-6}$$

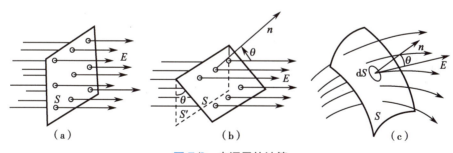

图 7-2　电通量的计算

对于在非均匀电场中通过任意曲面的电通量，可将该曲面分割为许多面积元 dS，以至于可视其为一平面，而且在 dS 上的电场强度可认为是均匀的，则通过该面积元的电通量，如图 7-2（c）所示为

$$d\Phi_E=E\cos\theta dS=E\cdot dS \tag{7-7}$$

其中 θ 为 dS 的法线（n）方向与场强（E）方向的夹角。对于整个曲面 S，其电通量可由面积分求得

$$\Phi_E = \int \mathrm{d}\varphi_E = \iint_S E\cos\theta \mathrm{d}S = \iint_S \boldsymbol{E} \cdot \mathrm{d}\boldsymbol{S} \tag{7-8}$$

当 S 是闭合曲面时,式(7-8)可写为

$$\Phi_E = \oiint_S E\cos\theta \mathrm{d}S = \oiint_S \boldsymbol{E} \cdot \mathrm{d}\boldsymbol{S} \tag{7-9}$$

我们规定闭合曲面的法线方向是由里向外为正。若曲面上任一面积元处的 $\theta < \pi/2$,则该处的电通量为正,即穿出该面的电场线数为正;若 $\theta > \pi/2$,则该处的电通量为负,即穿入该面的电场线数为负。通过整个闭合曲面的电通量 Φ_E 的值为穿出与穿入该闭合曲面电场线数的代数和。

二、高斯定理及其应用

(一) 高斯定理

高斯定理(Gauss theorem)是静电场的基本规律之一。现在我们就真空中的情况推导这一定理。首先考虑场源是点电荷的情形。今以正点电荷 q 为中心,任意长 r 为半径作一个球面 S_1,如图 7-3(a)所示。显然,球面上各点的场强大小均为 $E = k\dfrac{q}{r^2}$,方向沿半径指向外且与球面法线的夹角 $\theta = 0$,由式(7-9)可求得通过球面 S_1 的电通量

$$\Phi_E = \oiint_{S_1} E\cos\theta \mathrm{d}S = E\oiint_{S_1} \mathrm{d}S = E \cdot 4\pi r^2 = k\frac{q}{r^2} \cdot 4\pi r^2 = \frac{q}{\varepsilon_0}$$

上式表明 Φ_E 与 r 无关,即对于任意大的球面,上式均成立。今围绕点电荷 q 作任意闭合曲面,如图 7-3(a)中之 S_2、S_3 等,由上述推导及图中不难看出其电通量均为 q/ε_0,且 $\Phi_E > 0$。若 q 为负点电荷,则 $\Phi_E < 0$。若作一个闭合曲面 S 不包含此点电荷,则由图 7-3(b)可看到穿出与穿入此闭合曲面的电场线数相同,亦即通过此闭合曲面的电通量为零。

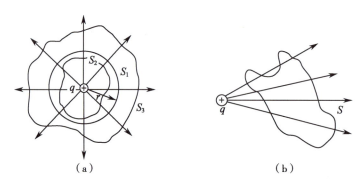

（a）　　　　　　　　　　　　　　（b）

图 7-3　真空中高斯定理的证明

现在,我们再考虑场源是任意点电荷系的情形。在场中作一个任意闭合曲面,第 1 至第 n 个点电荷在曲面内,自第 $n+1$ 至第 N 个点电荷在曲面外。由于上述分析适用于任意一个点电荷,那么总电通量应为

$$\Phi_E = \sum_{i=1}^{N} \Phi_{Ei} = \sum_{i=1}^{n} \frac{q_i}{\varepsilon_0} + 0$$

综合上式与式(7-9),得出

$$\Phi_E = \oiint_S E\cos\theta \mathrm{d}S = \frac{1}{\varepsilon_0} \sum_{i=1}^{n} q_i \tag{7-10}$$

同样,对于任意带电体系的场源,上式均成立。式(7-10)表明通过真空静电场中任意一个闭合曲面的电通量等于该曲面所包围的电荷电量的代数和除以 ε_0。这就是真空中的高斯定理。关于这一定理,我们作如下说明:

第一,由库仑定律和场强叠加原理导出的高斯定理揭示了场与场源之间的定量关系,在场强分布已知时可由此求出任意区域内的电荷。这一规律显然与闭合曲面的形状、大小无关。

第二,高斯定理揭示了静电场是有源场。所选取的闭合曲面称为高斯面(Gauss surface)。若面内是正电荷,则 $\Phi_E > 0$,表明电场线起始于正电荷。若面内是负电荷,则 $\Phi_E < 0$,表明电场线终止于负电荷。若面内无电荷,电场线仅仅从该闭合曲面穿过而已。

第三,高斯面是一个假想的任意曲面,并非客观存在。

第四,还应该注意,式(7-10)中的 $\boldsymbol{E}$ 在高斯面上,是面内、面外所有场源电荷产生的总场强。面外的电荷对 $\boldsymbol{E}$ 是有贡献的,虽然对高斯面上的电通量 Φ_E 没有贡献,但它可以改变闭合曲面上电通量的分布。式中的 q_i 在高斯面内,而不在面外,也不在面上(这是无意义的)。Φ_E 与 q_i 的具体分布无关。$\sum_{i=1}^{n} q_i = 0$ 只表示高斯面内电荷电量的代数和为零,亦即高斯面上的电通量 Φ_E 为零,并不一定面内没有电荷,也不一定高斯面上各部分曲面的电通量均为零。

(二) 均匀带电球面的场强分布

今有一均匀带电球面,半径为 R,总带电量为 Q,如图7-4所示。欲求离球心 r 远处任一点的场强。从场源电荷的分布可知电场的分布呈球形对称,场强方向与球面法线方向一致且在距离中心等远各处的场强大小相等。今以球心为中心,r 为半径作一个球形高斯面 S,欲求场强之点落在此高斯面上,代入式(7-10)得通过高斯面的电通量:

$$\Phi_E = \oiint_S E\cos\theta \mathrm{d}S = E\oiint_S \mathrm{d}S = E \cdot 4\pi r^2 = \frac{1}{\varepsilon_0}\sum_{i=1}^{n} q_i$$

故有

$$E = \frac{1}{4\pi\varepsilon_0 r^2}\sum_{i=1}^{n} q_i = k\frac{Q}{r^2} \quad (r > R)$$

$$E = \frac{1}{4\pi\varepsilon_0 r^2}\sum_{i=1}^{n} q_i = 0 \quad (r < R)$$

这表明,在均匀带电球面外部可视其为一个电荷集中于球心的点电荷,而在其内部则各处场强均为零。均匀带电球面的电场中各点的场强与该点距球心距离的关系曲线如图7-4所示。显然,对于球形对称分布的电场都有类似的分析。

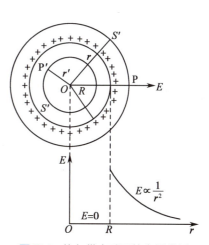

图7-4　均匀带电球面的电场分析

(三) 无限大均匀带电平面的场强分布

今有一无限大均匀带电平面,其电荷面密度为 σ,求其周围电场的场强。首先做对称性分析,由于场源电荷在无限大平面上均匀分布,在其两侧附近的电场则应均匀对称地分布,即场强方向与带电平面垂直、距带电平面等远处的场强大小相等。于是可作一个侧面与带电平面垂直,两底面 S_1、S_2 距离带电平面等远的正圆柱形高斯面,与带电平面相截之截面为 S,如图7-5所示。对于高斯面的两底面均有 $\theta = 0$,对于其侧面则有 $\theta = \pi/2$,通过两底面的电通量均为 ES,通过其侧面的电通量则为零。所以,通过高斯面的电通量:

$$\Phi_E = \oiint_S E\cos\theta \mathrm{d}S = 2ES = \frac{1}{\varepsilon_0}\sigma S$$

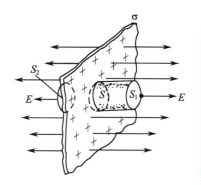

图7-5　无限大均匀带电平面的场强

即

$$E = \frac{\sigma}{2\varepsilon_0} \quad 或 \quad E = 2\pi k\sigma \qquad (7\text{-}11)$$

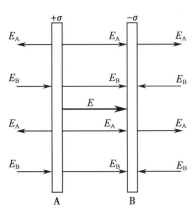

图 7-6 无限大均匀带电平行平面的场强

上式表明无限大均匀带电平面附近是一个方向与该平面垂直的均匀电场。

对于两个均匀带等量异号电荷的无限大平行平面之间的电场,利用场强叠加原理,由上述结果便可得到 $E = \sigma/\varepsilon_0$ 或 $E = 4\pi k\sigma$。这仍然是一个方向与带电平面垂直的均匀电场。而在这两个平行带电平面的外部,$E = 0$。表明这两个平行带电平面的电场完全集中在它们之间的空间内,如图 7-6 所示。这正是平行板电容器为我们提供了均匀电场的缘故。

由以上几个例子可以看出,高斯定理的一个特殊用途在于计算具有某些特殊对称性的静电场的场强。

第三节 | 静电场的环路定理 电势

前面我们讨论了静电场力的性质,现在来讨论静电场能的性质。

一、电场力的功 静电场的环路定理

(一)点电荷的静电场力对检验电荷做的功

今取一个检验电荷 q_0,在场源点电荷 $+q$ 的静电场中由 a 点移动至 b 点,如图 7-7 所示。由于在移动过程中 q_0 受到的静电场力是变力,故可先计算在一段位移元 $\mathrm{d}l$ 中电场力所做的元功 $\mathrm{d}A$,在此元段中可视电场力不变,于是有

$$\mathrm{d}A = \boldsymbol{F} \cdot \mathrm{d}\boldsymbol{l} = q_0 \boldsymbol{E} \cdot \mathrm{d}\boldsymbol{l}$$

那么 q_0 在从 a 点移动至 b 点的全过程中,电场力所做总功

$$A_{ab} = \int_a^b \mathrm{d}A = \int_a^b q_0 \boldsymbol{E} \cdot \mathrm{d}\boldsymbol{l} = \int_a^b q_0 E\cos\theta \mathrm{d}l$$

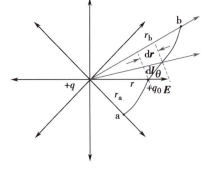

图 7-7 静电场力做功

由图 7-7 可知 $\cos\theta \mathrm{d}l = \mathrm{d}r$ 且 $E = k\dfrac{q}{r^2}$,代入上式得

$$A_{ab} = kq_0 q \int_{r_a}^{r_b} \frac{1}{r^2}\mathrm{d}r = kq_0 q \left(\frac{1}{r_a} - \frac{1}{r_b} \right) \qquad (7\text{-}12)$$

式中的 r_a 与 r_b 分别表示场源 $+q$ 到移动路径的起点 a 与终点 b 的距离。

(二)任意带电体系的静电场力对检验电荷做的功

对于任意带电体系的静电场,可以看作是许多点电荷的电场叠加的结果。根据场强叠加原理及式(7-12)可得该场对检验电荷 q_0 所做的功应为

$$A_{ab} = \sum_{i=1}^{n} A_{abi} = \sum_{i=1}^{n} \int_a^b q_0 \boldsymbol{E}_i \cdot \mathrm{d}\boldsymbol{l} = \sum_{i=1}^{n} kq_0 q \left(\frac{1}{r_{ai}} - \frac{1}{r_{bi}} \right) \qquad (7\text{-}13)$$

由于功有正、负之分,式(7-13)是代数和式。

(三)静电场的保守性

从式(7-12)与式(7-13)可以得到结论:检验电荷在任意静电场中移动的过程中,该电场力对它

所做的功只与它的量值以及它移动的始、末位置有关,而与所移动的具体路径无关。这是静电场的一个重要特性。它表明,与重力、重力场一样,静电力是保守力,静电场是保守力场或有势场。

(四) 静电场的环路定理

若将检验电荷 q_0 从静电场中某点出发经任意闭合路径 L,最后再回到该点,则在此过程中静电场力对 q_0 所做的总功应为零,即

$$A_{aa} = \oint_L q_0 \boldsymbol{E} \cdot \mathrm{d}\boldsymbol{l} = 0$$

因 $q_0 \neq 0$,因此必有

$$\oint_L \boldsymbol{E} \cdot \mathrm{d}\boldsymbol{l} = 0 \tag{7-14}$$

上式表明在静电场中场强沿任意闭合路径的线积分恒等于零。这一重要结论称为静电场的环路定理(circuital theorem of electrostatic field)。它是静电场保守性的一种等价说法,是与高斯定理并列的静电场的基本定理之一。高斯定理说明静电场是有源场,环路定理说明静电场是保守力场。由环路定理还可得出静电场的电场线不能闭合的结论。

二、电势能

静电场和重力场同是保守力场。与物体在重力场中具有重力势能一样,电荷在静电场中也具有电势能(electric potential energy),用 W 表示。电势能的改变是通过电场力对电荷所做的功来量度的,因此有

$$W_a - W_b = A_{ab} = \int_a^b q_0 \boldsymbol{E} \cdot \mathrm{d}\boldsymbol{l} \tag{7-15}$$

式中 W_a、W_b 分别表示检验电荷 q_0 在起点 a、终点 b 的电势能,在国际单位制(SI)中,电势能的单位是焦耳,符号表示为 J。电势能是相对量,对于分布在有限区域的场源电荷,通常规定无限远处的电势能为零,即 $W_\infty = 0$。于是检验电荷 q_0 在该场中 a 点所具有的电势能在量值上即等于 q_0 从 a 点移动至无限远处时电场力对其所做的功

$$W_a = \int_a^\infty q_0 \boldsymbol{E} \cdot \mathrm{d}\boldsymbol{l} \tag{7-16}$$

W_a 为正,表明在此过程中电场力做正功,反之表明电场力做负功。

式(7-16)表明电势能是由 q_0 与 $\boldsymbol{E}$ 共同决定的,它是检验电荷与静电场的相互作用能,为双方所共有。

三、电势　电势差

(一) 电势

电荷处在电场内任意给定两点间的电势能差,不仅与场有关,而且与此电荷的电荷量有关。为仅描述电场本身在场点的势能性质,引入电势(electric potential),并定义比值 W_a/q_0 为 a 点的电势,用 V_a 表示:

$$V_a = \frac{W_a}{q_0} = \int_a^\infty \boldsymbol{E} \cdot \mathrm{d}\boldsymbol{l} = \int_a^\infty E\cos\theta \mathrm{d}l \tag{7-17}$$

显然,电势仅由电场的性质所决定。上式还表明:静电场中某一点的电势,在量值上等于单位正电荷在该点的电势能,也等于电场力从该点沿任意路径到零势能参考点移动单位正检验电荷所做的功,或静电场中某一点的电势是由该点到零势能参考点场强的线积分。

电势是表征静电场能量性质的物理量,是由场源电荷决定的,而与检验电荷的存在与否无关。这是与电势能不同的。电势是标量,电势有正、负之分。电势是相对量,其量值大小与参考点的选择有关,而参考点的选择本身是任意的,一般选在无限远处或地球等,这些又与电势能类似。在国际单位

制（SI）中，电势的单位是伏特，符号表示为 V，$1V=1J\cdot C^{-1}$。

（二）电势差

静电场中两点间电势之差称为电势差（electric potential difference）或电压（voltage），用 U 来表示：

$$U=U_{ab}=V_a-V_b=\int_a^\infty \boldsymbol{E}\cdot d\boldsymbol{l}-\int_b^\infty \boldsymbol{E}\cdot d\boldsymbol{l}=\int_a^b \boldsymbol{E}\cdot d\boldsymbol{l} \tag{7-18}$$

上式表明 a、b 两点间的电势差就是场强由 a 点到 b 点的线积分，在量值上等于将单位正检验电荷由 a 点移动到 b 点时电场力所做的功。由此可见，顺着电场线的方向，电场力移动单位正电荷做正功，电场电势降低。由于 $A_{ab}=q_0\int_a^b \boldsymbol{E}\cdot d\boldsymbol{l}$，与式（7-18）比较，则有静电场力的功与电势差之间的关系：

$$A_{ab}=q_0(V_a-V_b)=q_0 U_{ab} \tag{7-19}$$

由此可见，在静电场力的推动下，正电荷将从电势高处向电势低处运动。应注意，电势差与电势不同，它是与参考点位置无关的绝对量。

四、电势的叠加

根据场强叠加原理，可以得到任意带电体系，其静电场在空间某点 a 的电势：

$$V_a=\sum_{i=1}^n \int_a^\infty \boldsymbol{E}_i\cdot d\boldsymbol{l}=\sum_{i=1}^n V_{ai} \tag{7-20}$$

即任意带电体系的静电场中某点的电势等于各个电荷元单独存在时的电场在该点电势的代数和。这就是电势叠加原理（superposition principle of electric potential）。式（7-20）从原则上给出了求任意带电体系电场中电势的方法。

真空中一个孤立点电荷 q 的电场在距其 r_a 远处一点 a 的电势，可根据式（7-17）计算。由于积分路线可以任意选择，若沿电场线方向积分以使 $\theta=0$，则 $dl=dr$，同时注意到 $E=k\dfrac{q}{r^2}$，故有

$$V_a=\int_a^\infty E\cos\theta dl=k\int_{r_a}^\infty \frac{q}{r^2}dr=k\frac{q}{r_a} \tag{7-21}$$

显然，当场源电荷 q 为正时，其周围电场的电势为正；当 q 为负时，其周围电场的电势为负。式（7-21）表明，点电荷电场中电势是以点电荷为中心而呈球形对称分布的。

对于电荷连续分布的带电体，其周围电场中任意点的电势可由式（7-20）与式（7-21）得到类似式（7-5）的公式

$$V=\int dV \quad 或 \quad V=k\int \frac{dq}{r} \tag{7-22}$$

式中 r 是可视为点电荷的电荷元 dq 到场点 a 的距离。

[例7-2] 求均匀带电圆环轴线上任一点 P 的电势。已知圆环半径为 a，带电量为 Q。

解：我们可以由两种方法求得。第一种是以类似于[例7-1]的方法由式（7-22）求解。将圆环等分为许多元段 dl、带电量 dq，由电势叠加原理得整个圆环在 P 点的电势

$$V_P=\int dV_P=\int_0^Q k\frac{dq}{r}=k\frac{Q}{r}=\frac{kQ}{(a^2+x^2)^{1/2}}$$

或由 $dq=\dfrac{Q}{2\pi a}dl$，得

$$V_P=k\int_0^{2\pi a}\frac{Q}{2\pi a}\frac{1}{r}dl=k\frac{Q}{r}=\frac{kQ}{(a^2+x^2)^{1/2}}$$

第二种方法是直接从定义式（7-17）计算。从［例 7-1］已知圆环轴线上场强的分布，且方向沿轴线 Ox，于是可选择沿 Ox 方向积分（$\cos\theta=1$）得

$$V_{\mathrm{P}} = \int_{\mathrm{P}}^{\infty} E\cos\theta \mathrm{d}l = \int_{x}^{\infty} k\frac{Qx}{(a^2+x^2)^{3/2}}\mathrm{d}x = \frac{kQ}{(a^2+x^2)^{1/2}}$$

显然，两种方法解得的结果相同。在 $x=0$，即圆环中心处的电势 $V = k\dfrac{Q}{a}$；在 $x \gg a$ 处，由于 $(a^2+x^2)^{1/2} \approx x$，则有 $V = k\dfrac{Q}{x}$，即在远离圆环处可视圆环为一个电荷集中于环心的点电荷，这与［例 7-1］的结论一致。

五、电势梯度

（一）等势面

静电场中由电势相等的点所连成的曲面，且规定任何两个相邻曲面间的电势差值都相等，则这些曲面称为等势面（equipotential surface）。等势面形象地描绘了静电场中电势的分布状况，其疏密程度则表示电场的强弱。静电场的等势面有两个特点：第一，在静电场中沿等势面移动电荷，电场力做功为零；第二，等势面与电场线互相垂直（请读者从本节所述自行论证）。值得注意的是，电场线与等势面都不是静电场中真实存在的，而是对电场的一种形象直观的描述。

（二）场强与电势的微分关系

场强与电势是从不同角度描述静电场性质的两个重要物理量，它们之间必有确定关系。电势的定义式（7-17）已给出了场强与电势之间的积分关系。现在我们来研究两者之间的微分关系。

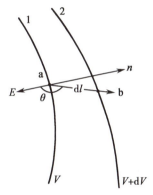

图 7-8　场强与电势的微分关系

在静电场中取两个非常靠近的等势面 1 与 2，且 $\mathrm{d}V>0$，如图 7-8 所示。在 a 处作等势面 1 的法线，且规定沿电势增高的方向为其正方向，$\hat{\boldsymbol{n}}_0$ 为单位矢量。显然在 a 处沿 $\hat{\boldsymbol{n}}_0$ 方向有最大的电势增加率 $\mathrm{d}V/\mathrm{d}n$，我们定义 a 处的电势梯度（electric potential gradient）矢量，记作 $\mathrm{grad}V$：

$$\mathrm{grad}V = \frac{\mathrm{d}V}{\mathrm{d}n}\hat{\boldsymbol{n}}_0 \tag{7-23}$$

设有一个检验电荷 q_0 从电场中之 a 点移动到 b 点，位移为 $\mathrm{d}\boldsymbol{l}$。在此范围内可认为场强 $\boldsymbol{E}$ 是不变的，那么在此过程中电场力对 q_0 所做的功

$$\mathrm{d}A = q_0 E\cos\theta \mathrm{d}l = q_0(V_{\mathrm{a}}-V_{\mathrm{b}}) = -q_0 \mathrm{d}V$$

于是可有

$$E_l = E\cos\theta = -\frac{\mathrm{d}V}{\mathrm{d}l}$$

式中 E_l 为场强 $\boldsymbol{E}$ 在位移方向上的分量。上式表明：静电场中某一点的场强在任意方向上的分量等于电势在该点沿该方向变化率的负值。由于电场线的方向与等势面的法线都垂直于等势面，故电场强度在等势面法线方向的分量就是电场强度，且应有

$$\boldsymbol{E} = -\frac{\mathrm{d}V}{\mathrm{d}n}\hat{\boldsymbol{n}}_0 = -\mathrm{grad}V \tag{7-24}$$

即静电场中各点的电场强度 $\boldsymbol{E}$ 等于该点电势梯度的负值。这就是场强与电势之间的微分关系。式（7-24）给出了另一种（已知电势）求电场强度的方法。可知：第一，场强与电势的空间变化率相联系。在场强大的地方电势变化得快，等势面密集。这也表明等势面的疏密程度反映了电场的强弱。第二，

式（7-24）中的负号表示场强是沿等势面法线指向电势降落的方向。场强的单位 V·m^{-1} 正是由式（7-24）而来的。

由式（7-24）计算场强可避免复杂的矢量运算而只需解决好求电势分布函数对哪一个变量的导数问题。例如，由点电荷的电势 $V=kq/r$ 代入式（7-24）便可得到点电荷场强的大小：

$$E = -\frac{dV}{dr} = -\frac{d}{dr}\left(k\frac{q}{r}\right) = k\frac{q}{r^2}$$

第四节 ｜ 电偶极子　电偶层

这一节将讨论对于人体生物电有着重要基础意义的一种典型电场——电偶极子的电场（例如原子、分子、心肌细胞等的电性质都可以等效为电偶极子来描述），并着重研究其电势的分布特点。

一、电偶极子的电场

（一）电偶极子及其电偶极矩

两个相距很近的等量异号点电荷 $+q$ 与 $-q$ 所组成的带电系统称为电偶极子（electric dipole）。所谓"相距很近"是指这两个点电荷之间的距离比起要研究的场点到它们之间的距离是足够小的。从电偶极子的负电荷作一个矢径 l 到正电荷，称为电偶极子的轴线（axis）。我们将电偶极子中的一个电荷的电量绝对值与轴线的乘积定义为电偶极子的电偶极矩（electric dipole moment），简称电矩。写作

$$\boldsymbol{p}=q\boldsymbol{l} \tag{7-25}$$

$\boldsymbol{p}$ 是矢量，它是表征电偶极子整体电性质的重要物理量。在国际单位制（SI）中电矩的单位是库仑米，符号为 C·m。

（二）电偶极子电场中的电势

设电场中任一点 a 到 $+q$ 与 $-q$ 的距离分别是 r_1 与 r_2，如图 7-9 所示。两点电荷在 a 点产生的电势分别是 $V_1=kq/r_1$，$V_2=-kq/r_2$，根据电势叠加原理，a 点的总电势应是：

$$V = V_1+V_2 = kq\left(\frac{1}{r_1}-\frac{1}{r_2}\right) = kq\frac{r_2-r_1}{r_1 r_2}$$

设 r 为电偶极子轴线中心到 a 点的距离，根据电偶极子的定义知 $r_1\gg l, r_2\gg l, r\gg l$，故可认为 $r_1 r_2\approx r^2, r_2-r_1\approx l\cos\theta$ 代入上式可得

$$V\approx kq\frac{l\cos\theta}{r^2}=k\frac{p\cos\theta}{r^2} \tag{7-26a}$$

若令 $\hat{\boldsymbol{r}}_0$ 为从电偶极子中心指向场点 a 的单位矢量，则

$$V\approx k\frac{\boldsymbol{p}\cdot\hat{\boldsymbol{r}}_0}{r^2}=k\frac{p\cos\theta}{r^2} \tag{7-26b}$$

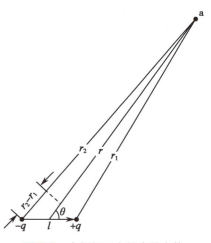

图 7-9　电偶极子电场中的电势

显然，θ 角是 $\boldsymbol{p}$ 与 r 的夹角。上式表明：第一，电偶极子电场中的电势与电矩成正比。说明电矩是表征作为场源的电偶极子整体电性质的物理量，它决定着电偶极子电场的性质。第二，电偶极子电场中电势的分布与方位有关。以电偶极子轴线的中垂面为零电势等势面而将整个电场分为正、负两个对称的区域，正电荷所在一侧为正电势区，负电荷所在一侧为负电势区。这种分布特点在实践中是很有用的。

（三）电偶极子电场中的场强

电偶极子电场中场强的一般分布是比较复杂的，现介绍电偶极子轴线延长线上的场强。根据点电荷的场强公式可判断在电偶极子轴线延长线上的场强是沿 r 方向的，且 $\theta=0$，$V=kq/r^2$，由式（7-24）得

$$E = -\frac{\mathrm{d}V}{\mathrm{d}r} = -\frac{\mathrm{d}}{\mathrm{d}r}\left(k\frac{p}{r^2}\right) = k\frac{2p}{r^3}$$

显然，E 与 p 同方向，故可写成矢量式

$$E = k\frac{2p}{r^3}$$

可求得电偶极子轴线中垂面上的电场强度

$$E = -k\frac{p}{r^3}$$

由上可知，无论从电势还是从场强的分布来看，反映出一个共同的特点，即沿 r 方向电偶极子的电场比点电荷的电场衰减得快。两者是完全不同的电场。

二、电偶层

在生物体中，电偶层（electric double layer）是经常遇到的一种电荷分布。所谓电偶层是指相距很近、互相平行且具有等值异号电荷面密度的两个带电表面。计算电偶层电场中各点的电势时，可将电偶层看成是由许多平行排列的电偶极子所组成，如图7-10所示。两面间的距离为 δ，两带电面的电荷面密度分别为 $+\sigma$ 和 $-\sigma$。在电偶层上取面积元 $\mathrm{d}S$，该面元上的电量为 $\sigma\mathrm{d}S$。由于 $\mathrm{d}S$ 很小，该偶层元可看作是电偶极子，其电矩大小为 $\sigma\mathrm{d}S\cdot\delta$，电矩方向与面元的法线方向一致。这一电偶极子单独产生的电场在 a 点的电势为

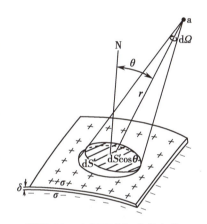

图 7-10　电偶层电场中的电势

$$\mathrm{d}V = k\frac{\sigma\mathrm{d}S\cdot\delta\cos\theta}{r^2}$$

式中 r 为面元至 a 点的距离，θ 为面元法线与 r 间的夹角。令 $\tau=\sigma\delta$ 表示单位面积的电偶极矩，称为层矩，它表征电偶层的特性。因 $\mathrm{d}S\cos\theta/r^2$ 为面元 $\mathrm{d}S$ 对 a 点所张立体角 $\mathrm{d}\Omega$，所以有 $\mathrm{d}V=k\tau\mathrm{d}\Omega$。如果从 a 点看到电偶层元带正电，则 $\mathrm{d}\Omega$ 取正值，相反情形 $\mathrm{d}\Omega$ 取负值。整个电偶层在 a 点的电势为

$$V_a = \int_S \mathrm{d}V = k\int \tau\mathrm{d}\Omega \tag{7-27}$$

如果整个电偶层上的层矩 τ 都相等，则式（7-27）可写成

$$V_a = k\int \tau\mathrm{d}\Omega = k\tau\Omega \tag{7-28}$$

式中 Ω 为各面积元对 a 点所张立体角的代数和。式（7-28）表明：均匀电偶层在某点产生的电势只决定于层矩 τ 与电偶层对该点所张立体角 Ω，而与电偶层的形状无关。

人体中存在着电偶层构成的闭合曲面。先考虑电偶层均匀的情况，例如内面都带负电，外面都带正电，心肌细胞静息时就属于这种情况。由式（7-28）可知，膜外空间各点电势为零，而膜内空间各点的电势为 $-4\pi k\tau$，分别如图 7-11 中之 a 点与 b 点。如闭合曲面电偶层不均匀，或其同一面的不同部分带有异号电荷，则其闭合电偶层外部空间各点的电

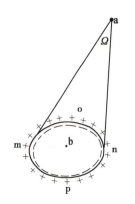

图 7-11　闭合曲面电偶层

势一般不为零。心肌细胞的除极过程和复极过程就属于这种情况,此时膜内外电势差的值与静息时不同。

第五节 | 静电场中的电介质

一、电介质

电介质(dielectric)就是绝缘体(insulator)。这类物质在原子结构上的特点是原子核与绕核的电子之间的相互作用力大,束缚紧密,致使电介质内部几乎没有可以自由移动的电荷,在外电场的作用下也几乎不能导电。

电介质分子中的正、负电荷总和是相等的。因此,就整个分子的电性质而言,可将一个分子等效为一个电偶极子,称其为分子的等效电偶极子,它的电偶极矩称为分子电矩 p。电介质的分子可分为两类。一类是由于正、负电荷的对称分布,结果等效电偶极子中的两个等效点电荷位置重合,例如 He、H_2、N_2、CH_4、CO_2 等,它们的分子电矩为零,称为无极分子(nonpolar molecule)。另一类是由于正、负电荷的分布不对称,结果等效电偶极子中的两个等效点电荷位置不相重合,例如 HCl、H_2O、CO、SO_2、H_2S、NH_3、CH_3OH 等,它们的分子电矩(称为分子的固有电矩)不为零,称为有极分子(polar molecule)。这一类分子的电矩虽然不为零,但所有分子都处在无规则的热运动中,因此从电介质整体或从其中任一个宏观微小体积来看,其内部分子电矩的矢量和均为零。这样,从宏观来看,这两类分子构成的电介质内均有 $\sum p_i = 0$,对外不显示电场性质。

二、电介质的极化　极化强度

(一) 电介质的极化

现在我们来讨论静电场对电介质的作用。首先介绍两个概念:第一,束缚电荷(bound charge),即在物体内不能自由移动且不能用传导的方法移走的电荷我们称为束缚电荷。第二,电介质极化(dielectric polarization),即在外电场作用下各向同性的均匀电介质表面(垂直于外电场方向的端面)出现束缚电荷的现象。对于无极分子,由于外电场的作用使两个等效点电荷分别受到方向相反的力,其位置不再重合而错开。分子电矩不再是零,且与外电场方向一致。结果在垂直于外电场方向的介质端面上出现束缚电荷。这种极化称为位移极化(displacement polarization),如图 7-12 所示。此时 $\sum p_i \neq 0$。

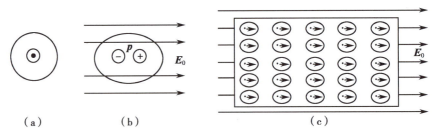

（a）　　　　　　（b）　　　　　　　　　　（c）

图 7-12　无极分子位移极化示意图

对于有极分子,由于外电场力矩的作用,每个分子的固有电矩都要在一定程度上转向外电场的方向排列,结果在垂直于外电场方向的介质端面上也出现束缚电荷。这种极化称为取向极化(orientation polarization),如图 7-13 所示。此时 $\sum p_i \neq 0$。显然,分子的热运动是阻碍有极分子这种有序排列的,所以温度对取向极化的强弱是有影响的。

可见,这两类极化的微观过程虽然不同,但宏观结果却是相同的,都使电介质端面上出现了束缚电荷。而且,外电场愈强,极化程度就越高,所产生的束缚电荷也就越多。当外电场撤销后,这种极化现象也就随之消失。所以在对电介质的极化作宏观描述时,就无须再区分这两类极化了。

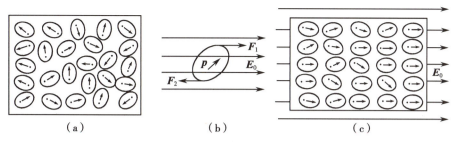

图 7-13　有极分子取向极化示意图

（二）极化强度

为了描述电介质的极化程度,取单位体积内分子电矩的矢量和 $P=\sum p_i/\Delta V$ 定义为电极化强度（electric polarization）矢量,在 SI 单位制中 P 的单位是 $C\cdot m^{-2}$。若电介质中各处的 P 都相同,则称其为均匀极化。P 的取值由该处场强与电介质性质决定,在各向同性均匀电介质中有

$$P=\chi_e\varepsilon_0 E \qquad (7\text{-}29)$$

式中 χ_e 称为介质的极化率或电极化率（electric susceptibility）。

静电场对电介质作用的结果是出现极化现象。那么,被极化的电介质反过来又对静电场产生什么影响呢? 现在我们来讨论较简单的均匀电介质对静电场影响的效果问题。

如前所述,当均匀电介质在外电场 E_0 作用下极化时,电介质在垂直于 E_0 方向的两个端面上将分别出现均匀分布的正、负束缚电荷层。它们在电介质内部也将产生一个电场,称为极化电场（polarization electric field）,写作 E_P。于是,在电介质内部的总电场应是这两者的矢量和 $E=E_0+E_P$,如图 7-14 所示。在均匀外电场中,这三个矢量互相平行,可写成 $E=E_0-E_P$。若图中两平行带电板间距为 d,其间的两层束缚电荷可视为一系列均匀排列的电偶极子,其电矩总和为 $\sigma'sd$,由电极化强度定义可知

$$P=\frac{\sum p_i}{\Delta V}=\frac{\sigma'Sd}{Sd}=\sigma' \qquad (7\text{-}30)$$

代入 $E=E_0-E_P$,得

$$E=E_0-\frac{\sigma'}{\varepsilon_0}=E_0-\frac{P}{\varepsilon_0}=E_0-\frac{\chi_e\varepsilon_0 E}{\varepsilon_0}=E_0-\chi_e E$$

经整理得

$$E=\frac{1}{1+\chi_e}E_0$$

令 $1+\chi_e=\varepsilon_r$,代入上式并注意到矢量的方向,得

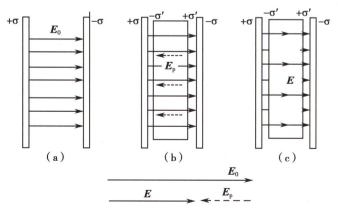

图 7-14　均匀电介质中的静电场

$$E=\frac{1}{\varepsilon_r}E_0 \qquad (7\text{-}31)$$

上式表明:同样的场源电荷在各向同性均匀电介质中产生的场强减弱为在真空中产生的场强的 $1/\varepsilon_r$。这一结果正是电介质极化后对原电场产生影响所造成的。需要指出的是,式(7-31)虽然仅适用于各向同性的均匀电介质充满整个静电场的情形,但"减弱"的影响对于各种电介质却是普遍存在的。

式(7-31)中比例系数 ε_r,称为相对电容率(relative permittivity)或相对介电常量,它与 χ_e 之间的关系是

$$\varepsilon_r=1+\chi_e \qquad (7\text{-}32)$$

显然,它们具有相同的物理意义,都是表征电介质在外电场中极化性质的物理量。其值越大,表明电介质极化越强,对原电场削弱越厉害。它们都是无单位的纯数。在真空中 $\varepsilon_r=1$。对于气体,由于密度小,它的极化对外电场产生的影响很小,其 ε_r 值接近于1。对于固体和液体,其 ε_r 值比1大很多。表7-1给出了一部分电介质(也包括人体组织)的相对电容率的值。

表7-1　部分电介质的相对电容率

电介质	温度/℃	ε_r	电介质	温度/℃	ε_r
真空		1	骨		6～10
空气(1atm)	20	1.000 59	皮肤		40～50
纯水	25	78	血液		50～60
	80	61	肌肉		80～85
二氧化钛	20	100	脂肪		5～6
玻璃	25	5～10	神经膜	37	7～8

对于有极分子构成的电介质,由于其取向极化与分子热运动有关,所以这一类电介质的 ε_r 值随温度的升高而减小。而无极分子构成的电介质的 ε_r 值则几乎与温度无关。在均匀电介质中各处的 ε_r 值都相同。

为了简化公式,今令

$$\varepsilon=\varepsilon_0\varepsilon_r \qquad (7\text{-}33)$$

将其称为电介质的电容率(permittivity)或介电常量,它的单位与 ε_0 相同。引入它可使充有电介质的静电场公式得到简化。例如,充有均匀电介质的平行板电容器中的场强 $E=\frac{1}{\varepsilon_r}\frac{\sigma}{\varepsilon_0}=\frac{\sigma}{\varepsilon}$ 等。还应该指出的是式(7-32)与式(7-33)所表达的关系是普遍成立的。

三、电介质中的电场　电位移矢量

当有电介质存在时,高斯定理仍然成立。计算高斯面所包围的电荷时应包括自由电荷 q_0 与束缚电荷 q',即

$$\oint_s \mathbf{E}\cdot \mathrm{d}\mathbf{S}=\frac{1}{\varepsilon_0}\sum q_i=\frac{1}{\varepsilon_0}\left(\sum q_{0i}+\sum q_i'\right) \qquad (7\text{-}34)$$

然而在解决具体问题时,束缚电荷难以确定,为此对(7-34)做如下变换处理。

以两平行带等量异号电荷的金属板间充以电介质为例。如图7-15所示,作虚线所示的封闭柱形高斯面 S,其底面与

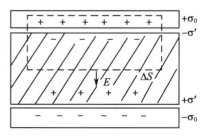

图7-15　有电介质时的高斯定理的推导

带电平板平行,面积为 ΔS。由式(7-34)得

$$\oint_S \boldsymbol{E} \cdot \mathrm{d}\boldsymbol{S} = \frac{1}{\varepsilon_0}(\sigma_0 \Delta S - \sigma' \Delta S) = \frac{1}{\varepsilon_0}(\sigma_0 - \sigma')\Delta S \tag{7-35}$$

由于 $E = E_0 - P/\varepsilon_0$,且 $E_0 = \varepsilon_r E$,所以若写成矢量形式,并且令电位移(electric displacement)矢量 $\boldsymbol{D}$ 为:

$$\boldsymbol{D} = \varepsilon_0 \boldsymbol{E} + \boldsymbol{P} = \varepsilon_0 \boldsymbol{E}_0 = \varepsilon \boldsymbol{E} \tag{7-36}$$

则式(7-35)左边可写为

$$\oint_S \boldsymbol{E} \cdot \mathrm{d}\boldsymbol{S} = \frac{1}{\varepsilon}\oint_S \boldsymbol{D} \cdot \mathrm{d}\boldsymbol{S}$$

又由

$$E = \frac{\sigma_0 - \sigma'}{\varepsilon_0} = \frac{E_0}{\varepsilon_r} = \frac{\sigma_0}{\varepsilon_r \varepsilon_0} = \frac{\sigma_0}{\varepsilon}, \quad 即 \frac{\sigma_0 - \sigma'}{\varepsilon_0} = \frac{\sigma_0}{\varepsilon}$$

则式(7-35)右边可写为

$$\frac{1}{\varepsilon_0}\Delta S(\sigma_0 - \sigma') = \frac{1}{\varepsilon}\Delta S \sigma_0$$

故将以上变换代入,则引入 $\boldsymbol{D}$ 后的式(7-35)可写为

$$\oint_S \boldsymbol{D} \cdot \mathrm{d}\boldsymbol{S} = \sigma_0 \Delta S$$

式中 $\Phi_D = \oint_S \boldsymbol{D} \cdot \mathrm{d}\boldsymbol{S}$ 称为通过高斯面 S 的电位移通量(electric displacement flux),$\sigma_0 \Delta S$ 则正是高斯面 S 所包围之自由电荷的代数和,一般情况下以 $\sum q_{0i}$ 表示,则上式可写成

$$\varphi_D = \oint_S \boldsymbol{D} \cdot \mathrm{d}\boldsymbol{S} = \sum_{i=1}^{n} q_{0i} \tag{7-37}$$

此式表明通过任意闭合曲面的电位移通量等于该闭合曲面所包围的自由电荷的代数和。这就是有电介质时的高斯定理,也称 $\boldsymbol{D}$ 的高斯定理。虽然式(7-37)是从特例中导出,但它是普遍成立的,即使在变化的电磁场中仍然如此。它是电磁学的基本规律之一。由于通过闭合曲面的电位移通量只与面内的自由电荷有关,而与束缚电荷无关,故可根据自由电荷以及 $\boldsymbol{D}$ 矢量分布的对称性由此求出 $\boldsymbol{D}$ 后再由式(7-36)求出 $\boldsymbol{E}$ 以及 $\boldsymbol{P}$ 和 σ'。

四、电容器及其电容

能够储存电量,彼此绝缘而又靠近的导体系统称为电容器(condenser)。电容器经过充电后使两极板分别带等量异号的电量 $+Q$ 与 $-Q$,它们之间形成电势差 U_{AB},其大小与电量 Q 成正比,比值定义为电容器的电容(capacitance),写作 C

$$C = \frac{Q}{U_{AB}} \tag{7-38}$$

在国际单位制(SI)中电容的单位是法拉,符号为 F。实际应用中,法拉这个单位太大,因此常采用微法(μF)、皮法(pF)作为电容的单位,他们之间的换算关系为:

$$1F = 10^6 \mu F = 10^{12} pF$$

电容器是储存电量的装置,而电容则是表征电容器储存电量能力的物理量。对于平行板电容器有

$$C = \frac{\varepsilon S}{d} \tag{7-39}$$

上式表明平行板电容器的电容 C 与两极板的相对面积 S 成正比,与两极板之间的距离 d 成反比。因此,电容器的电容值仅取决于电容器本身的结构(形状,大小)与两极板之间的电介质。一个平行板电容器,在其两极板间放入电介质之后的电容 $C=\varepsilon S/d$ 和放入之前的电容 $C_0=\varepsilon_0 S/d$ 的比值为 ε_r。这正是在实践中测量 ε_r 值所依据的原理。也表明在两极板间加入电介质后,电容将增大 ε_r 倍。

五、静电场的能量

由于同种电荷间存在斥力,任何带电体系的建立过程,都必然是外力克服电荷之间相互作用力而做功的过程。同时在这一过程中某种外部形式的能量将转换为带电体系的能量。因此,任何带电体系都具有一定的能量。由于静电场力做功与路径无关,表明这一能量具有势能的性质。下面以电容器为例来讨论这一能量如何计算以及储存在何处。

(一) 带电电容器的能量

有一电容为 C 的平行平板电器正处于充电过程中,设在某时刻两极板之间的势差为 U_{AB},此时若继续把电荷 $+dq$ 从带负电的极板移到带正电的极板时,外力因克服静电力而需做功为

$$U_{AB}dq = \frac{q}{C}dq$$

使电容器两极板分别带有 $\pm Q$ 的电荷,则外力作总功为

$$A = \frac{1}{C}\int_0^Q q\,dq = \frac{Q^2}{2C} = \frac{1}{2}QU_{AB} = \frac{1}{2}CU_{AB}^2$$

外力通过克服静电场力做功,把非静电能转换为电容器的电能,使电容器贮存了电能 W。于是,有

$$W = \frac{Q^2}{2C} = \frac{1}{2}QU_{AB} = \frac{1}{2}CU_{AB}^2 \qquad (7\text{-}40)$$

(二) 静电场的能量与能量密度

电容器充电以后具有电能。讨论这些能量是储存在电容器极板上,还是储存在极板之间的电场中的问题,我们继续分析上述的能量公式。

以平行板电容器为例,极板间的场强为 $E=\dfrac{Q}{\varepsilon S}$,极板带有的电荷与场强的关系表示为 $Q=\varepsilon SE$,极板间的电势差为 $U_{AB}=Ed$,依据式(7-40),电容的电能为

$$W = \frac{1}{2}QU_{AB} = \frac{1}{2}\varepsilon E^2(Sd)$$

因电容器两极板间的空间体积 $V=Sd$,,若不考虑边缘效应,V 即为电容器电场所占有的空间体积,代入上式,得

$$W = \frac{1}{2}\varepsilon E^2 V \qquad (7\text{-}41)$$

上式表明电容器的能量与场强的平方及电场的体积成正比。这说明电能 W 是电场所具有,并储存在电场中,而不是集中在极板上的场源电荷处。所谓带电体系的能量或电容器的能量,实质上是这一体系所建立的电场的能量。虽然式(7-39)与(7-41)只适用于均匀电场,但以上结论,即电场具有能量对于任何电场都是普遍成立的。

单位体积电场的能量称为电场的能量密度(energy density),用 ω_e 表示

$$\omega_e = \frac{W}{V} = \frac{1}{2}\varepsilon E^2 \qquad (7\text{-}42)$$

上式虽然是从均匀电场导出的,但可以证明它具有普遍性。它表明电场的能量密度仅仅与电场中的场强及电介质有关,而且是点点对应的关系。这进一步说明电场是电能的携带者。

在静电场中电场总是伴随着场源电荷同时存在的,我们说能量是属于场源电荷还是属于电场似乎没有什么区别。但在变化的电磁场中,由于电磁波是可以脱离场源电荷而存在的,即当场源电荷不存在时,电场还存在,能量也存在。因此,电场具有能量的观点是在电磁波被发现以后,证明了电磁能量可以脱离场源而以波的形式传播时才得到最终确认的。能量是物质的固有属性,电场能量的存在是电场物质性的重要证明。

对于非均匀电场,其能量密度是随着空间各点变化的。若计算某一区域中的电场能量,则需要用积分的方法

$$W = \int_V \omega_e \, dV = \int_V \frac{1}{2} \varepsilon E^2 \, dV \tag{7-43}$$

[例7-3]　一个平行板空气电容器的极板面积为 S,间距为 d,充电后两板上分别带电量 $+Q$ 与 $-Q$。断开电源后再将两极板的距离匀速地拉到 $2d$。求:(1)外力克服两极板相互引力所做的功;(2)两极板间的相互吸引力。

解:(1)外力匀速地拉动极板,任一个极板上所受到的合力应为零。故外力仅仅用于克服两极板间引力而做功。根据功能原理,此功应等于电容器能量的增加。

电容器的能量在极板被拉开前、后应分别是:$W_1 = \frac{1}{2} \frac{Q^2}{C_1}$,$W_2 = \frac{1}{2} \frac{Q^2}{C_2}$,但 $C_1 = \varepsilon_0 \frac{S}{d}$,$C_1 = \varepsilon_0 \frac{S}{2d}$,代入上面的式子则有外力所做的功

$$A_{外} = W_2 - W_1 = \frac{Q^2 d}{2\varepsilon_0 S}$$

(2)由于电容器两极板间是均匀电场,故两极板间的相互吸引力 $F_电$ 是常力,且大小应与外力相等。今有 $A_{外} = F_{外} \cdot d$,所以

$$F_电 = F_{外} = \frac{A_{外}}{d} = \frac{Q^2}{2\varepsilon_0 S} = \frac{\sigma Q}{2\varepsilon_0}$$

对于这一问题,还有另一种解法:两极板的相互作用力也就是一个极板在另一个极板的电场中所受到的力,根据场强的定义式可知:

$$F_电 = QE = Q \frac{\sigma}{2\varepsilon_0}$$

此力的方向显然表现为引力。可以看到,两种解法的结果是一致的。

[例7-4]　球形电容器两极板分别充电至 $\pm Q$,内、外半径为 R_1、R_2,两极板间充满电容率为 ε 的电介质。试计算此球形电容器内电场所储存的能量(图7-16)。

解:球形电容器的电场只集中在两极板之间,且不是均匀电场,但具有球对称性。利用高斯定理可求得其场强为

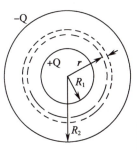

图 7-16　例 7-4 图

$$E = \frac{1}{4\pi\varepsilon} \frac{Q}{r^2} \quad (R_1 < r < R_2)$$

在半径为 r 处的球面上能量密度相同

$$\omega_e = \frac{1}{2} \varepsilon E^2 = \frac{\varepsilon}{2} \left(\frac{1}{4\pi\varepsilon} \frac{Q}{r^2} \right)^2 \quad (R_1 < r < R_2)$$

故处在半径为 r 与 $r+dr$ 两球面之间电场的能量

$$dW = \omega_e \, dV = \omega_e 4\pi r^2 \, dr = \frac{Q^2}{8\pi\varepsilon r^2} dr$$

由此根据式（7-43）得电容器电场之总能量

$$W = \int \mathrm{d}W = \int_{R_1}^{R_2} \frac{Q^2}{8\pi\varepsilon r^2}\mathrm{d}r = \frac{Q^2}{8\pi\varepsilon}\left(\frac{1}{R_1} - \frac{1}{R_2}\right) = \frac{1}{2}\frac{Q^2}{4\pi\varepsilon\dfrac{R_1 R_2}{R_2 - R_1}}$$

如果我们利用球形电容器的电容公式 $C = 4\pi\varepsilon\dfrac{R_1 R_2}{R_2 - R_1}$ 代入电容器的能量公式（7-40），也可得到与上述计算相同的结果：

$$W = \frac{1}{2}\frac{Q^2}{C} = \frac{1}{2}Q^2 \Big/ \left(4\pi\varepsilon\frac{R_1 R_2}{R_2 - R_1}\right)$$

思考题与习题

7-1　如图7-17所示的闭合曲面 S 内有一个点电荷 q，P 为 S 面上的任一点，在 S 面外有一个电荷 q' 与 q 的符号相同。若将 q' 从 A 点沿直线移到 B 点，则在移动过程中（　　）

A. S 面上的电通量不变

B. S 面上的电通量改变，P 点的场强不变

C. S 面上的电通量改变，P 点的场强改变

D. S 面上的电通量不变，P 点的场强也不变

E. S 面上的电通量改变，P 点的电势不变

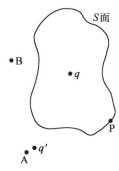

（A）　图7-17　习题7-1图

7-2　在一个橡皮球表面上均匀地分布着正电荷，在其被吹大的过程中，有始终处在球内的一点和始终处在球外的一点，它们的场强和电势将作如下的变化（　　）

A. $E_内$为零，$E_外$减小，$V_内$不变，$V_外$增大

B. $E_内$为零，$E_外$不变，$V_内$减小，$V_外$不变

C. $E_内$为零，$E_外$增大，$V_内$增大，$V_外$减小

D. $E_内$为零，$E_外$不变，$V_内$增大，$V_外$减小

E. $E_内$，$E_外$，$V_内$，$V_外$均增大

（B）

7-3　设在 XY 平面内的原点 O 处有一个电偶极子，其电偶极矩 p 的方向指向 Y 轴正方向，大小不变。问在 X 轴上距原点较远处任意一点的电势与它离开原点的距离成什么关系？

A. 正比　　　B. 反比　　　C. 平方反比　　　D. 平方正比　　　E. 无关系

（E）

7-4　在真空中有板面积为 S，间距为 d 的两平行带电板（d 远小于板的线度）分别带电量 $+q$ 与 $-q$。有人说两板之间的作用力 $F = k\dfrac{q^2}{d^2}$。又有人说因为 $F = qE$，$E = \dfrac{\sigma}{\varepsilon_0} = \dfrac{q}{\varepsilon_0 S}$，所以 $F = \dfrac{q^2}{\varepsilon_0 S}$。试问这两种说法对吗？为什么？$F$ 应为多少？

7-5　今有点电荷 q 和 $4q$ 相距为 L，试问在什么地方，放置一个什么样的点电荷，可使这三个点电荷达到受力平衡。

（在连线 L 上距 q 为 $L/3$ 处；$-4q/9$）

7-6　试求无限长均匀带电直线外一点（距直线 R 远）的场强。设电荷线密度为 λ。

$$\left(E = \frac{1}{2\pi\varepsilon_0}\frac{\lambda}{R}，方向垂直于带电直线，若 \lambda > 0 则指向外，若 \lambda < 0 则指向带电直线。\right)$$

7-7 一长为 L 的均匀带电直线,电荷线密度为 λ。求在直线延长线上与直线近端相距 R 处 P 点的电势与场强。

$$\left[V=k\lambda\ln\frac{L+R}{R}; E=k\lambda\left(\frac{1}{R}-\frac{1}{L+R}\right),\lambda>0,\text{则方向沿带电直线经}P\text{点指向外},\lambda<0,\text{则方向相反。}\right]$$

7-8 一个空气平行板电容器 $C=1.0\text{pF}$,充电到电量 $q=1.0\times10^{-5}\text{C}$ 后将电源切断。求:

(1)两极板间的电势差和此时的电场能。

$$(1\times10^{7}\text{V}; 50\text{J})$$

(2)若将两极板的距离增加一倍,计算距离改变前后电场能的变化。并解释其原因。

$$(50\text{J})$$

7-9 试计算均匀带电圆盘轴线上任一点 P 处的场强。设 P 点距盘心 O 为 x,盘之半径为 R,电荷面密度为 σ。并讨论当 $R\ll x\left[\text{提示:}\left(1+\frac{R^2}{x^2}\right)^{-\frac{1}{2}}\approx1-\frac{1}{2}\frac{R^2}{x^2}\right]$ 和 $R\gg x$ 时 P 点的场强将如何?

$$\left[\frac{\sigma}{\varepsilon_0}\left(1-\frac{1}{\sqrt{1+R^2/x^2}}\right);\text{方向沿轴线,若}\sigma>0,\text{则指向外,若}\sigma<0,\text{则指向盘心。}\right]$$

7-10 有一个均匀带电的球壳,其内、外半径分别是 a 与 b,电荷体密度为 ρ。试求从中心到球壳外各区域的场强。

$$\left[E=0,(r<a); E=\frac{\rho}{3\varepsilon_0}\left(r-\frac{a^3}{r^2}\right),(a<r<b); E=\frac{\rho}{3\varepsilon_0 r^2}(b^3-a^3),(r>b)。\text{方向沿半径,}\rho>0\text{则背离中心,}\right.$$
$$\left.\rho<0\text{则指向中心。}\right]$$

7-11 试证明在距离电偶极子中心等距离对称之三点上,其电势的代数和为零。

$$(\text{等边}\triangle\text{ABC 的中心和电偶极子的中心重合,证 }V_A+V_B+V_C=0)$$

7-12 在真空中有一无限长均匀带电圆柱体,半径为 R,电荷体密度为 $+\rho$。另有一与其轴线平行的无限大均匀带电平面,电荷面密度为 $+\sigma$。今有 A、B 两点分别距圆柱体轴线为 a 与 b($a<R,b>R$),且在过此轴线和带电平面垂直的平面内,如图 7-18 所示。试求 A、B 两点间的电势差 $U_{AB}=V_A-V_B$。(忽略带电圆柱体与带电平面的相互影响)

$$\left[\frac{1}{2\varepsilon_0}\left(\frac{\rho}{2}(R^2-a^2)+\rho R^2\ln\frac{b}{R}-\sigma(b-a)\right)\right]$$

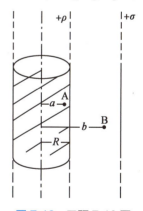

图 7-18 习题 7-12 图

7-13 一个空气平行板电容器在充电后注入石蜡。(1)石蜡注入前电容器已不与电源相接;(2)石蜡注入时电容器仍与电源相接。试比较在以上两种情况下该电容器内各量的变化情况,并填入表 7-2 中。

表 7-2 习题 7-13

	(1)	(2)
电量 Q		
场强 E		
电压 U		
电容 C		
场能密度 ω_e		

7-14 一个圆柱状电容器的内半径 a,外半径 b;半径为 a、b 极板间电介质的介电常数为 ε。试证明其所储存的电场能量的一半是在半径为 $r=\sqrt{ab}$ 的圆柱内。

7-15 在半径为 R 的金属球外,包有一半径为 R' 的均匀电介质层,设电介质的相对电容为 ε_r,金属球带电量 Q。求:

(1)电介质内、外的场强分布与电势分布。

$$\left[E=0,(r<R);E=\frac{1}{4\pi\varepsilon_0}\frac{Q}{r^2},(R<r<R');E=\frac{1}{4\pi\varepsilon}\frac{Q}{r^2},\ (r>R');方向沿半径,Q>0\ 则指向外,Q<0 \right.$$

$$\left. 则指向球心。\ V=\frac{Q}{4\pi\varepsilon}\left(\frac{1}{R}+\frac{\varepsilon_r-1}{R'}\right),(r<R);V=\frac{Q}{4\pi\varepsilon}\left(\frac{1}{r}+\frac{\varepsilon_r-1}{R'}\right),(R<r<R');V=\frac{1}{4\pi\varepsilon_0}\frac{Q}{r},(r>R')。 \right]$$

(2)金属球的电势。

$$\left[\frac{Q}{4\pi\varepsilon}\left(\frac{1}{R}+\frac{\varepsilon_r-1}{R'}\right)\right]$$

(3)电介质内电场的能量。

$$\left(\frac{Q^2}{8\pi\varepsilon}\frac{R'-R}{RR'}\right)$$

(张少良)

第八章 | 恒定电流的磁场 生物磁效应

学习要求

1. 掌握磁场中的高斯定理、毕奥-萨伐尔定律、安培环路定理、磁场对运动电荷和电流的作用。
2. 理解电流密度、欧姆定律、磁感应强度、霍尔效应。
3. 了解磁场的生物效应。

磁铁和电流周围存在着磁场,磁场也是一种特殊物质,它具有能量,在空间也有一定的分布,磁现象的本质就是电荷的运动。本章首先介绍恒定电流的基本概念,之后着重讨论电流激发磁场的基本公式毕奥-萨伐尔定律、描述磁场基本性质的磁场中的高斯定理和安培环路定理以及电流和运动电荷在磁场中的受力和运动规律。另外,本章我们还将讨论霍尔效应以及生物磁学在医学上的应用等有关知识。

第一节 | 恒定电流

一、电流强度和电流密度

导体(conductor)中含有大量的可自由移动的带电粒子,称为载流子(carrier)。例如,金属中的自由电子,电解液和电离气体中的正、负离子。一般情况下,导体内部的载流子在无外电场作用时,都做无规则的热运动,因而不能形成电流。但是,如果导体两端存在一定的电势差,导体内部的载流子将在电场力的作用下,做定向移动而形成电流。因此,产生电流的条件是:导体内部含有可以自由移动的载流子;导体中必须存在电场,即导体两端存在电势差。电流方向通常规定为正电荷在电场力作用下的移动方向。电流大小则用电流强度(electric current intensity)来描述,用字母 I 表示,定义为单位时间内通过导体任一截面的电量。如果在 Δt 时间内通过导体任一截面的电量为 ΔQ,则电流强度为

$$I = \frac{\Delta Q}{\Delta t} \tag{8-1}$$

如果导体中电流强度的大小和方向不随时间而变化,这种电流称为恒定电流(steady current)。若电流的大小和方向随时间而变化,则称为瞬时电流,用 i 来表示

$$i = \lim_{\Delta t \to 0} \frac{\Delta Q}{\Delta t} = \frac{\mathrm{d}Q}{\mathrm{d}t} \tag{8-2}$$

电流强度是标量,在国际单位制(SI)中,单位是安培,符号为 A,$1A = 1C \cdot s^{-1}$,常用的单位还有毫安(mA)和微安(μA)。

$$1A = 10^3 mA = 10^6 \mu A$$

当电流在导体中流动时,在一般情况下,只要知道通过导体的电流强度就可以了。但是,当电流通过任意形状的大块导体(如人体躯干、任意容器中的电解液)时,导体中各处电流强度的大小和方向就不完全相同,这样的导体称为容积导体(volume conductor)。显然,对于容积导体仅有电流强度的

概念是不够的。为了确切地描述导体内部各点的电流分布情况，我们引入电流密度（electric current density）这一物理量。

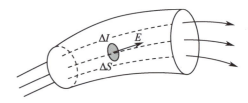

图 8-1 电流密度矢量

如图 8-1 所示，在通有电流强度为 I 的导体内某处取一面积元 ΔS，使 ΔS 的法线方向与所在处场强 E 的方向相同。如果通过 ΔS 的电流强度为 ΔI，则电流密度 J 的大小定义为垂直通过单位截面积的电流强度，即

$$J = \lim_{\Delta S \to 0} \frac{\Delta I}{\Delta S} = \frac{\mathrm{d}I}{\mathrm{d}S} \quad (8\text{-}3)$$

电流密度 J 是矢量，其方向与该点的场强 E 的方向一致，在国际单位制（SI）中，单位是安培每平方米，符号为 $A \cdot m^{-2}$。

为了应用方便和表达 J 的矢量性，我们导出 J 的另一表达式。假设导体中存在一种载流子，且载流子为正电荷，以 n 表示导体中单位体积内的载流子数目，Z 表示载流子的价数，$\bar{v}$ 表示载流子在电场力作用下的漂移速度（drift velocity），则在 Δt 时间内，通过 ΔS 的电量 $\Delta Q = Zen \cdot \bar{v} \Delta t \cdot \Delta S$，则 $\Delta I = \Delta Q / \Delta t = Zen\bar{v} \cdot \Delta S$，将 ΔI 值代入式（8-3），得

$$J = \lim_{\Delta S \to 0} \frac{\Delta I}{\Delta S} = Zen\bar{v} = \rho_e \bar{v}$$

式中 $\rho_e = Zen$ 表示导体中自由电荷的体密度。J 和 $\bar{v}$ 都是矢量，故上式可写成矢量式

$$J = Zen\bar{v} = \rho_e \bar{v} \quad (8\text{-}4)$$

由上式可知，电流密度的大小等于导体中自由电荷体密度与平均漂移速度的乘积，方向与正电荷的平均漂移速度方向一致。

二、欧姆定律

欧姆定律（Ohm's law）的一般形式为

$$I = \frac{V_1 - V_2}{R} = \frac{U_{12}}{R}$$

它说明在温度一定时，通过粗细均匀导体中的电流与导体两端电势差的关系。上式中的 R 为导体的电阻，它与导体的材料和几何形状有关。

由实验得知对于粗细均匀的导体，当导体的材料和温度一定时，导体愈长、愈细，导体的电阻值就愈大。就是说，导体的电阻与它的长度 l 成正比，与它的横截面积 S 成反比，即

$$R = \rho \frac{l}{S}$$

式中比例系数 ρ 称为电阻率（resistivity），它与材料的性质有关，在国际单位制（SI）中，单位是欧姆·米，符号为 $\Omega \cdot m$。电阻率的倒数 $\gamma = \frac{1}{\rho}$，称为电导率（conductivity），在国际单位制（SI）中单位是西门子每米，符号为 $S \cdot m^{-1}$。

对于不均匀导体，我们必须了解导体内部各点的导电情况。为此，在图 8-2 的导体中，沿电流方向取长度为 $\mathrm{d}l$、底面积为 $\mathrm{d}S$ 的圆柱体元，两端的电势分别为 V 和 $V + \mathrm{d}V$。

由欧姆定律可知，通过圆柱体元的电流强度为

$$\mathrm{d}I = \frac{V - (V + \mathrm{d}V)}{R} = -\frac{\mathrm{d}V}{R}$$

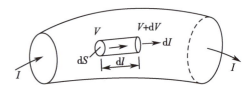

图 8-2 推导欧姆定律微分形式用图

而圆柱体元的电阻可表示为 $R = \rho \dfrac{\mathrm{d}l}{\mathrm{d}S}$，代入上式可得

$$\mathrm{d}I = -\frac{\mathrm{d}V}{R} = -\frac{1}{\rho}\frac{\mathrm{d}V}{\mathrm{d}l}\mathrm{d}S$$

或

$$\frac{\mathrm{d}I}{\mathrm{d}S} = -\frac{1}{\rho}\frac{\mathrm{d}V}{\mathrm{d}l}$$

上式中，因为 $\dfrac{\mathrm{d}I}{\mathrm{d}S} = J, E = -\dfrac{\mathrm{d}V}{\mathrm{d}l}$，所以

$$J = \frac{E}{\rho} = \gamma E \tag{8-5}$$

由于电流密度 $\boldsymbol{J}$ 和场强 $\boldsymbol{E}$ 都是矢量，且方向相同，因此式（8-5）可写成矢量式

$$\boldsymbol{J} = \frac{\boldsymbol{E}}{\rho} = \gamma\boldsymbol{E} \tag{8-6}$$

式（8-5）、式（8-6）都是欧姆定律的微分形式，它表明通过导体中任一点的电流密度与该处的电场强度成正比。电流密度与导体的性质有关，而与导体的形状大小无关，因此它揭示了大块导体中的电场和电流分布之间的函数关系，从而细致地描绘了导体内部各处电流的分布情况，所以微分形式的欧姆定律比积分形式的欧姆定律具有更深刻的意义，它适用于任何导体以及非恒定电场。

第二节 ｜ 磁场　磁感应强度

一、磁感应强度

在磁铁和电流周围空间存在着磁场（magnetic field）。由恒定电流产生的磁场在各处的分布不随时间变化亦称为恒定磁场（constant magnetic field）或静磁场（static magnetic field）。为了描述磁场中各点的强弱和方向，我们引入磁感应强度（magnetic induction）$\boldsymbol{B}$ 这个物理量，它是一个矢量。

由于磁场对运动电荷有力的作用，在磁场中放入正的运动电荷 q_0，根据该电荷的受力情况来定义磁场中各点磁感应强度 $\boldsymbol{B}$ 的大小和方向。这一电荷称为运动检验电荷，简称运动电荷。运动电荷本身的磁场应该足够弱，以便使它不影响我们所研究的磁场分布。

当具有一定速度的运动电荷 q_0 通过磁场某点时，我们发现该电荷的受力情况与它的速度方向和磁感应强度方向的夹角有关。当运动电荷的速度方向与磁感应强度方向一致或相反时，运动电荷所受的力为零；当这两个方向相互垂直时，运动电荷所受的力最大，设为 $\boldsymbol{F}_m$。$\boldsymbol{F}_m$ 的大小还与运动电荷的电量 q_0 和速度 v 成正比，但 $\boldsymbol{F}_m$ 与乘积 q_0v 的比值是确定的，与 q_0v 的值无关。由此可见，比值 F_m/q_0v 反映了磁场的性质，这个比值越大，表面运动电荷通过该点时受到的磁场力越大，磁场越强。于是，我们用比值 F_m/q_0v 定义该点的磁感应强度，即

$$\boldsymbol{B} = \frac{\boldsymbol{F}_m}{q_0v} \tag{8-7}$$

可见，比值 $\boldsymbol{B}$ 是一个与运动电荷的性质无关、仅与该点处磁场的性质有关的常量。对于磁场中不同的点，该比值一般是不同的。

需要说明的是，磁感应强度 $\boldsymbol{B}$ 也是一个空间位置矢量和时间 t 的函数，在恒定磁场中，$\boldsymbol{B}$ 只是空间坐标的函数，与时间 t 无关。

在国际单位制（SI）中，磁感应强度 $\boldsymbol{B}$ 的单位是特斯拉，符号为 T，$1\text{T} = 1\text{N} \cdot \text{s} \cdot \text{C}^{-1} \cdot \text{m}^{-1} = 1\text{N} \cdot \text{A}^{-1} \cdot \text{m}^{-1}$。T 是一个比较大的单位，在实际工作中，经常使用较小的单位高斯（G），$1\text{G} = 10^{-4}\text{T}$。

运动电荷在磁场中所受的力,总是与运动电荷速度 v 的方向和磁感应强度 B 的方向所组成的平面相垂直,当 v 和 B 互相垂直时,F_m、v 和 B 三者两两垂直,如图 8-3(a)所示。这时,磁感应强度 B 的方向可用右手螺旋法则来确定,即将右手拇指与其余四指垂直,先将四指的指向与 F_m 方向相同,再使其向 v 的方向弯曲,这时拇指的指向就是磁感应强度 B 的方向,如图 8-3(b)所示。

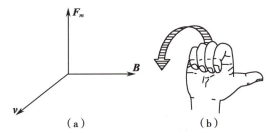

图 8-3　确定磁感应强度 B 的方向

二、磁通量　磁场中的高斯定理

为形象地描绘磁场的分布情况,我们在磁场中画一系列的曲线,使曲线上每一点的切线方向与该点磁感应强度 B 的方向一致,这样的曲线叫做磁感应线(line of magnetic induction)。为了使磁感应线也能描述磁场的强弱,规定通过垂直磁场方向单位面积的磁感应线的数目等于该处的磁感应强度 B 的大小。这样,磁感应线密集的地方磁场就强,稀疏的地方磁场就弱。其次,磁感应线是一些闭合的曲线,不像电场线那样起于正电荷,终止于负电荷。

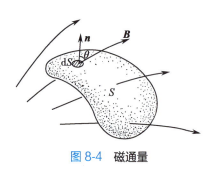

图 8-4　磁通量

(一)磁通量

通过一给定曲面的磁感应线的总数称为通过该曲面的磁通量(magnetic flux),磁通量是标量,用 Φ 表示。设 S 是磁场中的一任意曲面,如图 8-4 所示,在曲面上取面积元 dS。dS 的法线方向与该点处磁感应强度 B 的方向之间的夹角为 θ,于是,通过面积元 dS 的磁通量

$$d\Phi = B \cdot dS = B\cos\theta dS \tag{8-8}$$

那么,通过有限曲面 S 的磁通量为

$$\Phi = \int d\Phi = \int_S B \cdot dS = \int_S B\cos\theta dS \tag{8-9}$$

在国际单位制(SI)中,磁通量的单位为韦伯,符号为 Wb,$1\text{Wb}=1\text{T}\cdot\text{m}^2$。

(二)磁场中的高斯定理

由于磁感应线是一些闭合曲线,因此,穿入任一闭合曲面的磁感应线数(规定它为负的磁通量)必等于穿出该闭合曲面的磁感应线数(规定它为正的磁通量)。所以,通过任一闭合曲面的总磁通量为零,即

$$\oint_S B \cdot dS = \oint_S B\cos\theta dS = 0 \tag{8-10}$$

式(8-10)称为磁场中的高斯定理,它反映了磁场是涡旋场的这一重要特性。

第三节 ┃ 恒定电流的磁场

这一节我们将介绍恒定电流激发磁场——恒定磁场及其规律。

一、毕奥-萨伐尔定律

电流的周围空间存在着磁场,为了求任意形状的电流分布所产生的磁场,可以把电流分割成许多小段 dl,每一小段中的电流强度为 I,我们称 Idl 为电流元。它是矢量,其方向为 dl 中的电流强度方向。

毕奥-萨伐尔定律（Biot-Savart's law）给出了电流元在空间某点产生的磁感应强度 $\mathrm{d}\boldsymbol{B}$。它指出，电流元 $I\mathrm{d}l$ 在空间某点 P 处产生的磁感应强度 $\mathrm{d}\boldsymbol{B}$ 的大小与电流元 $I\mathrm{d}l$ 的大小成正比，与电流元到 P 点的距离 r 的平方成反比，与 $I\mathrm{d}l$ 和 r 之间小于 π 的夹角 θ 的正弦成正比，即

$$\mathrm{d}B = k\frac{I\mathrm{d}l\sin\theta}{r^2}$$

上式中，k 为比例系数，其值与介质的种类和选用的单位有关。在国际单位制（SI）中，$k=\mu_0/4\pi$，$\mu_0=4\pi 10^{-7}\mathrm{T\cdot m\cdot A^{-1}}$ 称为真空磁导率（permeability of vacuum）。将 k 值代入上式得

$$\mathrm{d}B = \frac{\mu_0}{4\pi}\frac{I\mathrm{d}l\sin\theta}{r^2} \tag{8-11a}$$

$\mathrm{d}\boldsymbol{B}$ 的方向垂直于 $I\mathrm{d}l$ 和 r 所在的平面，由右手螺旋法则确定，即右手弯曲的四指由 $I\mathrm{d}l$ 的方向沿小于 π 的 θ 角转向 r 的方向，则拇指的指向就是 $\mathrm{d}\boldsymbol{B}$ 方向。如图 8-5 所示。

把（8-11a）写成矢量式为

$$\mathrm{d}\boldsymbol{B} = \frac{\mu_0}{4\pi}\frac{I\mathrm{d}l\times e_r}{r^2} \tag{8-11b}$$

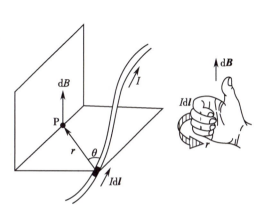

e_r 是 r 方向上的单位矢量。式（8-11a）和式（8-11b）称为毕奥-萨伐尔定律，是计算电流磁场的基本公式。

图 8-5 电流元的磁场

二、毕奥-萨伐尔定律的应用

（一）长直电流的磁场

在图 8-6 所示的长直导线中，电流 I 由下向上流动，求这个电流周围磁场中 P 点的磁感应强度。在长直导线上任取一电流元 $I\mathrm{d}l$，由式（8-11a）得知，该电流元在 P 点所产生的磁感应强度的大小为

$$\mathrm{d}B = \frac{\mu_0}{4\pi}\frac{I\mathrm{d}l\sin\theta}{r^2}$$

$\mathrm{d}\boldsymbol{B}$ 的方向垂直于 $I\mathrm{d}l$ 和 r 所确定的平面，向纸面里。并且长直导线上各电流元在 P 点所产生的磁感应强度的方向都相同，所以，P 点的磁感应强度就等于各电流元在该点所产生的磁感应强度的代数和。对上式积分得

$$B = \int_L \mathrm{d}B = \frac{\mu_0}{4\pi}\int_L\frac{I\mathrm{d}l\sin\theta}{r^2} \tag{a}$$

上式在积分过程中有三个变量 r、$I\mathrm{d}l$ 和 θ，为了使变量统一，从点 P 向直导线作垂线 PO，设它的长度为 r_0。若以 O 为原点，则电流元 $I\mathrm{d}l$ 到原点 O 的距离为 l，由图可知

$$l = r_0\cot(\pi-\theta) = -r_0\cot\theta \tag{b}$$

取 l 的微分，得

$$\mathrm{d}l = \frac{r_0\mathrm{d}\theta}{\sin^2\theta} \tag{c}$$

$$r = \frac{r_0}{\sin(\pi-\theta)} = \frac{r_0}{\sin\theta} \tag{d}$$

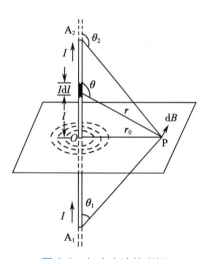

图 8-6 长直电流的磁场

将式（c）和式（d）代入式（a），得

$$B = \frac{\mu_0}{4\pi} \int_{\theta_1}^{\theta_2} \frac{I\sin\theta \mathrm{d}\theta}{r_0} = \frac{\mu_0 I}{4\pi r_0}(\cos\theta_1 - \cos\theta_2) \tag{8-12}$$

式中，θ_1、θ_2分别是电流元$I\mathrm{d}l$与r的夹角。

若导线为无限长，则$\theta_1 = 0$，$\theta_2 = \pi$，由上式可以得到

$$B = \frac{\mu_0 I}{2\pi r_0} \tag{8-13}$$

可见，长直电流周围的磁感应强度B与导线中的电流成正比，与距离成反比。磁感应线是一组围绕导线的同心圆。用右手握住直导线，使拇指的方向与电流方向一致，则四指的环绕方向就是磁感应强度的方向。

对于有限长的直导线，在$r_0 \ll l$的范围内，式（8-13）近似成立。

（二）圆线圈电流轴线上的磁场

在图 8-7 中，圆线圈的半径为R，其中的电流强度为I，它的周围也存在着磁场。现在求线圈轴线上任一点P处的磁感应强度。设圆电流的中心为O，P点距O点的距离为r_0。圆电流上任一点处的电流元$I\mathrm{d}l$在P点产生的磁感应强度为$\mathrm{d}B$，由于$I\mathrm{d}l$与r互相垂直，根据毕奥-萨伐尔定律得

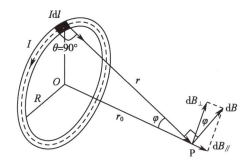

$$\mathrm{d}B = \frac{\mu_0}{4\pi} \frac{I\mathrm{d}l}{r^2}$$

图 8-7　圆线圈电流轴线上的磁场

由于轴对称性，P点的磁感应强度在垂直于轴线方向的分量$\mathrm{d}B_\perp$互相抵消，因此，总磁感应强度将沿轴线方向，其大小等于$\mathrm{d}B_{/\!/} = \mathrm{d}B\sin\varphi$的代数和，即

$$B = \oint \mathrm{d}B_{/\!/} = \oint \mathrm{d}B\sin\varphi = \oint \frac{\mu_0}{4\pi} \cdot \frac{I\mathrm{d}l}{r^2}\sin\varphi = \frac{\mu_0 I}{4\pi r^2}\sin\varphi \oint \mathrm{d}l$$

因为$\sin\varphi = \dfrac{R}{r}$，$\oint \mathrm{d}l = 2\pi R$，所以，

$$B = \frac{\mu_0 R^2 I}{2r^3} \tag{8-14}$$

考虑到$r^2 = (r_0^2 + R^2)$和圆线圈的面积$S = \pi R^2$，上式可写成

$$B = \frac{\mu_0 R^2 I}{2r^3} = \frac{\mu_0}{2\pi} \frac{IS}{(r_0^2 + R^2)^{\frac{3}{2}}} \tag{8-15}$$

可见，r_0越大，B越小，即距圆电流中心处磁场越弱。

圆线圈电流轴线上的磁感应强度方向也可以用右手螺旋定则来判断，即用右手弯曲的四指代表圆线圈中的电流方向，则伸直的拇指的指向就是轴线上B的方向，如图 8-8 所示。

在圆心处，$r_0 = 0$，磁感应强度为

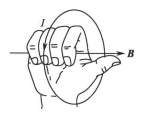

$$B = \frac{\mu_0 I}{2R} \tag{8-16}$$

图 8-8　圆线圈电流轴线上的磁场方向

当$r \gg R$，$r_0 \approx r$磁感应强度近似为

$$B = \frac{\mu_0 IS}{2\pi r^3} \tag{8-17}$$

（三）直螺线管电流轴线上的磁场

绕成螺线管形的线圈叫做螺线管。密绕的载流直螺线管如图 8-9（a）所示，下面计算其轴线上任一点 P 处磁感应强度。

图 8-9（b）是半径为 R，载有电流 I 的密绕直螺线管的截面图。设 $\mathrm{d}l$ 段在 P 点产生的磁感应强度为 $\mathrm{d}B$，螺线管单位长度上的匝数为 n，则 $\mathrm{d}l$ 段相当一个电流强度为 $nI\mathrm{d}l$ 的圆电流。根据式（8-14），它在 P 点产生的磁感应强度为

$$\mathrm{d}B = \frac{\mu_0 R^2}{2r^3} nI\mathrm{d}l \tag{a}$$

从图 8-9（b）中可以看出，$l = R\cot\beta$

对 l 微分得

$$\mathrm{d}l = -\frac{R}{\sin^2\beta}\mathrm{d}\beta \tag{b}$$

又因为

$$r = \frac{R}{\sin\beta} \tag{c}$$

将式（b）和式（c）代入式（a）得

$$\mathrm{d}B = -\frac{\mu_0}{2} nI\sin\beta \mathrm{d}\beta \tag{d}$$

对（d）式从 A_1 端到 A_2 端积分，得

$$B = \int_{\beta_1}^{\beta_2} -\frac{\mu_0}{2} nI\sin\beta \mathrm{d}\beta = \frac{\mu_0}{2} nI(\cos\beta_2 - \cos\beta_1) \tag{8-18}$$

P 点磁感应强度的方向沿着轴线向右。

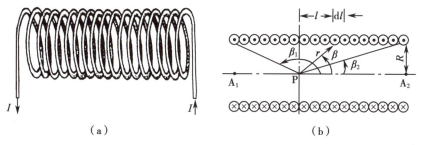

图 8-9　直螺线管电流轴线上的磁场

若螺线管为无限长，$\beta_1 = \pi$，$\beta_2 = 0$，这时有

$$B = \mu_0 nI \tag{8-19}$$

可见，$\boldsymbol{B}$ 的大小与考察点的位置无关，这表明密绕无限长螺线管轴线上磁场是均匀的。理论分析指出，密绕螺线管中磁感应线泄漏管外很少，其内部空间的磁场都是均匀的。

在长直螺线管任一端的轴线上，如图 8-9（b）中的 A_1 点，$\beta_1 = \dfrac{\pi}{2}$，$\beta_2 = 0$，将其代入式（8-18）得

$$B = \frac{1}{2}\mu_0 nI \tag{8-20}$$

说明在长直螺线管端点轴线上的磁感应强度为管内的一半。对于有限长螺线管，当 $R \ll l$ 时，式（8-19）、式（8-20）也近似适用。

第四节 │ 安培环路定理

一、恒定磁场的安培环路定理

图 8-10(a)是垂直于长直导线的平面 S,电流 I 与该平面相交于点 O。在此平面内任取一包围电流的闭合曲线 L,设 L 的绕行方向和电流方向成右手螺旋关系。L 上任一点 A 的磁感应强度 $B = \mu_0 I / 2\pi r$。式中 r 为 A 点到电流 I 的距离,$\boldsymbol{B}$ 的方向为通过 A 点的磁感应线(图中的虚线)的切线方向,$\boldsymbol{B}$ 与过 A 点所取的线元 $\mathrm{d}\boldsymbol{l}$ 的夹角为 θ。

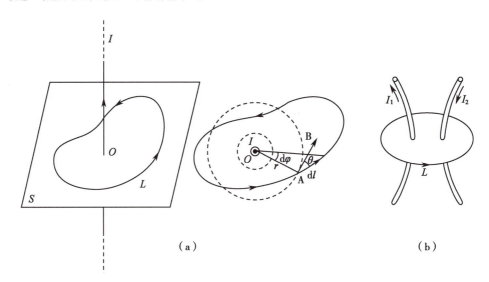

图 8-10　长直电流周围磁场的环路积分

由图可见,$\mathrm{d}l\cos\theta = r\mathrm{d}\varphi$,所以 $\boldsymbol{B}$ 沿闭合曲线 L 的线积分为

$$\oint_L \boldsymbol{B} \cdot \mathrm{d}\boldsymbol{l} = \oint_L B\mathrm{d}l\cos\theta = \oint \frac{\mu_0 I}{2\pi r} r\mathrm{d}\varphi = \frac{\mu_0 I}{2\pi} \int_0^{2\pi} \mathrm{d}\varphi = \mu_0 I \tag{8-21}$$

积分的结果仅和包围在闭合曲线内的电流有关,而和所选的闭合曲线的形状无关。上式是从无限长直电流的磁场推导出来的,但它对任意形状电流所产生的磁场都是成立的,即使所取的闭合曲线不在一个平面内,上式也同样适用。如果所取的闭合曲线包含有多个电流,式(8-21)可写为

$$\oint_L \boldsymbol{B} \cdot \mathrm{d}\boldsymbol{l} = \oint_L B\cos\theta \mathrm{d}l = \mu_0 \sum I \tag{8-22}$$

上式表明,在电流周围的磁场中,磁感应强度 $\boldsymbol{B}$ 沿任何闭合曲线的线积分与通过该闭合曲线内电流强度的代数和成正比。这一结论叫做真空中的安培环路定理(Ampere circuital theorem)。

电流的正、负可按下列方法确定,如果电流的方向与积分回路的绕行方向符合右手螺旋关系时,电流为正,如图 8-10(b)中 I_1;反之为负,如图 8-10(b)中的 I_2;如果闭合曲线中不包含电流或包含等值反向电流时,式(8-22)右边为零。

二、安培环路定理的应用

用静电场中的高斯定理可以求得电荷对称分布时的电场强度,同样我们可以应用恒定磁场中的安培环路定理来求解某些对称性分布电流的磁感应强度。

下面求长直螺线管内的磁场。图 8-11 是一紧密缠绕的长直螺线管,通过的电流是 I,由于螺线管很长,它内部中间部分的磁场是均匀的方向和管的轴线平行。管外的磁场很弱,可忽略。在螺线管内

选一点 P,过 P 点做一矩形封闭回路 abcd,对该回路应用安培环路定理得

$$\oint B\cos\theta \mathrm{d}l = \int_a^b B\cos\theta \mathrm{d}l + \int_b^c B\cos\theta \mathrm{d}l + \int_c^d B\cos\theta \mathrm{d}l + \int_d^a B\cos\theta \mathrm{d}l = \mu_0 \sum I$$

由于 cd 段在螺线管外,$B=0$,所以 $\int_c^d B\cos\theta \mathrm{d}l = 0$;在 bc 和 da 段,由于 $\boldsymbol{B}$ 与 d$\boldsymbol{l}$ 的方向垂直,所以 $\int_b^c B\cos\theta \mathrm{d}l =$
$\int_d^a B\cos\theta \mathrm{d}l = 0$;ab 段在螺线管内,管内为均匀磁场,且 $\boldsymbol{B}$ 的方向自 a 到 b,故

$$\oint B\cos\theta \mathrm{d}l = \int_a^b B\mathrm{d}l = B\overline{ab} = \mu_0 \sum I = \mu_0 \overline{ab} nI$$

得到

$$B = \mu_0 nI \qquad\qquad (8\text{-}23)$$

式(8-23)是从安培环路定理得出的,它和用毕奥-萨伐尔定律得出的结论完全相同,但方法较简便,所以在有些情况下常用安培环路定理来求电流的磁场。

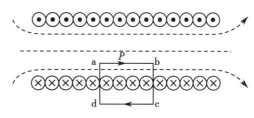

图 8-11　长直螺线管内的磁场

[例 8-1]　一圆柱形的长直导线,图 8-12(a)所示,截面半径为 R,恒定电流均匀通过导线的截面,电流为 I,求导线内和导线外的磁场分布。

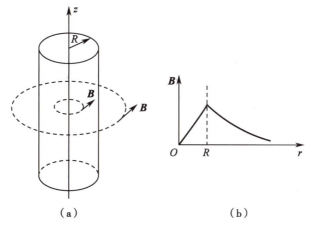

（a）　　　　　　　　　　（b）

图 8-12　圆柱形长直导线的磁场分布

解: 在圆柱体内部,以 r 为半径做一圆,$r<R$。圆心位于轴线上,圆面与轴线垂直,把安培环路定理用于这圆周有

$$\oint_L \boldsymbol{B} \cdot \mathrm{d}\boldsymbol{l} = 2\pi r B = \mu_0 \frac{I}{\pi R^2}\pi r^2$$

由此得

$$B = \frac{\mu_0}{2\pi}\frac{I}{R^2}r \qquad (r<R)$$

在圆柱体外部,以 r 为半径做一圆,$r>R$。圆心位于轴线上,圆面与轴线垂直,把安培环路定理用于这圆周有

$$\oint_L \boldsymbol{B} \cdot \mathrm{d}\boldsymbol{l} = 2\pi r B = \mu_0 I$$

由此得

$$B = \frac{\mu_0}{2\pi}\frac{I}{r} \qquad (r>R)$$

即在圆柱体内部磁感应强度 B 与 r 成正比，在圆柱体外部磁感应强度 B 与 r 成反比。导线内和导线外的磁场分布如图 8-12（b）所示。

第五节 | 磁场对运动电荷和电流的作用

一、洛伦兹力

电荷在磁场中运动会受到磁场力的作用，这个力称为洛伦兹力（Lorentz force）。电荷的运动速度与磁场方向垂直时洛伦兹力最大，与磁场方向平行时洛伦兹力为零。在一般情况下，电荷的运动速度 v 与磁感应强度 B 之间可以成任意角度，如图 8-13 所示。这时可以将 v 分解成平行于 B 的分量 $v_{/\!/}=v\cos\theta$ 和垂直于 B 的分量 $v_{\perp}=v\sin\theta$ 两部分。由于与 $v_{/\!/}$ 方向的电荷不受力的作用，因此运动电荷在磁场中所受的力只由分量 $v_{\perp}$ 决定。由式（8-7）可以得出运动电荷在磁场中所受洛伦兹力的大小为

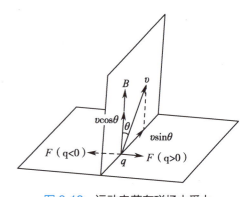

图 8-13 运动电荷在磁场中受力

$$F=qv_{\perp}B=qvB\sin\theta \tag{8-24a}$$

用矢量式可表示为

$$\boldsymbol{F}=q\boldsymbol{v}\times\boldsymbol{B} \tag{8-24b}$$

洛伦兹力的方向可以由右手螺旋法则来判定，即将右手四指的指向由 v 的方向沿着小于 π 的一侧向 B 的方向弯曲，则竖直的拇指的指向就是 F 的方向。如果是负电荷，洛伦兹力的方向和上述方向相反。

二、安培力

导线中的电流是由大量电子做定向运动形成的，这样的导线称为载流导线。当载流导线处于磁场中时，它所受的磁场力就是导线中所有电子所受的洛伦兹力的总和。在载流导线上任取一电流元 $Id\boldsymbol{l}$，电流元所在处的磁感应强度为 $\boldsymbol{B}$，$\boldsymbol{B}$ 与 $Id\boldsymbol{l}$ 的夹角为 θ。设导线的横截面积为 S，单位体积内的电荷数为 n，则电流元中电荷的总数为 $nSdl$。因为每个电荷所受的洛伦兹力 $f=qvB\sin\theta$，所以电流元受到的合力大小为 $dF=nSdl\cdot qvB\sin\theta$ 但通过导线的电流强度 $I=nqvS$，故上式可以写成

$$dF=IB\sin\theta dl \tag{8-25a}$$

将上式写成矢量式为

$$d\boldsymbol{F}=Id\boldsymbol{l}\times\boldsymbol{B} \tag{8-25b}$$

$d\boldsymbol{F}$ 就是电流元 $Id\boldsymbol{l}$ 在磁场中所受的力，称为安培力，上式也叫安培公式。安培力的方向也可用右手螺旋法则确定，即右手的四指由电流强度 I 的方向沿着小于 π 的一侧向磁感应强度 B 的方向弯曲，这时拇指的指向就是安培力 $d\boldsymbol{F}$ 的方向。图 8-14 中，$d\boldsymbol{F}$ 的方向垂直纸面向外。

长度为 l 的载流导线在磁场中所受的力，等于各个电流元所受安培力的矢量和，即

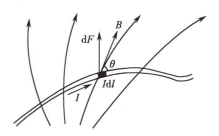

图 8-14 磁场对载流导线的作用

$$\boldsymbol{F}=\int_{l}d\boldsymbol{F}$$

一段长度为 l 的载流导线在均匀磁场 $\boldsymbol{B}$ 中受到安培力为

$$\boldsymbol{F} = \int_l I\mathrm{d}\boldsymbol{l} \times \boldsymbol{B} = I\left(\int_l \mathrm{d}\boldsymbol{l}\right) \times \boldsymbol{B} \tag{8-26}$$

三、磁场对载流线圈的作用

将一矩形线圈 $abcd$ 放在匀强磁场 $\boldsymbol{B}$ 中，已知线圈的两个边长分别为 l_1 和 l_2，其中电流强度为 I，线圈平面与 $\boldsymbol{B}$ 之间的夹角为 θ，如图 8-15（a）所示。边长 ab 和 cd 两边所受的安培力分别为

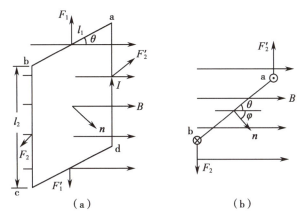

图 8-15　匀强磁场中的矩形载流线圈

$$F_1 = Il_1B\sin(\pi-\theta) = Il_1B\sin\theta$$

$$F_1' = Il_1B\sin\theta$$

即 $F_1 = F_1'$，但它们的方向相反，且作用在一条直线上，所以这两个力互相抵消。

bc 和 da 两边所受的安培力分别为

$$F_2 = IBl_2$$

$$F_2' = IBl_2$$

可见 $F_2 = F_2'$，它们的方向相反，但不作用在一条直线上，形成一对力偶，如图 8-15（b）所示。由于力臂为 $l_1\cos\theta$，因此磁场作用在线圈上的力矩为

$$M = IBl_1l_2\cos\theta$$

或

$$M = IBS\cos\theta \tag{8-27}$$

式（8-27）中，$S = l_1l_2$ 表示线圈平面的面积，$\boldsymbol{M}$ 称为载流线圈的磁力矩。

我们用线圈的法线方向 $\boldsymbol{n}$ 来描述线圈的取向，它的方向与线圈的环绕方向有关。让右手弯曲的四指与线圈中电流的环绕方向一致，这时其拇指的指向就定义为线圈法线的正方向。$\boldsymbol{n}$ 与 $\boldsymbol{B}$ 的夹角用 φ 表示，显然，$\varphi+\theta=\pi/2$，式（8-27）可以改写成

$$M = IBS\sin\varphi$$

如果线圈有 N 匝，则

$$M = NIBS\sin\varphi$$

或

$$M = P_mB\sin\varphi \tag{8-28a}$$

上式的矢量形式为

$$\boldsymbol{M} = \boldsymbol{P}_m \times \boldsymbol{B} \tag{8-28b}$$

式中，$\boldsymbol{P}_m = NIS$，称为载流线圈的磁矩（magnetic moment）。由于磁矩 $\boldsymbol{P}_m$ 仅由载流线圈本身的条件 N、I 和 S 决定，与外磁场的情况无关，因此它是描述载流线圈本身特性的物理量。磁矩 $\boldsymbol{P}_m$ 是矢量，它的方向就是载流线圈法线的方向。在国际单位制（SI）中，单位是安培平方米，符号为 $\mathrm{A \cdot m^2}$。

式（8-28）虽然是由矩形载流线圈推导出来的，但可以证明它也适用于处在均匀磁场中的任何形状的平面载流线圈。

在图 8-16 中,图(a)表示一处在均匀磁场中且与 **B** 的夹角为 θ 的载流线圈,图(b)表示一处在匀强电场中且与 **E** 的夹角为 θ 的电偶极子。如果没有其他外力的作用,它们在磁场或电场力矩的作用下,最终都转到与磁场或电场的方向一致。

可见载流线圈在磁场中的表现与电偶子在电场中的表现非常类似,所以也称它为磁偶极子(magnetic dipole)。

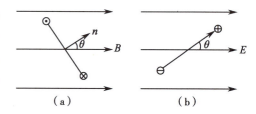

图 8-16　载流线圈和电偶极子的对比

四、霍尔效应

(一) 霍尔效应

在均匀磁场 **B** 中放入通有电流 I 的导体或半导体薄片,使薄片平面垂直于磁场方向,这时在薄片的两侧产生一个电势差,这种现象叫霍尔效应(Hall effect),产生的电势差叫做霍尔电势差。

下面我们来讨论霍尔电势差的大小。在图 8-17 中,设薄片中载流子的电量为 $+q$,漂移速度为 v,方向与电流方向一致,磁场方向与薄片垂直由下至上。这时,电荷 $+q$ 受到 $F_m = qvB$ 的洛伦兹力,因此正电荷向前表面 a 聚集,负电荷向后表面 b 聚集,形成一个方向由前至后的电场 **E**,并阻止载流子的继续移动。随着两侧电荷的积累,电场逐渐加强,当电场力与洛伦兹力相等达到平衡时,则有

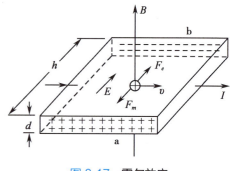

图 8-17　霍尔效应

$$Eq = qvB$$

即薄片中形成稳定电场的场强为

$$E = vB \qquad (8\text{-}29)$$

设薄片的宽度为 h,薄片内的电场可视为均匀电场,由电势梯度与电场强度的关系可得

$$E = \frac{U_a - U_b}{h} = vB$$

或

$$U_{ab} = U_a - U_b = vBh$$

由于电流强度为 $I = JS = nqvhd$,式中 J 为电流密度,n 为单位体积内的载流子数,d 表示薄片的厚度,所以 $v = I/nqhd$,则

$$U_{ab} = \frac{1}{nq} \cdot \frac{IB}{d}$$

令 $K = \dfrac{1}{nq}$,上式变为

$$U_{ab} = K \cdot \frac{IB}{d} \qquad (8\text{-}30)$$

式(8-30)为霍尔电势差的计算公式,式中 K 称为霍尔系数,它与薄片的材料有关,材料的载流子密度 n 越大,K 就越小。为得到较大的霍尔系数,常采用载流子浓度较低的半导体材料。

霍尔效应广泛应用于半导体材料的测试和研究上,还可利用霍尔效应做成霍尔元件来测量磁场,测量直流和交流电路的电流和功率等。

（二）量子霍尔效应简介

根据式（8-30）可知，对于给定的薄片，通以一定的电流 I，霍尔电势差 U_{ab} 将随磁场 B 线性增加。但是，在低温和强磁场的情况下，对于半导体材料的霍尔效应而言，U_{ab} 和 B 的对比曲线中有一系列的稳定状态，它不是一条直线，而是台阶式，如图 8-18 所示。出现台阶处的电阻与材料的性质无关，而是由一个常数（h/e^2）除以不同的整数，于是，霍尔电阻被定义为

$$R_H = \frac{U_{ab}}{I} = \frac{h/e^2}{n} \quad n = 1,2,3,\cdots \tag{8-31}$$

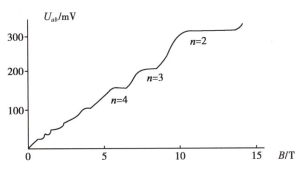

图 8-18　霍尔电势差和磁场的关系曲线

式（8-31）中 n 是整数，令 $R_K = \dfrac{h}{e^2}$，称为冯·克利青常数（Klaus von Klitzing constant），该常数只与普朗克常量 h 和基本电荷 e 有关。

上述现象是德国物理学家冯·克利青（Klaus von Klitzing）于 1980 年发现，称为量子霍尔效应（quantum Hall effect），他也因此获得 1985 年诺贝尔物理学奖。

由于冯·克利青常数在测量中，其测定值可以精确到 10^{-10}，所以量子霍尔效应被用来定义电阻的标准。从 1990 年开始，"欧姆"就根据霍尔电阻精确地等于 25 812.807 Ω 来定义了。

美国贝尔实验室的霍斯特·施特默（Horst L. Stormer）、普林斯顿大学的美籍华人崔琦，在量子霍尔效应的研究中采用更低的温度、更强的磁场，发现由式（8-31）给出的霍尔电阻 R_H 中，n 可以被一些连续的分数取代，这种现象称为分数量子霍尔效应（fractional quantum Hall effect）。美国斯坦福大学的罗伯特·劳克林（Robert B. Laughlin）对分数量子霍尔效应提出了理论解释。他认为，在量子霍尔效应的情况下，电子体系凝聚成具有分数电荷激发状态的新型量子流体。他还证明，在基态和激发态之间有一能隙，激发态内存在分数电荷的"准粒子"。以上三人因此共获 1998 年诺贝尔物理学奖。

霍尔效应通常都是通过加外磁场实现的。2010 年前后，有物理学家从理论上预言了一种内部绝缘、表面导电的材料，如果在其中掺入磁性原子，可以无须外加磁场，就能产生量子霍尔效应，此即量子反常霍尔效应（quantum anomalous Hall effect）。中国科学院院士薛其坤带领的团队经过多年的努力，成功地在生长的磁性薄膜中测量到了量子反常霍尔效应。由于这一发现具有很高的理论意义和潜在的应用价值，他们的团队获得了 2018 年度国家自然科学奖一等奖。

量子霍尔效应是一个对基本物理常数有重大意义的固体量子效应，是 20 世纪以来凝聚态物理学和有关低温、超导、真空、半导体工艺、强磁场等综合发展的成果。由于 U_{ab}、I、B 等都是宏观可测的物理量，因此量子霍尔效应是一种宏观可测的量子效应。

*第六节 │ 磁场的生物效应

人类和动物能够感受到各种物理刺激，例如声、光、电、热等。但能否感知到磁的存在呢？生命活动中伴随有生物电的出现，因此必然也有生物磁场出现。磁场的生物效应对生物体有哪些影响？生物磁场如何测定？这些问题就是我们这一节所要讨论的内容。

一、生物磁效应

地球是一个大磁体,在地球上的各种生物无不受其影响。研究表明某些鸟类、海豚、鱼、蜗牛和某些细菌就是依据地磁场来定向的。

人体的许多功能和活动都是电荷的运动再通过神经系统的活动来传导的。所以,伴随着生物电现象的同时必然有生物磁现象的产生。生物磁信号非常微弱,心磁场约为 10^{-11}T;脑磁场约为 10^{-12}T 等。产生生物磁场的另一个原因是,某些铁磁性物质被吸入肺脏或随食物进入胃肠并沉积在里面,当这些磁性物质被地磁场或外界磁场磁化后,它们就成为小磁石残留在体内,从而也在体外产生一定的生物磁场。此外,在外界因素的刺激下,生物机体的某些部位可产生一定的诱发电位,同时产生一定的诱发磁场,如 10μV 的诱发脑电位可引起 10^{-13}T 的诱发脑磁场,这种诱发的磁信号也是生物磁场。

1963 年,鲍莱(Baule)、麦克菲(Mcfee)首先在人体的体表记录到心脏电流所产生的磁场,称其为心磁图(magnetocardiacgram,MCG)。心磁图在某些方面优于心电图,如对左心室肥厚和高血压的正确诊断率心磁图可达 40%～55%,而测量记录人体表面两点间的电压曲线称为心电图(electrocardiogram,ECG),ECG 对左心室肥厚和高血压的的正确诊断率只有 14%～20%。此外,心磁图的优点还在于它能测出肌肉、神经等组织损伤时所产生的直流电磁场,故早期心肌梗死所产生的损伤电位的直流电磁场在心磁图中有反映,所以对早期和小范围的心肌梗死可及早做出诊断。MCG 可诊断胎儿先天性心脏病,将超导量子干涉仪(superconducting quantum interference device,SQUID)探头放在孕妇腹部,可将胎儿的心磁信号与母体强大的心磁信号分开,而胎儿的心电图常常被母亲的心电图所遮盖,特别在 28～35 周龄的胎儿胞体产生一绝缘膜,无法测量胎儿心电图,心磁图则不受限制。图 8-19 表示正常人同一时间同一部位的心电图和心磁图的对照,由于心磁图和心电图是由相同的心电信号产生的,因而特点类似。

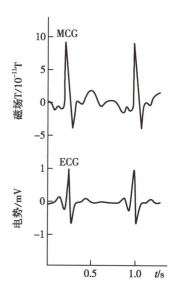

图 8-19　心电图和心磁图的对照

1968 年科恩(Cohen)首次在头颅的枕部测到自发性的 α 波引起的脑磁场信号,称其为脑磁图(magnetoencephalography,MEG)。目前利用脑磁图来确定癫痫病人的病灶部位明显优于脑电图。

记录肺部各点磁场大小的图像称为肺磁图(magnetopneumogram,MPG),它可比 X 射线更早发现肺受到磁污染的职业病人。利用灵敏的磁强计可探测到肺部强磁物质剩磁产生的肺磁场,并据此来估计肺受到的磁粉尘污染。近年来,肺磁学的研究又开拓出一个新的领域,即对细胞微结构中细胞内运动的磁性进行测量,用以了解细胞游动的力学情况。

目前对生物磁信号的测量除上述几方面外,对眼磁场、神经磁场和肌磁场等的研究也十分活跃,可望在不久的将来,上述诸方面都能获得广泛的临床应用。

二、磁场对生物体的作用

大量实验和临床实践表明,磁场对生命机体的活动及其生理、生化过程有一定影响。这些影响主要体现在:

(一)磁场对生物体的作用与磁场强度、磁场类型有关

小鼠在磁场完全被屏蔽的环境中体内酶活性发生强烈的变化,寿命显著缩短;而 0.5T 的磁场则对小鼠有致死作用。恒定磁场对组织的再生和愈合有抑制作用,而脉冲磁场却对骨质愈合有良好的效果。交变磁场的频率也影响其对生物机体的作用,例如在研究磁场对血液的作用时,发现频率为 50～20 000Hz 的脉冲磁场中,只有频率为 1～2kHz 的磁场会促进血液的纤溶性质,其他频率的磁场

对纤溶性有抑制作用。

（二）磁场对生物体的作用与磁场方向有关

通常是当磁场方向和生物体轴线保持某一角度时其作用最大。例如当磁场的方向是从大鼠背部指向腹部时会减少白细胞的数目。如果磁场方向是任意的,则磁场强度要增大两倍才能明显地看到白细胞的减少。

（三）磁场的生物效应与磁场的作用时间有关

磁场的物理作用有积累效应,必须达到一定的程度后,才能触发生物效应。显然,磁场越强达到阈值的时间越短。除物理作用时间(即物理作用累积到能刚好发生生物效应的时间)外,还有生物反应时间(即生物效应开始后,在组织中扩大,直到生物机体产生可观察到的变化所经历的时间)。生物反应时间与物理作用时间相比,可以长一些,也可以短一些。

（四）磁疗的作用

目前磁场疗法已广泛地应用于临床,磁场疗法可以活血化瘀、消炎镇痛、安神降压,对某些疾病如肌肉劳损、关节炎及气管炎等均有较好的疗效。至于治疗的机制、病种、各种类型磁场的强度、作用部位、治疗时间等均在不断实践和探索中。

思考题与习题

8-1　北京正负电子对撞机的储存环是周长为 240m 的近似圆形轨道,当环中电子流强度为 8mA 时,在整个环中有多少电子在运行? 已知电子的速率接近光速。

$$（4 \times 10^{10} \text{ 个}）$$

8-2　电流元在它周围任意一点都产生磁场吗?

8-3　一个半径为 0.2m,阻值 200Ω 的圆形电流回路连着 12V 的电压,回路中心的磁感应强度是多少?

$$（1.9 \times 10^{-7}\text{T}）$$

8-4　一无限长直导线通有 I=15A 的电流,把它放在 B=0.05T 的外磁场中,并使导线与外磁场正交,试求合磁场为零的点至导线的距离。

$$（6.0 \times 10^{-5}\text{m}）$$

8-5　在图 8-20 中求:(1)如图(a)所示,半圆 C 处的磁感应强度是多少? (2)如图(b)所示,总电流分成两个相等的分电流时,圆心 C 处的磁感应强度是多少?

$$\left[（1）\frac{\mu_0 I}{4a}；（2）0\right]$$

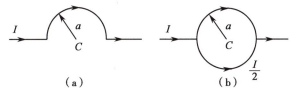

图 8-20　习题 8-5 图

8-6　如图 8-21 所示,一根载有电流 I 的导线由三部分组成,AB 部分为四分之一圆周,圆心为 O,半径为 a,导线其余部分伸向无限远,求 O 点的磁感应强度。

$$\left[\frac{\mu_0 I}{2\pi a}\left(1+\frac{\pi}{4}\right)\right]$$

8-7　如图 8-22 所示,环绕两根通过电流为 I 的导线有四种环路,问每种情况下 $\oint B\cos\theta \mathrm{d}l$ 等于多少?

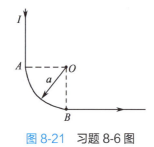

图 8-21　习题 8-6 图

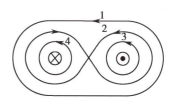

图 8-22　习题 8-7 图

$$\left[\,(1)\,0;(2)\,2\mu_0I;(3)\,\mu_0I;(4)-\mu_0I\,\right]$$

8-8　如图 8-23 所示,一载流长直导线的电流为 I,试求通过附近一矩形平面的磁通量。

$$\left(\frac{\mu_0Il}{2\pi}\ln\frac{d_2}{d_1}\right)$$

8-9　有一根很长的同轴电缆由一圆柱形导体和一同轴圆筒状导体组成,圆柱的半径为 R_1,圆筒的内外半径分别为 R_2 和 R_3,如图 8-24 所示。在这两个导体中,载有大小相等而方向相反的电流 I,电流均匀分布在各导体的截面上。试求以下各处的磁感应强度:(1)$r<R_1$;(2)$R_1<r<R_2$;(3)$R_2<r<R_3$;(4)$r>R_3$。画出 B-r 曲线。

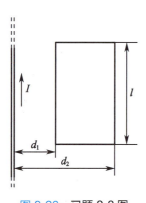

图 8-23　习题 8-8 图

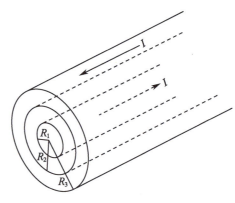

图 8-24　习题 8-9 图

$$\left[\,(1)\,\frac{\mu_0Ir}{2\pi R_1^2};(2)\,\frac{\mu_0I}{2\pi r};(3)\,\frac{\mu_0I}{2\pi r}\cdot\frac{R_3^2-r^2}{R_3^2-R_2^2};(4)\,0\,\right]$$

8-10　无限长直线电流 I_1 与直线电流 I_2 共面,几何位置如图 8-25 所示,试求电流 I_2 受到电流 I_1 的作用力。

$$\left(\frac{\mu_0I_1I_2}{\pi}\ln\frac{b}{a}\right)$$

8-11　磁力可以用来输送导电液体,如液态金属、血液等,而不需要机械活动组件。图 8-26 所示是输送液态钠的管道,在管道上取长为 l=2.0cm 的部分加一横向磁场,其磁感应强度为 B=1.5T,同时在垂直于磁场方向与管道方向加一电流,电流密度为 j。(1)证明在管道内 b 段液体两端产生的压强差为 $\Delta p=jlB$,此压强差将驱动液体沿管道运动;(2)要在 l 段液体两端产生 1.0atm(1atm=101 325Pa)的压强差,电流密度需多大?

$$\left[\,(2)\,3.38\times10^6\mathrm{A\cdot m^{-2}}\,\right]$$

8-12　一铜片厚度 d=2.0mm,放在 B=3.0T 的匀强磁场中,已知磁场方向与铜片表面垂直,铜的载流子密度 n=8.4×10²²cm⁻³,当铜片中通有与磁场方向垂直的电流 I=200A 时,求铜片两端的霍尔电势为多少?

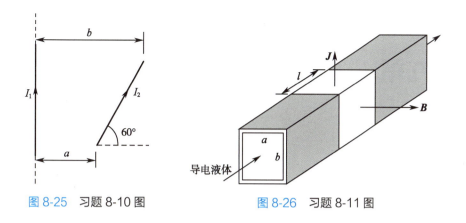

图 8-25　习题 8-10 图　　　　图 8-26　习题 8-11 图

$(2.2\times10^{-5}\text{V})$

8-13　霍尔效应可用来测量血液的速度。其原理如图 8-27 所示,在动脉血管两侧分别安装电极并加以磁场。设血管直径是 2.0mm,磁场为 0.080T,毫伏表测出的电压为 0.10mV,血流的速度多大?

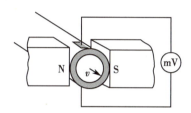

图 8-27　习题 8-13 图

$(0.63\text{m}\cdot\text{s}^{-1})$

8-14　心磁图、脑磁图、肺磁图记录的都是什么信号?它们在医学诊断上有哪些应用,具有什么优点?

（刘东华）

第九章 | 电磁感应 电磁波

学习要求

1. 掌握法拉第电磁感应定律、动生电动势、感生电动势、电源电动势、自感和互感、磁场能量。
2. 理解感生电场、位移电流、麦克斯韦方程组。
3. 了解赫兹实验、电磁波、电磁波谱。

电磁感应现象的发现,揭示了变化的磁场能够激发电场的性质。麦克斯韦在总结前人的理论和实验的基础上,指出了变化的电场能够激发磁场,进而建立了描述电磁场基本性质和规律的完整的电磁场理论——麦克斯韦方程组。这一理论预言了电磁波的存在,揭示了光的电磁本性。

第一节 | 法拉第电磁感应定律

自从奥斯特发现了电流能够产生磁场的现象以后,许多科学家开始致力于研究如何利用磁场来产生电流,并在研究过程中发现了电磁感应现象。

在图 9-1 中,一个线圈的两端接在电流计上。磁铁与线圈保持相对静止时,电流计的指针不发生偏转。当线圈和磁铁进行相对运动时,电流计指针发生偏转,表明线圈中有电流通过。

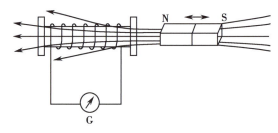

图 9-1 磁铁与闭合回路发生相对运动时的电磁感应现象

法拉第在总结了大量实验的基础上指出:当穿过闭合导体回路的磁通量发生变化时,回路中就产生电流,这种电流称为感应电流(induction current)。闭合回路中有电流产生,说明回路中有电动势存在。这种由磁通量变化而引起的电动势,称为感应电动势(induction electromotive force)。实际上,在回路中直接产生的是感应电动势,而感应电流则是由感应电动势所引起的。我们把由于磁通量发生变化而产生感应电动势的现象称为电磁感应现象。实验表明,导体回路中感应电动势 ε_i 的大小与穿过回路所包围面积的磁通量对时间的变化率 $\dfrac{\mathrm{d}\Phi}{\mathrm{d}t}$ 成正比,这个结论称为法拉第电磁感应定律(Faraday law of electromagnetic induction)。在国际单位制(SI)中,磁通量的变化率以韦伯每秒为单位,符号为 $\mathrm{Wb\cdot s^{-1}}$,感应电动势的单位为伏特,符号为 V。此定律用公式表示为

$$\varepsilon_i = -\frac{\mathrm{d}\Phi}{\mathrm{d}t} \tag{9-1}$$

式中的负号反映了感应电动势的方向。感应电流方向与感应电动势方向一致,由楞次 1834 年概括的判定感应电流方向法则确定,闭合回路中感应电流的方向,总是由感应电流所激发的磁场去阻碍或补偿引起感应电流的磁通量的变化,即楞次定律(Lenz's law)。

感应电动势的方向可以这样确定:如图 9-2 所示,先选定回路的绕行方向,使由右手螺旋法则确

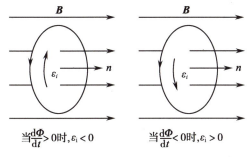

当 $\dfrac{\mathrm{d}\Phi}{\mathrm{d}t}>0$ 时，$\varepsilon_i<0$　　　当 $\dfrac{\mathrm{d}\Phi}{\mathrm{d}t}<0$ 时，$\varepsilon_i>0$

图 9-2　感应电动势的方向

定的回路的正法线方向与磁感应强度 $\boldsymbol{B}$ 的方向一致，为正方向，于是 ε_i 的方向完全由 $\mathrm{d}\Phi/\mathrm{d}t$ 决定。如果 $\mathrm{d}\Phi/\mathrm{d}t>0$，则 $\varepsilon_i<0$，此时感应电动势的方向与回路的绕行方向相反；如果 $\mathrm{d}\Phi/\mathrm{d}t<0$，则 $\varepsilon_i>0$，此时感应电动势的方向与回路的绕行方向相同。

　　使穿过回路面积的磁通量发生变化的方法很多。可以改变回路所在处磁感应强度 $\boldsymbol{B}$，也可以改变回路所包围的面积 S，还可以改变回路面积的法线方向与磁感应强度方向之间的夹角。不论使用哪种方法，都可以用法拉第电磁感应定律式（9-1）来计算感应电动势。值得注意的是，以上我们讨论的回路都是由导线组成的单匝回路，因而式（9-1）只适用于单匝导线组成的回路。如果回路是 N 匝线圈，那么当磁通量变化时，每匝线圈中都将产生感应电动势。由于线圈的匝与匝之间是互相串联的，整个线圈的总电动势就等于各匝线圈所产生的电动势之和。令 Φ_1、Φ_2、$\cdots$，Φ_N 分别代表通过各匝线圈的磁通量，则

$$\varepsilon_i=-\frac{\mathrm{d}\Phi_1}{\mathrm{d}t}-\frac{\mathrm{d}\Phi_2}{\mathrm{d}t}-\cdots-\frac{\mathrm{d}\Phi_N}{\mathrm{d}t}=-\frac{\mathrm{d}}{\mathrm{d}t}(\Phi_1+\Phi_2+\cdots+\Phi_N)=-\frac{\mathrm{d}\Psi}{\mathrm{d}t} \tag{9-2}$$

式中 $\Psi=\Phi_1+\Phi_2+\cdots+\Phi_N$ 称为磁链（magnetic flux linkage）或全磁通。如果穿过每匝线圈的磁通量相同，均为 Φ，则 $\Psi=N\Phi$。

$$\varepsilon_i=-\frac{\mathrm{d}\Psi}{\mathrm{d}t}=-N\frac{\mathrm{d}\Phi}{\mathrm{d}t} \tag{9-3}$$

第二节 ｜ 动生电动势　感生电动势

一、动生电动势

　　按照产生磁通量变化的原因不同，感应电动势分为两种：一种是由于导体在磁场中运动而使导体内产生的感应电动势，称为动生电动势（motional electromotive force）；另一种是导体不动，因导体所在处的磁场发生变化而在导体内产生的感应电动势称为感生电动势（induced electromotive force）。

　　作为法拉第电磁感应定律的一个应用，我们计算在图 9-3 中因导体 ab 的运动而产生的动生电动势。设导体 ab 的长度为 l，在磁感应强度为 $\boldsymbol{B}$ 的匀强磁场中以速度 v 向右运动。导体 ab 内的自由电子也获得向右的速度 v，这时电子受到的洛伦兹力为

$$\boldsymbol{f}=-e\boldsymbol{v}\times\boldsymbol{B}$$

式中 $-e$ 为电子所带的电量。$\boldsymbol{f}$ 的方向如图所示，沿导体由 a 指向 b。电子在洛伦兹力的作用下将沿导体由 a 端向 b 端运动，结果在 abcd 回路中形成逆时针方向的感应电流。如果没有回路，电子将累积于导体的下端，使下端带负电，上端带正电，即把运动的这段导体看成一个开路的电源，b 端为负极，a 端为正极。作用在电子上的洛伦兹力是一种非静电力，它可等效地看成在运动导体内存在一个非静电场场强 $\boldsymbol{E}_{\mathrm{K}}$ 对电子的作用，即

$$-e\boldsymbol{E}_{\mathrm{K}}=-e\boldsymbol{v}\times\boldsymbol{B}$$

因而有
$$\boldsymbol{E}_{\mathrm{K}}=\boldsymbol{v}\times\boldsymbol{B}$$

对于电源，电动势等于把单位正电荷从电源的负极经电源内部移到正极过程中非静电力所做的功，于是有

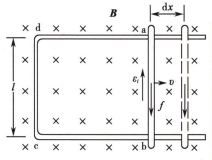

图 9-3　导体框中 ab 段在磁场中运动产生动生电动势

$$\varepsilon_i = \int_b^a \boldsymbol{E}_K \cdot \mathrm{d}\boldsymbol{l} = \int_b^a (\boldsymbol{v} \times \boldsymbol{B}) \cdot \mathrm{d}\boldsymbol{l}$$

式中 $\mathrm{d}\boldsymbol{l}$ 为电子在导体中移动的线元。在图 9-3 情形,由于 $\boldsymbol{v} \perp \boldsymbol{B}$,而且 $\boldsymbol{v} \times \boldsymbol{B}$ 的方向与 $\mathrm{d}\boldsymbol{l}$ 方向相同,上式可简化为 $\varepsilon_i = vBl$。动生电动势在导体 ab 内的方向是由 b 指向 a。

从以上讨论可以看出,动生电动势只在做切割磁感应线运动的那部分导体中产生,而不动的那一段导体上没有电动势,它只提供电流可运行的通路。若导体未构成回路,则不会有感应电流,但导体中仍可产生动生电动势。

在一般情况下,磁场可以不均匀,导体在磁场中运动时各部分的速度也可以不相同,这时在整个导体中产生的动生电动势为

$$\varepsilon_i = \int_L (\boldsymbol{v} \times \boldsymbol{B}) \cdot \mathrm{d}\boldsymbol{l} \tag{9-4}$$

这里线元矢量 $\mathrm{d}\boldsymbol{l}$ 的方向是任意选定的,当 $\mathrm{d}\boldsymbol{l}$ 与 $\boldsymbol{v} \times \boldsymbol{B}$ 方向呈锐角时,ε_i 为正,表示 ε_i 顺着 $\mathrm{d}\boldsymbol{l}$ 方向;呈钝角时,ε_i 为负,表示 ε_i 逆着 $\mathrm{d}\boldsymbol{l}$ 方向。

二、感生电动势　感生电场

洛伦兹力能够说明导体在磁场中做切割磁感应线的运动时所引起的动生电动势,但不能说明回路保持不动,而使穿过回路面积的磁通量发生变化时所产生的感生电动势。按照麦克斯韦关于电磁场的理论,感生电动势是由于随时间变化的磁场在其周围空间产生的电场所引起的。

由变化的磁场所建立的感生电场(induced electric field)是与变化着的磁通量相联系的,它的电场线是闭合曲线,因此感生电场又称为有旋电场(curl electric field)。

由于感生电场的出现,使得处于变化磁场的周界 L 上产生感生电动势。如果用 $\boldsymbol{E}_感$ 表示感生电场的电场强度,当它在闭合环路 L 中对单位正电荷做的功,即感生电动势 ε_i,可以表示为

$$\varepsilon_i = \oint_L \boldsymbol{E}_感 \cdot \mathrm{d}\boldsymbol{l}$$

感生电动势的产生同样不要求电路闭合,对于处在感生电场 $\boldsymbol{E}_感$ 中的一段导体 ab 中产生的感生电动势可以表示为

$$\varepsilon_i = \int_a^b \boldsymbol{E}_感 \cdot \mathrm{d}\boldsymbol{l} \tag{9-5}$$

感生电场不是保守场,它存在于变化磁场的周围空间,不管这个空间是真空、电介质还是导体。在一般情形下,空间可能同时存在静电场 $\boldsymbol{E}_静$ 和感生电场 $\boldsymbol{E}_感$,总电场 $\boldsymbol{E}$ 是二者的矢量叠加,即

$$\boldsymbol{E} = \boldsymbol{E}_静 + \boldsymbol{E}_感$$

式中 $\boldsymbol{E}$ 也称为全电场,它的环路积分为

$$\oint_L \boldsymbol{E} \cdot \mathrm{d}\boldsymbol{l} = \oint_L (\boldsymbol{E}_静 + \boldsymbol{E}_感) \cdot \mathrm{d}\boldsymbol{l} \tag{9-6}$$

因静电场是保守场,即 $\oint \boldsymbol{E}_静 \cdot \mathrm{d}\boldsymbol{l} = 0$,所以

$$\oint_L \boldsymbol{E} \cdot \mathrm{d}\boldsymbol{l} = \oint_L \boldsymbol{E}_感 \cdot \mathrm{d}\boldsymbol{l} \tag{9-7}$$

于是感生电动势又可写成

$$\varepsilon_i = \oint_L \boldsymbol{E}_感 \cdot \mathrm{d}\boldsymbol{l} = \oint_L \boldsymbol{E} \cdot \mathrm{d}\boldsymbol{l} \tag{9-8}$$

另一方面,按照法拉第电磁感应定律,感生电动势又可写成

$$\varepsilon_i = -\frac{\mathrm{d}\Phi}{\mathrm{d}t} = -\frac{\mathrm{d}}{\mathrm{d}t} \int_S \boldsymbol{B} \cdot \mathrm{d}\boldsymbol{S} \tag{9-9}$$

式中的面积 S 是以环路 L 为周界的任意曲面,联立式(9-8)和式(9-9),有

$$\oint_L \boldsymbol{E} \cdot \mathrm{d}\boldsymbol{l} = -\int_S \frac{\partial \boldsymbol{B}}{\partial t} \cdot \mathrm{d}\boldsymbol{S} \tag{9-10}$$

此式是电磁学的基本方程之一,它反映了变化的磁场能够激发电场。在稳恒磁场条件下,即 $\dfrac{\mathrm{d}\Phi}{\mathrm{d}t}=0$ 或 $\dfrac{\partial \boldsymbol{B}}{\partial t}=0$ 时,上式化为

$$\oint_L \boldsymbol{E} \cdot \mathrm{d}\boldsymbol{l} = 0$$

此即静电场的环路定理。由此可见式(9-10)是静电场的环路定理在非稳恒磁场条件下的推广。

三、电源电动势　闭合电路欧姆定律

欧姆定律给出了当导体中存在恒定电流时,电流与导体的电阻以及导体两端电压之间的关系。仅在静电场作用下形成的电流是一种短暂的不稳定电流。为了在电路中维持恒定电流,需要加入一个电源。如图 9-4 所示,电源提供非静电力,驱使负极板上的正电荷经电源内部到达正极板,以保证极板上恒定的电荷分布,从而使两个极板之间有恒定的电势差,这样就可以在电路中形成恒定的电流。从能量的角度来看,电源利用非静电力做功将其他形式的能量转化为电能。

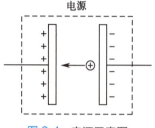

图 9-4　电源示意图

作用于单位正电荷的非静电力称为非静电场场强,用 $\boldsymbol{E}_{\mathrm{K}}$ 表示。在电源内部,从负极到正极,非静电力对单位正电荷所做的功定义为电源的电动势(electromotive force),用 ε 表示,其值为

$$\varepsilon = \frac{\mathrm{d}A}{\mathrm{d}q} = \int_-^+ \boldsymbol{E}_{\mathrm{K}} \cdot \mathrm{d}\boldsymbol{l} \tag{9-11}$$

式中 $\mathrm{d}q$ 为被驱动的正电荷量,$\mathrm{d}A$ 为非静电力所做的功。电源电动势的大小只决定于电源本身的性质,而与外电路无关。电源电动势 ε 是标量,其单位与电势的单位相同,作图时用符号 "—|⊢—" 来表示。为了便于应用,常规定经电源内部由负极指向正极为 ε 的方向,即电动势指向电势升高的方向。一般来说,电源内部有电阻,称为内阻,常记为 r。

若非静电力存在于整个回路 L 上,则

$$\varepsilon = \oint_L \boldsymbol{E}_{\mathrm{K}} \cdot \mathrm{d}\boldsymbol{l}$$

动生电动势的非静电场场强 $\boldsymbol{E}_{\mathrm{K}} = \boldsymbol{v} \times \boldsymbol{B}$,感生电动势的非静电场场强 $\boldsymbol{E}_{\mathrm{K}} = \boldsymbol{E}_{\text{感}}$。常见的电源有化学电源、温差电源以及发电机、太阳能电源等,有不同形式的非静电场场强。

在闭合电路中,作用场强为静电场场强与非静电场场强之和,电源内外欧姆定律的微分形式应为

$$\boldsymbol{j} = \gamma(\boldsymbol{E} + \boldsymbol{E}_{\mathrm{K}}) \tag{9-12}$$

电源内部既有静电力又有非静电力,而电源外部电路上只存在静电力。对于整个回路,由于非静电力的存在,电流应由静电力和非静电力共同产生。考虑一个闭合电路,如图 9-5 所示,选择回路 L 方向与电流 I 一致。沿闭合路径 L,静电力和非静电力对单位正电荷做的功为

$$\oint_L (\boldsymbol{E} + \boldsymbol{E}_{\mathrm{K}}) \cdot \mathrm{d}\boldsymbol{l} = \oint_L \boldsymbol{E} \cdot \mathrm{d}\boldsymbol{l} + \oint_L \boldsymbol{E}_{\mathrm{K}} \cdot \mathrm{d}\boldsymbol{l}$$

由静电场环路定理可知上式右端第一项为零,即 $\oint \boldsymbol{E} \cdot \mathrm{d}\boldsymbol{l} = 0$,则

$$\oint_L (\boldsymbol{E} + \boldsymbol{E}_{\mathrm{K}}) \cdot \mathrm{d}\boldsymbol{l} = \oint \boldsymbol{E}_{\mathrm{K}} \cdot \mathrm{d}\boldsymbol{l} = \varepsilon$$

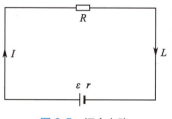

图 9-5　闭合电路

结合式(9-12),有

$$\oint_L (\boldsymbol{E} + \boldsymbol{E}_K) \cdot \mathrm{d}\boldsymbol{l} = \oint_L \frac{\boldsymbol{j}}{\gamma} \cdot \mathrm{d}\boldsymbol{l} = \varepsilon$$

在均匀电路上,电流密度为 $j = \dfrac{I}{S}$,S 为电路任意位置处的横截面积,电导率为 $\gamma = \dfrac{1}{\rho}$,ρ 为电阻率,则上式可写成

$$I\oint_L \frac{\rho}{S} \cdot \mathrm{d}\boldsymbol{l} = \varepsilon$$

其中 $\oint_L \dfrac{\rho}{S} \cdot \mathrm{d}l = R + r$ 为电源内外的电阻,则

$$I(R+r) = \varepsilon$$

从上式可以看出电源电动势使正电荷在电源内部从电源负极移动到电源正极,电势升高 ε,刚好等于作为单位正电荷受静电力经历全电路电势的降低 $I(R+r)$。它说明在一闭合回路中,电源的电动势等于回路中的电流与总电阻的乘积,这就是闭合电路欧姆定律。上式可以写成更普遍一些的形式

$$\sum \varepsilon = I\sum R \tag{9-13}$$

第三节 | 自感 互感 磁场能量

一、自感现象

当线圈中的电流发生变化时,变化电流激发的变化磁场,使通过线圈自身的磁通量发生变化,从而在线圈自身产生感应电动势,这种由于回路中因线圈中电流的变化而在自身回路中产生感应电动势的现象称为自感现象,所产生的感应电动势称为自感电动势(self-induced electromotive force)。

由于线圈中的电流所激发的磁场的磁感应强度与电流强度成正比,因此通过线圈的磁链也与线圈自身的电流成正比,即

$$\Psi = LI \tag{9-14}$$

式中比例系数 L 称为线圈的自感系数,简称自感(self-inductance)。如果线圈中的电流 I 发生变化,穿过线圈自身的磁链 Ψ 也相应变化,在线圈中将产生感应电动势

$$\varepsilon_L = -\frac{\mathrm{d}\Psi}{\mathrm{d}t} = -\frac{\mathrm{d}}{\mathrm{d}t}(LI) \tag{9-15}$$

在线圈的大小和形状保持不变,并且附近不存在铁磁质的情况下,自感 L 为常量,上式变为

$$\varepsilon_L = -L\frac{\mathrm{d}I}{\mathrm{d}t} \tag{9-16}$$

在国际单位制(SI)中,自感的单位是亨利,符号为 H。$1\text{H} = 1\text{Wb} \cdot \text{A}^{-1} = 1\text{V} \cdot s \cdot \text{A}^{-1}$。常用单位有毫亨(mH)或微亨($\mu$H)。当线圈内或周围没有铁磁质时,线圈的自感由线圈的几何形状、大小、匝数及线圈内的磁介质决定。

[例9-1] 有一长度 $l = 1.0\text{m}$,横截面积 $S = 10\text{cm}^2$,匝数 $N = 1\ 000$ 的密绕、中空长直螺线管,求此螺线管的自感。

解:由于此螺线管的长度与其直径相比是足够长的,因而在计算时可视为无限长直螺线管,管内磁感应强度为

$$B = \mu_0 \frac{N}{l}I$$

通过螺线管的磁链为

$$\Psi = NBS = \mu_0 \frac{N^2}{l} IS$$

螺线管的自感为

$$L = \frac{\Psi}{I} = \mu_0 N^2 \frac{S}{l}$$

$$= 4\pi \times 10^{-7} \times 1\ 000^2 \times \frac{10 \times 10^{-4}}{1.0}$$

$$= 1.3 (\mathrm{mH})$$

二、互感现象

设有两个相互邻近、分别通有电流的两个线圈,其中任一线圈中的电流发生变化时,都会在另一线圈中产生感应电动势,这种由于一个回路中的电流发生变化时在相邻的另一个回路中产生感应电动势的现象称为互感现象,所产生的电动势称为互感电动势(mutual induced electromotive force)。显然一个线圈中产生的互感电动势的大小不仅与另一线圈中电流改变的快慢有关,也与两个线圈的结构以及它们之间的相对位置有关,如图9-6所示。

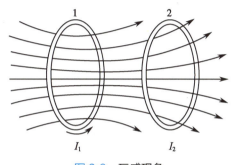

图 9-6 互感现象

设线圈1中电流所激发的磁场穿过线圈2的磁链为 Ψ_{21},按照毕奥-萨伐尔定律 Ψ_{21} 与线圈1中的电流强度成正比,即

$$\Psi_{21} = M_{21} I_1 \tag{9-17}$$

式中比例系数 M_{21} 是线圈1对线圈2的互感系数。按照法拉第电磁感应定律,由于 I_1 的变化而在线圈2中产生的感应电动势 ε_{21} 为

$$\varepsilon_{21} = -\frac{\mathrm{d}\Psi_{21}}{\mathrm{d}t} = -\frac{\mathrm{d}}{\mathrm{d}t}(M_{21} I_1) \tag{9-18}$$

在线圈的形状、大小和相对位置保持不变,而且周围不存在铁磁质的情况下,互感系数 M_{21} 为常量,上式可化为

$$\varepsilon_{21} = -M_{21} \frac{\mathrm{d}I_1}{\mathrm{d}t} \tag{9-19}$$

同样,线圈2中电流 I_2 所激发的磁场穿过线圈1的磁链为 Ψ_{12};当电流 I_2 变化时,在线圈1中产生的感应电动势记为 ε_{12},则有

$$\Psi_{12} = M_{12} I_2 \tag{9-20}$$

$$\varepsilon_{12} = -M_{12} \frac{\mathrm{d}I_2}{\mathrm{d}t} \tag{9-21}$$

可以证明 M_{12} 和 M_{21} 相等,一般用 M 表示,即

$$M_{12} = M_{21} = M$$

M 称为两个线圈的互感系数,简称互感(mutual inductance)。可以证明,互感 M 仅和两个线圈的形状、相对位置及周围介质有关。

在国际单位制（SI）中，互感的单位也为亨利，符号为 H。

互感现象被广泛地应用于无线电技术和电磁测量中。各种电源变压器、中周变压器、输入或输出变压器、电压互感器以及电流互感器等都是互感器件。但是，互感现象有时也会招致麻烦。例如，电路之间由于互感而相互干扰，影响正常工作。人们不得不设法避免这种干扰，磁屏蔽就是其中的一种方法。

［例 9-2］ 有一长度 $l=1.0\text{m}$，横截面积 $S=10\text{cm}^2$，匝数 $N_1=1\,000$ 的密绕、中空直螺线管。在此螺线管的中部，密绕一匝数 $N_2=20$ 的短线圈，求两线圈的互感。

解： 由于此螺线管的长度与其直径相比是足够长的，因而在计算时可视为无限长直螺线管。设长线圈中的电流为 I_1，它在线圈中部产生的磁感应强度为

$$B = \frac{\mu_0 N_1 I_1}{l}$$

该磁场穿过短线圈的磁链为

$$\Psi_{21} = N_2 BS = \frac{\mu_0 N_1 N_2 S I_1}{l}$$

由式（9-17）得两线圈的互感为

$$M = M_{21} = \frac{\Psi_{21}}{I_1} = \frac{\mu_0 N_1 N_2 S}{l}$$

代入数值得

$$M = \frac{4\pi \times 10^{-7} \times 1\,000 \times 20 \times 10 \times 10^{-4}}{1.0} = 25 \times 10^{-6}(H) = 25(\mu H)$$

三、RL 电路的暂态过程　磁场的能量

1. RL 电路的暂态过程　如图 9-7 所示，对于一个含有自感线圈 L 和电阻 R 的简单电路，在接通电路或切断电路的瞬间，由于自感的作用电路中的电流并不立即达到最大值或立即消失，而要经历一定的时间才能达到稳定值，这个过程称为 RL 电路的暂态过程（transient process）。

当电键 K 打向 a 点时，电路接通，电路中电流 i 逐渐增大，由于自感的作用，电流的变化使电路中产生自感电动势

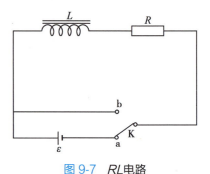

图 9-7　RL 电路

$$\varepsilon_L = -L\frac{\mathrm{d}i}{\mathrm{d}t}$$

ε_L 与电源电动势 ε 共同决定电路中的电流，由闭合电路欧姆定律

$$\varepsilon + \varepsilon_L = iR$$

即

$$\varepsilon - L\frac{\mathrm{d}i}{\mathrm{d}t} - iR = 0 \tag{9-22}$$

可用分离变量法求解以上一阶微分方程

$$\frac{\mathrm{d}i}{\dfrac{\varepsilon}{R} - i} = \frac{R}{L}\mathrm{d}t$$

对上式两边积分得

$$\ln\left(\frac{\varepsilon}{R} - i\right) = -\frac{R}{L}t + C$$

式中 C 为积分常数,将初始条件 $t=0$ 时 $i=0$,代入上式求出 C,可解得

$$i=\frac{\varepsilon}{R}\left(1-e^{-\frac{R}{L}t}\right)$$ （9-23）

上式表达了 RL 电路接通电源后,电流强度 i 随时间 t 的变化规律。图9-8（a）是按式（9-23）绘制的曲线。可以看出接通电路后,电流不是立刻达到无自感时的电流稳定值 $I=\varepsilon/R$,而是由零随时间而增长,最终达到稳定值。

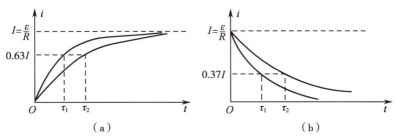

图 9-8 RL 电路暂态过程电流与时间的关系

电路中的比值 L/R 决定了电流达到稳定值的过程所需要的时间的长短。由式（9-23）可知当 $t=L/R=\tau$ 时,电流为

$$i=\frac{\varepsilon}{R}(1-e^{-1})=0.63\frac{\varepsilon}{R}=0.63I$$

即经历 τ 时间电流达到其稳定值的63%。通常用 $\tau=L/R$ 作为 RL 电路的暂态过程持续时间的标志,称 τ 为 RL 电路的时间常数（time constant）。τ 越大,电流增长得越慢,暂态过程持续的时间越久。

如图9-7所示,当 RL 电路中的电流达到稳定值后将电键 K 从 a 打向 b,断开电源,形成无源 RL 闭合回路,这时,回路中虽无外接电源,但由于电流消失时自感 L 中产生自感电动势使回路中电流将持续一段时间才会降为零。在这一过程中,电路中的电流由自感电动势式（9-16）决定。由闭合电路欧姆定律

$$L\frac{di}{dt}+iR=0$$ （9-24）

用分离变量法解此一阶微分方程,代入初始条件 $t=0$ 时 $i=I=\varepsilon/R$,可得断开电源后 RL 闭合回路中电流随时间变化的规律

$$i=\frac{\varepsilon}{R}e^{-\frac{R}{L}t}$$ （9-25）

即断开外电源后,RL 电路中的电流并不立即降为零,而是按指数规律逐渐减小。当 $t=\tau=L/R$ 时,电流降低为初始值 I 的37%。图9-8（b）是按照式（9-25）绘制的电流强度随时间变化的曲线。

2. 自感磁能和互感磁能 一个通电的线圈也会储存一定的能量,其所储的能量可以通过电流建立过程中电源提供能量用以抵抗感应电动势做功来计算。

如图9-7所示,当线圈与电源接通时,电路中的电流 i 由零逐渐增大到稳定值 I。由于自感现象,在电流增大的过程中有与电源电动势反方向的自感电动势存在,外电源 ε 不仅要供给电路中消耗在电阻 R 上的焦耳热的能量,而且还要反抗自感电动势 ε_L 做功。在 dt 时间内,电源反抗自感电动势所做的功为

$$dA=-\varepsilon_L i dt$$ （9-26）

由

$$\varepsilon_L=-L\frac{di}{dt}$$

得 $$dA = Li\,di$$

在电流由 $i=0$ 达到稳定值 I 的过程中,电源反抗自感电动势所做的功为

$$A = \int dA = \int_0^I Li\,di = \frac{1}{2}LI^2 \tag{9-27}$$

这部分功以能量的形式储存在线圈内。当切断电源把开关打向 b 时,电流由稳定值 I 逐渐减小到零,线圈中产生与电流方向相同的感应电动势。线圈中原已储存起来的能量通过自感电动势做功全部释放出来。自感电动势在电流减小的过程中所做的功转化为电流流经电阻 R 时放出的焦耳热

$$Q = \int_0^\infty Ri^2\,dt = R\int_0^\infty \left(\frac{\varepsilon}{R}e^{-\frac{R}{L}t}\right)^2 dt = RI^2\int_0^\infty e^{-2\frac{R}{L}t}\,dt = \frac{1}{2}LI^2$$

显然电阻 R 上消耗的能量只能来源于自感线圈 L,这就表明自感线圈能够储存能量。由此可知,在一个自感系数为 L 的线圈中通有电流强度为 I 的电流时,线圈中所储存的能量为

$$W = \frac{1}{2}LI^2 \tag{9-28}$$

该能量称为自感磁能。

在两个相邻的线圈 1 和 2 中分别通有电流 I_1 和 I_2。在建立电流的过程中,电源除了供给线圈中产生焦耳热的能量和抵抗自感电动势做功外,还要抵抗互感电动势做功。首先我们使线圈 1 中的电流由零增加到稳定值 I_1,然后使线圈 2 中的电流由零增加到稳定值 I_2。由于线圈 2 中的电流 i_2 的变化在线圈 1 中产生了感应电动势 ε_{12},为了保持线圈 1 中的电流 I_1 不发生变化,在线圈 1 的电源必须抵抗互感电动势而做功

$$A = -\int_0^\infty \varepsilon_{12}I_1\,dt = -I_1\int_0^\infty \left(-M\frac{di_2}{dt}\right)dt = MI_1\int_0^{I_2} di_2 = MI_1I_2 \tag{9-29}$$

如果我们把线圈通电的顺序交换一下,也能得到相同的结论。和自感一样,两个线圈中电源抵抗互感电动势所做的功,也以磁能的形式储存起来:

$$W_{12} = A = MI_1I_2 \tag{9-30}$$

W_{12} 称为线圈 1、2 的互感磁能。

当两个线圈中各自建立了电流 I_1 和 I_2 后,除互感磁能外每个线圈里各储有自感磁能

$$W_1 = \frac{1}{2}L_1I_1^2, \quad W_2 = \frac{1}{2}L_2I_2^2$$

这样,两个相邻的载流线圈所储存的总磁能为

$$W = W_1 + W_2 + W_{12} = \frac{1}{2}L_1I_1^2 + \frac{1}{2}L_2I_2^2 + MI_1I_2 \tag{9-31}$$

3. 磁场的能量 当磁场中存在磁介质时,为描述磁场与磁介质的相互作用,引入磁场强度 $\boldsymbol{H}$。在国际单位制(SI)中,$\boldsymbol{H}$ 的单位是安培每米,符号为 $\mathrm{A\cdot m^{-1}}$。在各向同性的线性磁介质中,磁感应强度 $\boldsymbol{B}$ 等于该点处的磁场强度 $\boldsymbol{H}$ 与磁介质的磁导率(magnetic permeability)μ 的乘积,$\mu = \mu_0\mu_r$,其中 μ_r 为介质中任一点处的相对磁导率,μ_r 为纯数值。式(9-28)是用载流线圈的自感及流经线圈的电流所表示的线圈的自感磁能。正如电荷系的电能实际上是电场的能量分布在整个电场中一样,电流系的磁能实际上是磁场的能量分布在整个磁场中。以下我们将会看到经过适当变换,电流系的磁能可以用描述磁场的量 $\boldsymbol{B}$、$\boldsymbol{H}$ 来表示。考虑一个密绕长直螺线管,管内充满磁导率为 μ 的均匀磁介质,参照 [例 9-1] 可得螺线管的自感系数为

$$L = \mu n^2 V$$

式中 n 为单位长度上线圈的匝数,V 为螺线管的体积。当螺线管中的电流为 I 时,其自感磁能为

$$W = \frac{1}{2}LI^2 = \frac{1}{2}\mu n^2 I^2 V$$

由于无限长直螺线管内的磁感应强度 $B = \mu n I$,代入上式,得

$$W = \frac{1}{2\mu}B^2 V \qquad (9\text{-}32)$$

V 可以看作磁场分布的空间,磁能分布在整个磁场存在的区域(可视为整个螺线管内部空间),因而单位体积内的磁能即磁场能量密度(magnetic energy density)为

$$w = \frac{W}{V} = \frac{1}{2\mu}B^2 = \frac{1}{2}\mu H^2 = \frac{1}{2}BH \qquad (9\text{-}33)$$

式(9-33)虽然是从无限长直螺线管中的均匀磁场这一特殊情况下求得的,但此公式适用于各种类型的磁场。该式说明,在任何磁场中,任一点的磁场能量密度只与该点的磁感应强度 B 及介质的性质有关。在一般情况下,磁场能量密度是空间位置的函数,而场内任一体积中的磁场能量为

$$W = \int_V w\,\mathrm{d}V = \frac{1}{2\mu}\int_V B^2\,\mathrm{d}V = \frac{1}{2}\mu\int_V H^2\,\mathrm{d}V \qquad (9\text{-}34)$$

第四节 | 麦克斯韦方程组

一、位移电流

一般情况下,恒定电流和它所激发的磁场强度之间满足安培环路定理

$$\oint_L \boldsymbol{H} \cdot \mathrm{d}\boldsymbol{l} = \sum_{L内} I \qquad (9\text{-}35)$$

式中 $\sum I$ 是穿过以闭合环路 L 为边界的任意曲面 S 的传导电流的代数和。下面我们以 RC 电路的暂态过程为例来讨论在非稳恒电流的条件下,安培环路定理的适用性。

如图 9-9 所示,在电容器充放电的过程中流经导线的电流随时间变化,显然这个电流就是一个非恒定电流。

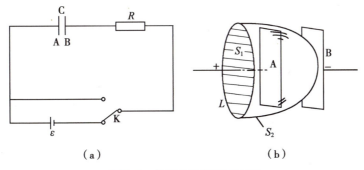

（a）　　　　　　（b）

图 9-9　位移电流和传导电流

我们在电容器的一个极板附近取一闭合积分环路 L,并以它为边界作两个曲面 S_1 和 S_2,曲面 S_1 与导线相交,曲面 S_2 在电容器两极板之间,S_1 和 S_2 共同组成一闭合曲面 S。若导线中的电流强度为 i,该电流在电容器极板处中断,因而通过曲面 S_1 的电流为 i,而通过曲面 S_2 的电流为零,即通过以同一曲线 L 为边界的不同曲面上通过的电流不相等。对于曲面 S_1,根据安培环路定理,有

$$\oint_L \boldsymbol{H} \cdot \mathrm{d}\boldsymbol{l} = i$$

而对于曲面 S_2，根据安培环路定理，有

$$\oint_L \boldsymbol{H} \cdot \mathrm{d}\boldsymbol{l} = 0$$

显然，在非稳恒电流情况下，由于以所取环路 L 为边界的曲面不同，导致环路 L 积分有不同的结果。这表明在非稳恒电流的情况下安培环路定理式（9-35）不再适用。我们注意到，之所以导致环路积分的结果不一致，是由于电流被电容器极板隔断了，自由电荷在电容器的极板上积累下来。依照电流的连续性原理，所积累的自由电荷 q_0 与电流 i 的关系为

$$i = \frac{\mathrm{d}q_0}{\mathrm{d}t} \tag{9-36}$$

取上述闭合曲面 S 为高斯面，由电场的高斯定理，通过闭合曲面 S 的电位移通量为

$$\Phi_D = \oint_S \boldsymbol{D} \cdot \mathrm{d}\boldsymbol{S} = q_0 \tag{9-37}$$

联立式（9-36）和式（9-37），得

$$i = \frac{\mathrm{d}q_0}{\mathrm{d}t} = \frac{\mathrm{d}}{\mathrm{d}t} \Phi_D = \frac{\mathrm{d}}{\mathrm{d}t} \int_S \boldsymbol{D} \cdot \mathrm{d}\boldsymbol{S} \tag{9-38}$$

上式表明：导线中的电流引起电容器极板上电荷的改变，而电荷的变化又引起了电容器两极板内电场的变化。麦克斯韦把这种电场的变化也视为一种电流，称之为位移电流（displacement current），记作

$$I_d = \frac{\mathrm{d}\Phi_D}{\mathrm{d}t} = i$$

上式说明通过电场中的某截面的位移电流等于通过该截面的电位移通量的时间变化率。

由于位移电流与传导电流大小相等、方向相同，因此可以说，在电容器极板处，中断的传导电流 i 可以由位移电流 I_d 连续下去，二者保持了电路中电流的连续性。我们把传导电流和位移电流之和称为全电流（total current）。当我们用全电流替代式（9-35）中的传导电流时就可以得到在稳恒电流和非稳恒电流的情况下都成立的安培环路定理

$$\oint_L \boldsymbol{H} \cdot \mathrm{d}\boldsymbol{l} = \sum I = I_0 + I_d = I_0 + \int_S \frac{\partial \boldsymbol{D}}{\partial t} \cdot \mathrm{d}\boldsymbol{S} \tag{9-39}$$

这个方程称为全电流定律（law of total current）。式中 I_0 为穿过以闭合环路 L 为边界的任意曲面的传导电流的代数和。麦克斯韦位移电流的假说指出：除传导电流能够激发磁场之外，位移电流也能够在它周围空间激发磁场。

虽然位移电流在激发磁场方面和传导电流是等效的，但这两种电流之间存在着本质的不同。例如，传导电流是由自由电荷的定向移动形成的，当它流经导体时会产生焦耳热，而位移电流是只对变化电场的等效描述，不存在自由电荷的定向移动，因而没有焦耳热效应。

二、麦克斯韦方程组

通过对静电场的研究，我们知道，静止的电荷在其周围空间产生静电场。有介质存在时静电场的高斯定理为

$$\oint_S \boldsymbol{D} \cdot \mathrm{d}\boldsymbol{S} = \sum_{S内} q_0 \tag{9-40}$$

式中的 q_0 为自由电荷。式（9-40）说明静电场对任意封闭曲面的电位移通量仅取决于包围在封闭曲面内自由电荷的代数和，与曲面外的电荷无关，它反映了静电场是有源场，电场线由正电荷发出，终止于负电荷。

法拉第电磁感应定律

$$\oint_L \boldsymbol{E} \cdot \mathrm{d}\boldsymbol{l} = -\frac{\mathrm{d}\Phi_B}{\mathrm{d}t} = -\int_S \frac{\partial \boldsymbol{B}}{\partial t} \cdot \mathrm{d}\boldsymbol{S} \qquad (9\text{-}41)$$

揭示出当磁场随时间变化时,也会激发电场。式(9-41)反映了变化的磁场和由其所激发的电场之间的关系:在任何电场中,电场强度沿任意闭合回路的线积分等于通过该曲线所包围面积的磁通量对时间的变化率的负值。式中的 **E** 表示总电场的电场强度。与静电场不同,变化的磁场所激发的感应电场是无源的感生电场,它的电场线是无头无尾的闭合曲线,所以通过封闭曲面的电位移通量的代数和为零。因而式(9-40)不仅对静电场适用,而且对感应电场同样适用。综上所述,电荷和变化的磁场都可以激发电场,我们可以把式(9-40)推广为:在任何电场中,通过任何封闭曲面的电位移通量等于该封闭曲面所包围的自由电荷的代数和,即公式(9-40)中的 **D** 表示为总电场的电位移矢量。

无论是传导电流还是变化的电场都能够激发磁场。它们所激发的磁场,磁感应线都是闭合的。因此,磁场中的高斯定理

$$\oint_S \boldsymbol{B} \cdot \mathrm{d}\boldsymbol{S} = 0 \qquad (9\text{-}42)$$

对任何磁场都适用,即在任何磁场中,通过任意闭合曲面的磁通量恒为零。

引入了位移电流以后的安培环路定理为

$$\oint_L \boldsymbol{H} \cdot \mathrm{d}\boldsymbol{l} = I_0 + I_\mathrm{d} = I_0 + \int_S \frac{\partial \boldsymbol{D}}{\partial t} \cdot \mathrm{d}\boldsymbol{S} \qquad (9\text{-}43)$$

式(9-43)反映了传导电流及变化的电场与它们所激发的磁场之间的内在联系,表明在任何磁场中磁场强度沿任意闭合环路的积分等于穿过该闭合环路的全电流。

式(9-40)、式(9-41)、式(9-42)和式(9-43)是麦克斯韦在前人理论和实验的基础上总结出的能够完整描述任意电磁场的普遍规律的方程组,称为麦克斯韦方程组(Maxwell equations)。

当电磁场中存在介质时,电场会使介质极化,产生极化电荷,极化电荷要产生附加电场;磁场会使介质磁化,而产生附加磁场。介质对场的影响可以反映在表征介质电磁学性质的相对电容率 ε_r 和相对磁导率 μ_r 中。在各向同性介质中联系电磁场矢量与介质常数关系的方程为

$$\boldsymbol{D} = \varepsilon_0 \varepsilon_r \boldsymbol{E} \qquad (9\text{-}44)$$

$$\boldsymbol{H} = \frac{1}{\mu_0 \mu_r} \boldsymbol{B} \qquad (9\text{-}45)$$

$$\boldsymbol{J} = \gamma \boldsymbol{E} \qquad (9\text{-}46)$$

麦克斯韦方程组加上描述介质性质的上述三个方程,全面总结了电磁场的基本规律,是处理宏观电磁现象的经典理论,利用它们原则上可以解决宏观电动力学的各种问题。

第五节 | 电磁波 电磁波对生物体的作用

一、赫兹实验

由一个无电阻的自感线圈 L 和一个电容器 C 所组成的回路称为 LC 振荡电路。当已充电的电容器 C 和自感线圈 L 接通时,将通过自感线圈 L 放电,由于线圈的自感作用,电路中的电流不能立即达到最大,而是随电容器极板上的电荷的减少而逐渐增大。当电容器两极板上的电荷减为零时,电路中电流达到最大。与此相应的是,线圈 L 上因有电流通过而建立了磁场,磁场的能量随电流增加而增加,直到电容器放电完毕,电容器中电场的能量为零,线圈中磁场的能量达到最大值,电场能全部转换为自感线圈的磁场能。此时,虽然电容器两极板上的电荷为零,但电流并不立即消失,由于线圈的自感作用,使感应电流的方向和原电流方向一致,从而对电容器反向充电,在两极板间建立了与先

前方向相反的电场。当电容器两极板上的电量达到最大值时,反向充电结束,电路中的电流减小到零,线圈中的磁场也相应消失。至此,线圈中的磁场能量又全部转变为电容器极板间的电场能量。接着,电容器再通过线圈放电,电场能量再次转换为磁场能量。如此周而复始地重复下去,电路中就产生了周期性变化的电流,这种电荷和电流随时间作周期性变化的现象称为电磁振荡(electromagnetic oscillation)。

根据麦克斯韦电磁场理论,变化着的电场在它周围空间产生变化的磁场,所产生磁场的磁感应线是闭合的;而变化着的磁场在它周围空间产生变化的感生电场,它的电场线也是闭合的。这样,变化着的电场和变化着的磁场,总是相互依存、相互激发,从而形成了统一的电磁场。

若空间某一区域存在着一个变化的电场,它必将在邻近的区域内激起一个变化的磁场,这个变化的磁场又将在它的邻近的区域内激起新的变化的电场,这个新的变化的电场又会在它的邻近区域内激起变化的磁场。这种从空间某给定区域出发,由近及远,交替地激发起变化的电场和变化的磁场,以有限的速度在空间传播,称为电磁波(electromagnetic wave)。LC 振荡电路中的电流是周期性的,根据麦克斯韦理论,振荡电路能够辐射电磁波。振荡电路的固有振荡频率为

$$\nu = \frac{1}{2\pi\sqrt{LC}} \tag{9-47}$$

但普通的振荡电路中,振荡电流的频率很低,而且电场和磁场几乎分别局限在电容和自感线圈内,不利于电磁波的辐射。要把这样的振荡电路作为波源向空间发射电磁波,必须具备两个条件:一是振荡频率要高,二是电路要开放。要提高电磁振荡频率,就必须减小电路中线圈的自感 L 和电容器的电容 C;所谓开放电路就是设法使电路中的电磁能辐射到空间去。

当 LC 回路向空间辐射能量时,电磁振荡的振幅会逐渐减小。为了使电磁振荡继续下去,必须给系统补充能量。

1888 年,赫兹设计了一套电磁波发生器。如图 9-10(a)所示,A、B 为两段共轴的铜杆,在其相邻的两端端点上均焊有一个光滑的铜球。两球间留有小的空隙,将两铜杆分别用导线连接到感应圈 C 的两极上。感应圈周期地在两铜球上产生很高的电势差,当铜球间空隙中的空气被击穿时,电流往复地通过空隙产生火花,赫兹称这种装置为"振荡电偶极子"。由于偶极子的电容和自感都很小,因而振荡频率很高。由于能量不断地损失(空隙处产生火花以及辐射电磁波),"振荡电偶极子"中的振荡电流及辐射的电磁波都是减幅振荡的。但感应圈会周期性地给偶极子充电。

赫兹为了探测电磁波的存在,在上述装置附近放置了一个有空隙的金属圆环,如图 9-10(b)。他发现当 A、B 两个小球之间有火花时,圆环的空隙间也会发生火花。图 9-10 中左边两小球(发送器)之间的火花放电,表明金属杆内有高频振荡电流,它向四周发射电磁波;右边两个小球(接收器)间的火花则显示出它已接收到这种电磁波。

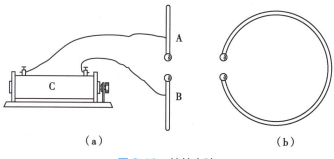

图 9-10　赫兹实验

赫兹接着又成功地做了一系列实验,证明了电磁波与光波一样能够发生反射、折射、干涉、衍射和偏振,验证了麦克斯韦关于电磁波存在的预言,揭示了光的电磁本质,从而将光学与电磁学统一起来。

二、电磁波的性质

平面电磁波具有以下性质：

（1）电磁波的频率与波源的振荡频率相同。

（2）电磁波是横波，它的电矢量 E 和磁矢量 B 相互垂直，且都垂直于传播方向，如图 9-11 所示。

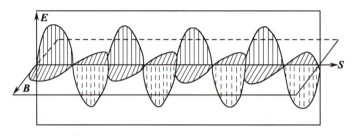

图 9-11　平面电磁波

（3）电矢量 E 和磁矢量 B 的振动同相位。

（4）电矢量 E 和磁矢量 B 的振幅有确定的比值。

（5）电磁波的传播速度为

$$v = \frac{1}{\sqrt{\varepsilon\mu}} \tag{9-48}$$

在真空中

$$v = c = \frac{1}{\sqrt{\varepsilon_0\mu_0}} \tag{9-49}$$

即在真空中以光速传播。

三、电磁波谱

大量实验事实证明了红外线、紫外线、X 射线和 γ 射线都属于电磁波。在真空中各种电磁波都具有相同的传播速度，且都具有电磁波的共同性质，但它们的波长（或频率）不同。我们可以按它们的波长或频率排列起来，就形成了电磁波谱（electromagnetic spectrum）。如图 9-12 所示。电磁波谱中波长最长的是无线电波，其次是红外线、可见光、紫外线、X 射线，波长最短的是 γ 射线。

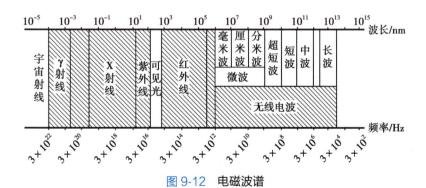

图 9-12　电磁波谱

各波段的电磁波虽然本质相同，但不同波长的电磁波与物质的作用并不相同。它们照射生物机体时，可引起生物组织不同程度的生物物理和生物化学的变化。

思考题与习题

9-1　将一条形磁铁推向一闭合线圈,线圈中将产生感应电动势。问在磁铁与线圈相对位置不变的情况下,迅速推向线圈和缓慢推向线圈所产生的感应电动势是否相同? 为什么?

9-2　一闭合圆形线圈在匀强磁场中运动,在下列情况下是否会产生感应电流? 为什么?

（1）线圈沿磁场方向平移。

（2）线圈沿垂直于磁场方向平移。

（3）线圈以自身的直径为轴转动,轴与磁场方向平行。

（4）线圈以自身的直径为轴转动,轴与磁场方向垂直。

9-3　如图9-13所示,一刚性导体回路处在$B=0.50$T的匀强磁场中,回路平面与磁场垂直,ab段长$l=0.50$m,拉动ab使其以$v=4.0$m·s^{-1}的速度向右匀速运动,电阻$R=0.50\Omega$,略去摩擦阻力及导体的电阻。求:

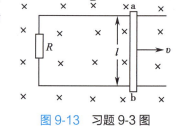

图9-13　习题9-3图

（1）ab内的非静电场场强E_K;

（2）ab内动生电动势的大小和方向;

（3）感应电流消耗在电阻R上的功率;

（4）拉力所做功的功率;

（5）作用在 ab 上的拉力;

（6）1s 内拉力所做的功。

[（1）2.0V/m;（2）1.0V,逆时针方向;（3）2.0W;（4）2.0W;（5）0.50N;（6）2.0N·m]

9-4　若两组线圈缠绕在同一圆柱上,其中任一线圈产生的磁感应线全部并均等地通过另一线圈的每一匝。设两线圈的自感分别为L_1和L_2,若两线圈长度相等,证明两线圈的互感可以表示为:$M=\sqrt{L_1L_2}$。

9-5　一长直螺线管,管内充满磁导率为 μ 的磁介质。设螺线管的长为l,截面积为S,线圈匝数为N。证明其自感系数$L=\mu n^2V$(式中 V 为螺线管的体积,n 为单位长度的螺线管匝数)。

9-6　一螺线管的自感系数为10mH,求当通过它的电流强度为4A 时,该螺线管所储存的磁场能量。

（0.08J）

9-7　一中空、密绕的长直螺线管,直径为 1.0cm,长 10cm,共 1 000 匝。求:当通以1A 电流时,线圈中储存的磁场能量和磁场能量密度。

（4.93×10^{-4}J; 62.8J·m^{-3}）

9-8　将一导线弯成半径$R=5$cm 的圆形环,当其中通有$I=40$A 的电流时,环心处的磁场能量密度为多少?

（0.1J·m^{-3}）

9-9　一截面为长方形的螺绕环,共有N 匝,环内充满磁导率为 μ 的磁介质,螺绕环内径为R_1,外径为R_2,厚度为h,如图9-14 所示,求此螺绕环的自感。

$$\left(\frac{\mu N^2 h}{2\pi}\ln\frac{R_2}{R_1}\right)$$

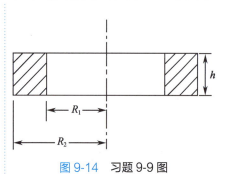

图9-14　习题9-9图

9-10　什么是位移电流? 比较位移电流与传导电流之间的相似和差异之处。

9-11　证明平行板电容器中的位移电流可以表示为

$$I_d = C\frac{dU}{dt}$$

式中 C 是电容器的电容，U 是两极板间的电势差。

9-12　麦克斯韦方程组包含哪几个电磁场的基本定理？指出各方程的物理意义。

9-13　简述平面电磁波的基本性质。

（王　岚）

第十章 | 几何光学　医用光学仪器

学习要求

1. 掌握单球面折射成像的基本原理和成像公式中的符号规则。
2. 掌握共轴球面系统、薄透镜成像的基本规律及其应用。
3. 熟悉眼睛的光学系统及非正视眼屈光不正的矫正。
4. 熟悉光学显微镜的基本组成及放大率的基本概念。
5. 了解放大镜及内镜的组成、作用及应用。

　　几何光学是光学研究的一个重要范畴,它以光的直线传播等实验规律为基础,以近轴光线为前提,用几何方法研究光在透明介质中的传播及成像等问题,而不考虑光的波动性。

　　几何光学中所涉及的主要定律有:①光在均匀介质中的直线传播定律;②光通过两种介质界面时的反射定律和折射定律;③光的独立传播定律及光路可逆定律。

　　本章主要讨论光经过单球面、透镜折射后成像的一般规律、眼睛的屈光系统,最后对几种医用光学仪器作简单介绍。

第一节 | 球面折射

一、单球面折射

　　当两种折射率不同的透明介质的分界面为球面的一部分时,光在其上所产生的折射现象称为单球面折射。单球面折射成像规律是了解各种透镜以及眼睛等光学系统成像的基础。

　　如图 10-1 是两种均匀透明介质,折射率分别为 n_1 和 n_2(设 $n_1<n_2$),它们的分界面 MN 为球面(又称为折射面)的一部分,其曲率中心为 C,曲率半径为 r,通过曲率中心 C 的直线 OPI 为折射面的主光轴,球面与主光轴的交点为折射面的顶点 P。如果入射光线 OA 与主光轴的夹角 α 比较小,且满足 $\alpha\approx\sin\alpha\approx\tan\alpha$,则此入射光线称为近轴光线(paraxial ray),否则称为离轴光线(off-axis ray)。下面我们的讨论在没有作特别说明时仅限于近轴光线。

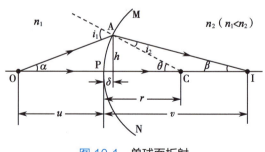

图 10-1　单球面折射

　　我们考虑自物点 O 发出的两条光线,一条沿主光轴行进,经折射面后不改变其传播方向;另一条光线 OA 经折射面折射后成为折射光线,其与主光轴交于 I 点,I 点是物点 O 的像。物点 O 到折射面顶点 P 的距离 OP 称为物距,用 u 表示,像点 I 到折射面顶点 P 的距离 PI 称为像距,用 v 表示。入射光线 OA 与折射光线 AI 应满足折射定律 $n_1\sin i_1=n_2\sin i_2$,由此可得出 u 与 v 的关系。

　　因 OA 是近轴光线,则 i_1、i_2 很小,因此,$\sin i_1\approx i_1$,$\sin i_2\approx i_2$,折射定律可写为

$$n_1 \cdot i_1 = n_2 \cdot i_2 \tag{a}$$

由图 10-1 可知:$i_1 = \alpha + \theta$,$i_2 = \theta - \beta$。

将 i_1、i_2 的表达式代入式(a),整理后得

$$n_1 \cdot \alpha + n_2 \cdot \beta = (n_2 - n_1)\theta \tag{b}$$

由近轴光线可知:α、β、θ 均很小,则

$$\alpha = \frac{h}{u+\delta} \approx \frac{h}{u}; \quad \beta = \frac{h}{v-\delta} \approx \frac{h}{v}; \quad \theta = \frac{h}{r-\delta} \approx \frac{h}{r}$$

将上面三个表达式一并代入式(b)中,并消去 h 后得

$$\frac{n_1}{u} + \frac{n_2}{v} = \frac{n_2-n_1}{r} \tag{10-1}$$

式(10-1)说明了 u、v 之间的关系,称为单球面折射成像公式,它适用于所有凸、凹球面的成像,但在应用时,u、v、r 须遵守如下符号规则:实物、实像时物距 u、像距 v 均取正值;虚物、虚像时物距 u、像距 v 均取负值;凸球面对着入射光线时单球面的曲率半径 r 取正,反之取负。

对于给定的物距 u,不同的折射球面(n_1、n_2、r 不同)有不同的像距 v 与之对应,因此,式(10-1)右端的 $(n_2-n_1)/r$ 决定了球面折射本领的大小,我们称之为折射面的焦度(dioptric strength),用 $\varPhi$ 表示

$$\varPhi = \frac{n_2-n_1}{r} \tag{10-2}$$

若 r 以米(m)为单位,则 $\varPhi$ 的单位为屈光度(diopter),用 D 表示。由式(10-2)可知:(n_2-n_1) 越大,r 越小,焦度 $\varPhi$ 越大,折光本领越强。

当点光源位于主光轴上某点 F_1 时,由该点发出的光线经单球面折射后成为平行光线,即 $v = \infty$,则点 F_1 称为该折射面的第一焦点(物方焦点),从第一焦点 F_1 到折射面顶点 P 的距离称为第一焦距(物方焦距),用 f_1 表示。将 $v = \infty$ 代入式(10-1)可求得

$$f_1 = \frac{n_1}{n_2-n_1}r \tag{10-3}$$

如果平行于主光轴的近轴平行光经单球面折射后成像于主光轴 F_2 点,则点 F_2 称为折射面的第二焦点(像方焦点),从 F_2 到 P 的距离称为第二焦距(像方焦距),以 f_2 表示。将 $u = \infty$ 代入式(10-1)可求得

$$f_2 = \frac{n_2}{n_2-n_1}r \tag{10-4}$$

当 f_1、f_2 为正时,F_1、F_2 是实焦点,折射面有会聚光线的作用;当 f_1、f_2 为负时,F_1、F_2 是虚焦点,折射面有发散光线的作用。

由式(10-3)和式(10-4)可知,第一焦距和第二焦距并不相等,二者的比值为

$$\frac{f_1}{f_2} = \frac{n_1}{n_2} \tag{10-5}$$

由式(10-2)和式(10-5)可得到折射面的两个焦距与焦度之间有如下的关系:

$$\varPhi = \frac{n_1}{f_1} = \frac{n_2}{f_2} \tag{10-6}$$

然而,我们有时希望用折射面的两个焦距 f_1、f_2 表示近轴光线的单球面折射成像公式,为此可得

$$\frac{f_1}{u} + \frac{f_2}{v} = 1 \tag{10-7}$$

式（10-7）称为近轴光线单球面折射成像的高斯公式。

[例 10-1]　有一半径为 2cm 的圆柱形玻璃棒（$n=1.5$），其一端为凸球面。

（1）求棒置于空气中时，在棒的轴线上距离棒端外 8cm 的物点所成像的位置。

（2）计算此凸球面的焦距和焦度。

（3）若将此棒放入水（$n=4/3$）中，物距不变，像距应是多少（设棒足够长）？

解：（1）当棒置于空气中时，$n_1=1.0$，$n_2=1.5$，$r=2cm$，$u=8cm$，代入式（10-1）

$$\frac{1.0}{8}+\frac{1.5}{v}=\frac{1.5-1.0}{2}$$

解得：$v=12cm$。

所成像在玻璃棒内轴线上，距棒的顶点 12cm 处，为实像。

（2）根据 $v=\infty$，求得　$f_1=\frac{n_1}{n_2-n_1}r=\frac{1.0}{1.5-1.0}\times2=4cm$

根据 $u=\infty$，求得　$f_2=\frac{n_2}{n_2-n_1}r=\frac{1.5}{1.5-1.0}\times2=6cm$

由 $\Phi=\frac{n_2-n_1}{r}$ 或 $\Phi=\frac{n_1}{f_1}=\frac{n_2}{f_2}$，求得 $\Phi=25D$

（3）当棒置于水中时，$n_1=4/3$，$n_2=1.5$，$r=2cm$，$u=8cm$，代入式（10-1）

$$\frac{\frac{4}{3}}{8}+\frac{1.5}{v}=\frac{1.5-\frac{4}{3}}{2}$$

解得：$v=-18cm$。

说明所成像在棒外轴线上（与物点同侧），离玻璃棒顶点 18cm，为虚像。

二、共轴球面系统

如果折射面有两个或两个以上，且这些折射面的曲率中心均在同一直线上，则它们便组成了一个共轴球面系统（coaxial spherical system）。这些折射面的曲率中心所在直线称为共轴球面系统的主光轴。

光线通过共轴球面系统后所成的像，决定于入射光依次在每一单个折射面上折射的结果。在整个成像过程中，先求出光线通过第一单球面折射后所成的像 I_1，然后将 I_1 作为第二单球面的物，再求它通过第二单球面折射后所成的像 I_2，逐次进行下去，直到求出该共轴球面系统中最后的单球面折射后所成的像为止，此像即为光线通过共轴球面系统后所成的像。这一求解方法称为逐次成像法。

[例 10-2]　有一个半径为 10cm 的玻璃球（$n=1.5$），某点光源放在球前 40cm 处，求近轴光线通过该玻璃球后所成的像。

解：对第一单球面折射而言，$n_1=1.0$，$n_2=1.5$，$r=10cm$，$u_1=40cm$，代入式（10-1）

$$\frac{1.0}{40}+\frac{1.5}{v_1}=\frac{1.5-1.0}{10}$$

解得：$v_1=60cm$。

由此可见，物体通过第一单球面折射后成像于 I_1 处，因为 60cm 超过了球的直径 20cm，则折射光线在成像前就被第二单球面折射了，所以在 P_1 后面 60cm 处并不存在 I_1，则 I_1 相对于第二单球面而言应为虚物，注意第二球面的物距是以第二球面顶点为起点的。所以对第二单球面而言

$u_2=-(60-20)=-40cm$，$n_1=1.5$，$n_2=1.0$，$r=-10cm$，代入式（10-1）：

$$\frac{1.5}{-40}+\frac{1.0}{v_2}=\frac{1.0-1.5}{-10}$$

解得：$v_2 = 11.4cm$。

因此，最后像成在玻璃球后 11.4cm 处，整个玻璃球作为共轴球面系统成像过程如图 10-2 所示。

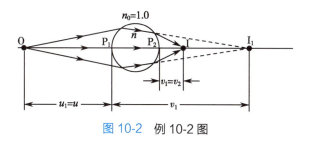

图 10-2　例 10-2 图

第二节 ｜ 透　镜

透镜（lens）是共轴球面系统中最简单的一种情况，它是由两个有规则折射面的均匀透明介质所组成。根据折射面的形状不同可将透镜分为球面透镜（常简称透镜）及柱面透镜。组成透镜的两个折射面顶点之间的距离称为透镜的厚度，如果透镜的厚度 d 与球面的曲率半径 r_1 或 r_2 相比很小，则这种透镜称为薄透镜（thin lens），否则称为厚透镜（thick lens）。

一、薄透镜成像公式

如图 10-3 所示，设折射率为 n 的薄透镜置于折射率为 n_0 的介质中，设薄透镜两折射面的曲率半径分别为 r_1 和 r_2。令一点光源 O 置于主光轴上，经透镜折射后成像于 I 处。设 u_1，v_1 和 u_2，v_2 分别表示第一和第二折射面的物距和像距，以 u、v 分别表示透镜的物距和像距。因为是薄透镜，到薄透镜二折射面的顶点距离均可从透镜的中心算起，则 $u_1 \approx u$，$u_2 \approx -v_1$，$v_2 \approx v$。对第一、第二折射面分别应用式（10-1），可得

$$\frac{n_0}{u} + \frac{n}{v_1} = \frac{n - n_0}{r_1}$$

$$\frac{n}{-v_1} + \frac{n_0}{v} = \frac{n_0 - n}{r_2}$$

上述两式相加，并整理后得

$$\frac{1}{u} + \frac{1}{v} = \frac{n - n_0}{n_0}\left(\frac{1}{r_1} - \frac{1}{r_2}\right) \tag{10-8}$$

式（10-8）称为薄透镜成像公式。公式中 u、v、r_1、r_2 的正、负号仍然遵守前面的符号规则，它可适用于各种形状的凸、凹球面薄透镜。

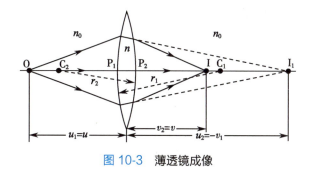

图 10-3　薄透镜成像

若置于透镜主光轴上的点光源经透镜折射后成像在无穷远处，则该点光源所在的点称为透镜的第一焦点（物方焦点），此时的物距为第一焦距（物方焦距）f_1；而位于透镜轴上无穷远处的点光源经透

镜折射后成像于主光轴上一点,则该像点称为第二焦点(像方焦点),此时的像距为第二焦距(像方焦距)f_2。按上述定义,应用式(10-8)可求得

$$f = f_1 = f_2 = \left[\frac{n - n_0}{n_0} \left(\frac{1}{r_1} - \frac{1}{r_2} \right) \right]^{-1} \tag{10-9}$$

由此可见,薄透镜的两个焦距相等,我们用 f 表示薄透镜的焦距,则式(10-8)可表示为

$$\frac{1}{u} + \frac{1}{v} = \frac{1}{f} \tag{10-10}$$

式(10-10)称为薄透镜成像公式的高斯形式。

如果透镜置于空气中,$n_0 = 1$,式(10-8)变为

$$\frac{1}{u} + \frac{1}{v} = (n-1) \left(\frac{1}{r_1} - \frac{1}{r_2} \right)$$

式(10-9)变为

$$f = f_1 = f_2 = \left[(n-1) \left(\frac{1}{r_1} - \frac{1}{r_2} \right) \right]^{-1}$$

透镜的焦距越长,它会聚或发散光线的本领越弱。因此,焦距的倒数 $1/f$ 表明了透镜会聚或发散光线的能力,称为透镜的焦度,即 $\Phi = 1/f$。当焦距以"米"为单位时,焦度单位仍为屈光度,用 D 表示。配置眼镜时人们常常将透镜的焦度以"度"为单位,它们的关系为:1 屈光度 =100 度。

二、薄透镜组合

由两个或两个以上薄透镜组成的共轴球面系统,称为薄透镜组合,简称透镜组。物体经过透镜组后所成的像,可以利用薄透镜公式,采用逐次成像法求出,即先求出第一个薄透镜所成像,将此像作为第二个薄透镜的物,再求出第二个薄透镜所成像,逐次类推,直至求出最后一个薄透镜所成的像,这像就是物体经过透镜组后所成的像。

最简单的透镜组是由两个薄透镜紧密贴合在一起组成的,这种组合放置称为两个薄透镜密接,如图 10-4 所示。设两个薄透镜焦距分别为 f_1 和 f_2,这两薄透镜均放置于空气中,透镜组物距为 u,像距为 v,物体经透镜 1 成像在 I_1 处,相应的物距和像距为 u_1 与 v_1,并且 $u_1 = u$,由薄透镜成像公式(10-10)得

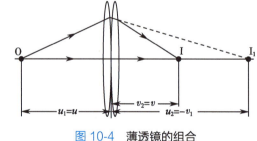

图 10-4 薄透镜的组合

$$\frac{1}{u} + \frac{1}{v_1} = \frac{1}{f_1}$$

对于第二个薄透镜,$u_2 = -v_1$(虚物),$v_2 = v$,则

$$\frac{1}{-v_1} + \frac{1}{v} = \frac{1}{f_2}$$

将上两式相加,得

$$\frac{1}{u} + \frac{1}{v} = \frac{1}{f_1} + \frac{1}{f_2} = \frac{1}{f} \tag{10-11}$$

式中 f 表示为透镜组的等效焦距。即密接时透镜组的等效焦距的倒数等于组成它的各薄透镜焦距的倒数之和。

如果以 Φ_1、Φ_2、Φ 分别表示第一薄透镜、第二薄透镜和透镜组的焦度,则由 $\frac{1}{f} = \frac{1}{f_1} + \frac{1}{f_2}$,可得它们

之间的关系为

$$\varPhi=\varPhi_1+\varPhi_2 \qquad\qquad (10\text{-}12)$$

这一关系常被用来测量薄透镜的焦度。例如：要测定某近视眼镜片（凹透镜）的焦度，可用已知焦度的凸透镜与它进行密接，使组合后的等效焦度为零，即光线通过透镜组后既不发散也不会聚，光线的方向不改变，这时：$\varPhi_1+\varPhi_2=0$，或$\varPhi_1=-\varPhi_2$，即两薄透镜的焦度数值相等，符号相反，从而可得知此凹透镜的焦度了。

[**例 10-3**] 凸透镜 L_1 和凹透镜 L_2 的焦距分别为 20cm 和 -40cm，这两薄透镜左右放置，且 L_2 在 L_1 的右边 40cm 处。若在 L_1 左边 30cm 处放置某物，试求该物经透镜组后所成的像。

解：由成像公式（10-10）可知：对 L_1 而言

$$\frac{1}{30}+\frac{1}{v_1}=\frac{1}{20}$$

可得：$v_1=60\text{cm}$（像为实像）

由两薄透镜的位置关系可知，对 L_2 而言：物应为虚物，$u_2=-(60-40)=-20\text{cm}$，$f_2=-40\text{cm}$，$v_2=v$，代入公式（10-10），则

$$\frac{1}{-20}+\frac{1}{v}=\frac{1}{-40}$$

可得：$v=40\text{cm}$（此像为实像）

三、厚透镜

厚透镜和薄透镜一样，也是包含两个折射面的共轴球面系统，只不过是两折射面顶点之间的距离比较大，讨论中不能忽略。厚透镜成像同样可以利用逐次成像法求出最后的像。事实上，任何共轴球面系统，不管它包含多少个折射面，原则上都可以用逐个成像法求出最后的像。但这样做比较麻烦，利用三对基点（cardinal point）可以简化求像的过程，并可更深入地了解共轴球面系统的性质。

共轴球面系统的三对基点包括一对焦点、一对主点和一对节点。

（一）一对焦点

将点光源放在共轴球面系统的主光轴上某点 F_1，若它发出的光线经厚透镜折射后成为一束平行光线，如图 10-5 中的光线（1），则点 F_1 称为厚透镜的第一（物方）主焦点；若平行于共轴球面系统主光轴的光线经厚透镜折射后交于该主光轴上点 F_2，则 F_2 点称为厚透镜的第二（像方）主焦点，如图 10-5 中的光线（2）。

（二）一对主点

在图 10-5 中，通过 F_1 的入射光线（1）的延长线与经过整个共轴球面系统折射后出射光线的反向延长线相交于 B_1 点，过 B_1 点作垂直于共轴球面系统主光轴的平面 $B_1H_1A_1$，平面 $B_1H_1A_1$ 称为第一（物方）主平面，第一（物方）主平面与共轴球面系统主光轴的交点 H_1 点称为共轴球面系统的第一（物方）主点。同样，平行于共轴球面系统主光轴的入射光线（2）的延长线与经过整个共轴球面系统折射后的出射光线的反向延长线相交于 A_2 点，过 A_2 点作垂直于共轴球面系统主光轴的平面 $B_2H_2A_2$，平面 $B_2H_2A_2$ 称为第二（像方）主平面，第二（像方）主平面与共轴球面系统主光轴的交点 H_2 点称为共轴球面系统的第二（像方）主点平面。

由图 10-5 中，无论光线在共轴球面系统中经过怎样的折射路径，但在效果上光线只相当于在两个相应的主平面上发生一次折射。通常将第一（物方）焦点 F_1 到第一（物方）主点 H_1 的距离称为共轴球面系统的第一（物方）焦距 f_1，物到第一（物方）主平面的距离称为物距。第二（像方）焦点 F_2 到第二（像方）主点 H_2 的距离称为共轴球面系统的第二（像方）焦距 f_2，像到第二（像方）主平面的距离称为像距。

（三）一对节点

在共轴球面系统的主光轴上还可以找到两点 N_1 和 N_2，以任何角度向 N_1 入射的光线都以同一角度从 N_2 射出，如图 10-5 中的光线（3），即光线通过它们时不改变方向，仅发生平移。点 N_1、N_2 分别称为共轴球面系统的第一（物方）节点和第二（像方）节点。N_1 和 N_2 的性质类似于薄透镜的光心。

只要知道共轴球面系统三对基点的位置，我们就可以利用下列三条光线中的任意两条求出物经过共轴球面系统折射后所成的像，如图 10-6 所示。这三条光线是：①平行于共轴球面系统主光轴的光线（1）在第二（像方）主平面折射后通过第二（像方）主焦点 F_2；②通过第一（物方）主焦点 F_1 的光线（2）在第一（物方）主平面上折射后平行于主光轴射出；③通过第一（物方）节点 N_1 的光线从第二节点 N_2 平行于入射方向射出。

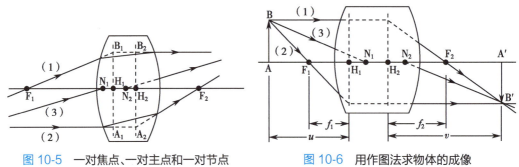

图 10-5　一对焦点、一对主点和一对节点　　　图 10-6　用作图法求物体的成像

各基点的位置取决于共轴球面系统的具体条件，如果共轴球面系统前后介质的折射率相同（如共轴球面系统置于空气中），可以证明：$f_1=f_2=f$。如果共轴球面系统是厚透镜，则一对节点与一对主点重合，即 N_1 与 H_1、N_2 与 H_2 分别重合，在这种情况下，物距 u、像距 v、焦距 f 之间的关系同样也可用薄透镜相似的成像公式的高斯形式表示

$$\frac{1}{u}+\frac{1}{v}=\frac{1}{f}$$

式中 u、v、f 均以相应的主平面为起点计量。

同样，单球面和薄透镜也存在三对基点。单球面的两主点重合在单球面顶点上，其两节点重合在单球面的曲率中心上；而薄透镜的两主点及两节点都重合在薄透镜的光心上。

四、柱面透镜

在薄透镜中，如果两折射面不是球面，而是圆柱面的一部分，则这种透镜称为柱面透镜（cylindrical lens），如图 10-7 所示。柱面透镜的两个折射面可以都是圆柱面，也可以一面为圆柱面，另一折射面为平面；它与透镜一样，柱面透镜有凸柱面透镜和凹柱面透镜两种。

通常将通过主光轴的平面称为子午面，子午面与折射面之间的交线称为子午线。如果折射面在各个方向上的子午线曲率半径相同，这种折射面称为对称折射面；否则称为非对称折射面。由非对称折射面组成的共轴系统称为非对称折射系统。非对称折射系统对光线在各个子午面上的折射本领不同，因此，点光源发出的光束经此系统折射后不能形成一个清晰的点像，柱面透镜的成像就是如此，如图 10-8 所示。柱面透镜在水平子午面上的焦度最大且为正值，对光线起会聚作用；在垂直子午面上的焦度为零，折射光线不改变方向。所以在图 10-8 所示的情况下，点状物体经柱面透镜后形成的像为一条竖直线 $I_1I_2I_3$。利用柱面透镜的这一特点可以纠正任何子午面上焦度不足的缺点。

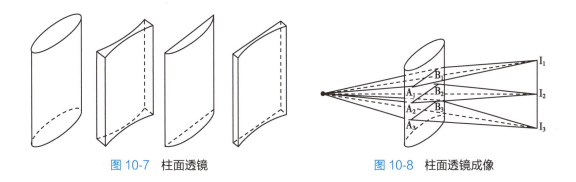

图 10-7　柱面透镜　　　　　　图 10-8　柱面透镜成像

五、透镜的像差

由于种种原因,由物发出的光线经过透镜折射后所成的像与原物有一定的偏差,这种现象称为透镜的像差(aberration)。产生像差的原因很多,在此我们仅简单介绍球面像差(spherical aberration)和色像差(chromatic aberration)。

(一)球面像差

我们在讨论球面折射成像时,只是讨论了近轴光线,但在实际中,还存在着离轴光线。主光轴上点光源发出的离轴光线和近轴光线经透镜折射后不能会聚于主光轴上同一点,如图 10-9(a)所示,这种现象称为球面像差。产生球面像差的原因是通过透镜边缘部分的离轴光线比通过透镜中央部分的近轴光线偏折得多一些,于是点光源不能形成点像,而形成一个小圆斑。

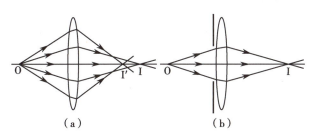

图 10-9　球面像差及其矫正

减小球面像差最简单的方法是在透镜前加放一个光阑,如图 10-9(b)所示。光阑用于限制离轴光线进入透镜,只让近轴光线通过,这样即可形成一个清晰的点像。但由于挡住了一部分入射光线,像的亮度就要减小。另外,减小球面像差也可在会聚透镜之后放置一个发散透镜,因为发散透镜对离轴光线的发散作用强于近轴光线。这样组成的透镜组虽然降低了焦度,却减小了球面像差。

(二)色像差

在前面的讨论中,常常把介质对光的折射率看成是常量,但实际上,这只有在单色光入射到介质上时才正确。此时,我们必须考虑波长不同的光在同一种介质中的折射率是不相同的,一般而言,介质的折射率随波长的减小而增大,所以点光源发出白光,经过透镜折射后,短波的光偏折较多,这样会得到一个彩色小圆斑,如图 10-10(a)所示,这种现象称为色像差。透镜越厚,色像差越明显。

减小色像差的方法是用折射率不同的会聚透镜和发散透镜适当地组合起来。具有不同折射率的凸透镜和凹透镜适当组合,如图 10-10(b)所示,使一个透镜的色像差能被另一个透镜所抵消,例如冕牌玻璃的相对色散较小,而火石玻璃的相对色散较大,用冕牌玻璃的凸透镜和火石玻璃的凹透镜组合成一个复合透镜,就可以消除色像差。

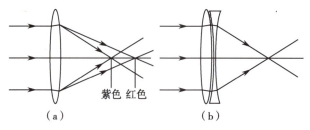

图 10-10 色像差及其矫正

在较好的光学仪器内,透镜系统都是比较复杂的,其目的是在最大限度内消除像差。

第三节 │ 眼 睛

眼睛是一个很典型的光学系统,眼睛通过调节能够把远、近不同的物体清晰地成像在视网膜上。本节我们介绍眼睛的光学结构及其基本性质、视力的概念及非正视眼的矫正。

一、眼睛的光学结构

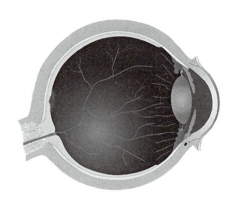

如图 10-11 是眼睛的水平剖面图。眼睛的前表面是一层透明膜称为角膜。外界光线通过角膜进入眼内。角膜的后面是虹膜,虹膜中央有一个圆孔称为瞳孔,瞳孔的大小通过肌肉收缩而改变,以控制进入眼内的光量,相当于一个光阑。虹膜的后面是晶状体,它是透明的且具有弹性的组织,形状像凸透镜,其表面的曲率半径随睫状肌的收缩和扩张来调节。在角膜、虹膜和晶状体之间充满了透明的水状液体称为房水。眼球的内层称为视网膜,其上布满了视神经,是外界物经眼睛的光学系统折射后成像的地方。晶状体与视网膜之间充满了另一种透明的液体称为玻璃体。视网膜正对瞳孔处的小块黄色区域称为黄斑,黄斑中央的凹陷称为中央凹,是对光线最敏感的部位。

图 10-11 眼睛的水平剖面图

眼睛的光学系统比较复杂,从几何光学的角度看,眼睛是由多种介质组成的较复杂的共轴球面系统,且物经这一复杂系统折射后成像于视网膜上。古氏(Gullstrand)计算了眼睛的光学系统参数,并提出了古氏平均眼模型,如图 10-12 所示,从图中可知,眼睛的三对基点中,H_1、H_2 靠得很近,N_1、N_2 靠得也很近,三对基点的位置和单球面接近,因此在生理学上,常把眼睛进一步简化为一个单球面折射系统,称为简化眼(reduced eye),如图 10-13 所示。简化眼的单球面曲率半径在眼睛处于完全放松状态时为 5mm,介质折射率为 1.33,由此可计算出对应的焦距为:f_1=15mm,f_2=20mm。眼睛看近处和远处物时,其像距不变,则此时要求简化眼的 r 值必须改变,并满足下式:

$$\frac{1}{u} + \frac{1.33}{v} = \frac{1.33 - 1}{r}$$

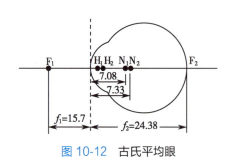

图 10-12 古氏平均眼

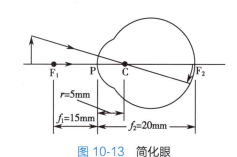

图 10-13 简化眼

眼睛内各种折射介质的折射率与各界面的曲率半径见表10-1。

表 10-1 眼睛内各种介质的折射率及古氏平均眼常数

位置		折射率	在主光轴上位置/mm	曲率半径/mm
角膜	前面	1.376	0	7.7
	后面		0.5	6.8
房水		1.336		
玻璃体		1.336		
晶状体	皮质 前面	1.386	3.6	10.0
	皮质 后面		7.2	-6.0
	核体 前面	1.406	4.15	7.9
	核体 后面		6.57	-5.8
三对基点	第一主点（H_1）		1.348	
	第二主点（H_2）		1.602	
	第一节点（N_1）		7.08	
	第二节点（N_2）		7.33	
	第一焦点（F_1）		-15.70	
	第二焦点（F_2）		24.38	

二、眼睛的调焦

眼睛的焦度能在一定范围内改变,使远近不同的物均能在视网膜上成清晰的像。眼睛具有这种改变自身焦度的本领称为眼睛的调焦(accommodation)。眼睛的调节主要是通过睫状肌收缩改变晶状体表面的曲率半径来完成的。但这种调节有一定限度,当被观察的物距眼睛较近时,睫状肌收缩,晶状体曲率半径变小,眼睛的焦度变大,最大可达到 70.57D。我们把眼睛通过最大调节时能看清物点的最近位置称为近点(near point)。视力正常的人,近点距离约为 10~12cm。近视眼的近点要更近一些,而远视眼的近点则较正常人远一些,所以远视眼看不清近处的物体。当被观察物在无穷远时,睫状肌完全放松,此时晶状体曲率半径最大,眼睛的焦度最小,大约为 58.64D。我们把眼睛处于完全松弛不需要调节时能看清物点的最远位置称为远点(far point),视力正常的人,其远点在无穷远处,近视眼的人远点在眼睛前一定距离位置,所以近视眼看不清远处的物。

眼睛在观察眼前不同距离的物时,往往需要进行一定的调节,但眼睛感觉的疲劳程度不一样。在日常工作中,视力正常的人不致引起眼睛过度疲劳的最适宜距离约为眼前 25cm,通常我们将这个距离称为眼睛的明视距离(distance of distinct vision)。

三、眼睛的视力 眼睛的屈光不正及其矫正

(一) 眼睛的视力

从物体两端射入眼睛节点的光线所夹的角度称为视角(visual angle),如图 10-14 所示。视角的大小不仅与物体大小有关,同时还与物体离眼睛的距离有关。视角的大小决定物体在视网膜上所成像的大小,视角越大,所成的像越大,眼睛越能看清物体的细节。实验证明,在照明较好的情况下,视力正常人的眼睛能分辨两物点的最小视角约为 1

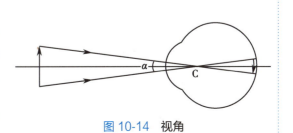

图 10-14 视角

分。常常用眼睛能分辨的最小视角 α 的倒数来表示眼睛的分辨本领,称之为视力(visual acuity),即

$$视力 = \frac{1}{眼睛能分辨的最小视角 \alpha} \qquad (10\text{-}13)$$

上式中,最小视角以分(′)为单位,例如:最小视角为 10′,相应的视力为 0.1,若最小视角为 0.5′,相应的视力为 2.0。用这种原理制作的视力表称为国际标准视力表。另一种常用视力表为国家标准对数视力表,即五分法视力表,五分法视力用 L 表示,L 与最小视角的关系为

$$L = 5 - \lg\alpha \qquad (10\text{-}14)$$

若最小视角为 10′,相应对数视力为 4.0;若最小视角为 0.5′,相应的对数视力为 5.3。对数视力表如图 10-15 所示。

(二) 眼睛的屈光不正及其矫正

眼睛不经过调节时,如果平行光进入眼睛内刚好在视网膜上形成一个清晰的像,如图 10-16 所示,这种眼睛称为正视眼,否则称为非正视眼或屈光不正。非正视眼包括近视眼(near sight)、远视眼(far sight)和散光眼(astigmatism)三种,根据具体情况可以通过佩戴框架眼镜、角膜塑形镜和激光手术进行矫正。下面我们主要以佩戴框架眼镜说明非正视眼的矫正。

1. **近视眼**　如果在眼睛不调节时,平行光进入眼睛内会聚于视网膜之前,则称此类眼睛为近视眼,如图 10-17(a)所示。由此可见,近视眼需将物体移近到眼睛前某一位置才能看清物,近视眼的远点在有限距离处。近视眼产生的原因可能是角膜或晶状体的曲率半径太小,对光线偏折太强,或者眼球的前后直径太长。

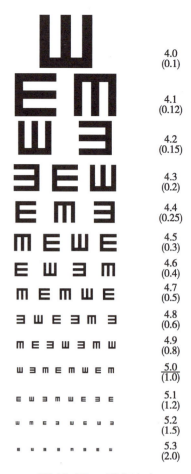

图 10-15　对数视力表

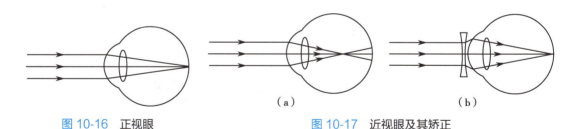

图 10-16　正视眼　　　　　　图 10-17　近视眼及其矫正

近视眼的矫正方法是佩戴一副适当焦度的凹透镜,使光线进入眼睛之前经凹透镜适当发散,再经眼睛折射后在视网膜上形成清晰的像,如图 10-17(b)所示。近视眼所佩戴的凹透镜应能使平行光线成虚像在近视眼患者的远点处,这样近视眼在眼睛不调节的情况下即可看清无穷远处的物体。

[**例 10-4**]　某近视眼患者的远点在眼睛前 50cm 处,若使其看清无穷远处的物体,则他应佩戴多少度的眼镜?

解:佩戴的眼镜必须使无限远的物体在眼睛前 50cm 处成虚像,如图 10-18 所示。设眼镜的焦距为 f,$u = \infty$,$v = -0.5$m。代入薄透镜成像公式(10-10),得

$$\frac{1}{\infty} + \frac{1}{-0.5} = \frac{1}{f}$$

解得 $\Phi = \dfrac{1}{f} = -2(D) = -200(度)$

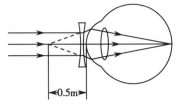

图 10-18　例 10-4 图

因此,该近视眼患者应佩戴焦度为 200 度的凹透镜。

2. 远视眼　如果眼睛不调节,平行光进入眼睛内的光线会聚于视网膜之后,此类眼睛称为远视眼,如图 10-19(a)所示。远视眼的近点距离大于正视眼。远视眼通过调节可以看清远处物体,但近处物体却看不清。远视眼产生的原因可能是角膜或晶状体折射面的曲率半径太大,焦度太小;或者是眼球前后直径太短。

远视眼矫正的方法是佩戴凸透镜,使平行光线先经凸透镜会聚,再经眼睛折射后会聚于视网膜上,如图 10-19(b)所示。由于远视眼的近点较正视眼的远,因此,远视眼若要和正视眼一样看清近处物体,所选择的凸透镜必须将此物体的虚像成在接近远视眼的近点处。

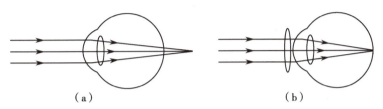

（a）　　　　　　　　　　　（b）

图 10-19　远视眼及其矫正

[**例 10-5**]　某远视眼患者的近点在眼睛前 1.2m 处,若要看清眼睛前 12cm 处的物体,问他应佩戴多少度的眼镜?

解:所佩戴眼镜应使眼睛前 12cm 处物体在眼睛前 1.2m 处成虚像,如图 10-20 所示。设眼镜的焦距为 f,将 $u=0.12m$,$v=-1.2m$,代入薄透镜成像公式(10-10)中,得

$$\Phi=\frac{1}{f}=\frac{1}{0.12}-\frac{1}{1.2}=7.5(D)$$

所以,该远视眼患者应佩戴焦度为 750 度的凸透镜。

3. 散光眼　近视眼和远视眼属于球性屈光不正,是对称性折射系统;而散光眼属于非对称性折射系统,其角膜在各个方向子午线的曲率半径都不相等,物点发出的光线经角膜折射后不能形成清晰的像点。如图 10-21 表示散光眼成像,此散光眼的眼球纵向子午线半径最短,横向子午线的半径最长,其他方向子午线半径介于二者之间。当自远处物体的平行光线经角膜折射后纵向子午面内的光线会聚于 I_V 处,横向子午面内光线会聚于 I_H 处,其他方向子午面内光线会聚于 I_V 和 I_H 之间,在 I_V、I_H 之间的不同位置处形成的像各有不同。

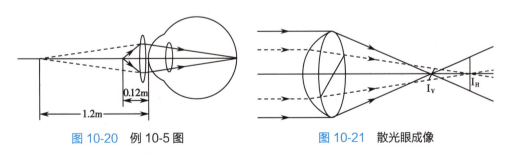

图 10-20　例 10-5 图　　　　　图 10-21　散光眼成像

散光眼的矫正方法是佩戴适当焦度的柱面透镜,以矫正屈光不正子午线的焦度。散光有近视散光和远视散光之分。对单纯近视散光,通过眼球的水平子午面的平行光束可会聚于视网膜上,而通过垂直子午面的平行光束却会聚于视网膜前。也就是说,水平子午面的屈光正常而垂直子午面的屈光过强。这种情况只需佩戴适当焦度的凹圆柱面透镜,使镜轴水平可减弱垂直子午面的屈光能力;对单纯远视散光,它的垂直子午面屈光正常,而水平子午面屈光太弱,此时应佩戴凸圆柱面透镜,镜轴垂直以增加水平子午面的会聚能力。

第四节 | 几种医用光学仪器

一、放大镜

为了看清楚微小物体的细节,经常需要将微小物体移近眼睛,以增大物体对眼睛的视角,使物体在视网膜上成一较大的清晰像。但是,由于受到眼睛调节的限制,不可能将微小物体无限制地移近眼睛。为了增大物体对眼睛的视角,可在眼睛前放置一个会聚薄透镜,以增大视角。我们把用于这一目的的会聚薄透镜称为放大镜(magnifier)。在使用放大镜时,应把需要观察的微小物体放在放大镜的焦点内、靠近焦点处,使物体经放大镜折射后成正立放大虚像,这时,眼睛就可以不需要调节,使得微小物体在视网膜上成一清晰的像。

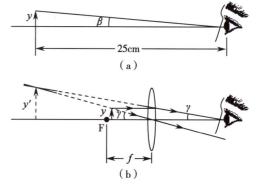

图 10-22 放大镜原理

如图 10-22(a)中,设物放在明视距离处不经过放大镜时对眼睛产生的视角为 β,而物经过放大镜后对眼睛的视角为 γ,如图 10-22(b)所示。我们常用比值 γ/β 来衡量放大镜放大视角的能力,称为角放大率(angular magnification),用 α 表示,即

$$\alpha = \frac{\gamma}{\beta} \tag{10-15}$$

由于物体线度 y 很小,故视角 β、γ 很小,则有:$\tan\beta \approx \beta = \frac{y}{25}$,$\tan\gamma \approx \gamma = \frac{y}{f}$,将它们代入式(10-15)中可得

$$\alpha = \frac{25}{f} \tag{10-16}$$

式中 f 为放大镜的焦距。式(10-16)表明:放大镜的角放大率与它的焦距 f 成反比,即放大镜焦距越小,角放大率越大。但值得注意的是如果 f 太小,透镜会很凸、很厚,出现色像差,所以单一透镜作为放大镜时的放大率一般都小于 3 倍,若是组合透镜,放大率可以达到 20 倍之多,且像差小。

二、光学显微镜

(一)显微镜的光学原理

显微镜是生物学和医学中常用的光学仪器之一。普通光学显微镜由两组会聚透镜组成,其光路图如图 10-23 所示,其中 L_1 为物镜(objective),物镜的焦距较短;L_2 为目镜(eyepiece)。为了消除像差,使成像质量较好,实际中的物镜和目镜分别由多个薄透镜组成。通常将被观察的物体(物体的长度设为 y)放在靠近物镜的焦点外侧,经 L_1 折射后物体在靠近目镜的焦点内侧成一个放大的倒立实像(实

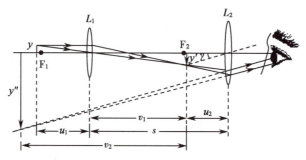

图 10-23 光学显微镜的光路图

像的长度设为 y'），此像再经目镜放大后成一虚像（此虚像的长度设为 y''），设此虚像相对眼睛张开的视角为 γ。实际上，目镜相当于一个放大镜，目的是增大视角。

根据光学仪器放大率的定义，显微镜的放大率 M 应为

$$M = \frac{\gamma}{\beta} \approx \frac{\tan\gamma}{\tan\beta}$$

式中：$\tan\gamma \approx \frac{y''}{v_2} = \frac{y'}{u_2}$，$\tan\beta = \frac{y}{25}$，代入上式得

$$M = \frac{y'}{u_2} \cdot \frac{25}{y} = \frac{y'}{y} \cdot \frac{25}{u_2} = \frac{v_1}{u_1} \cdot \frac{25}{u_2}$$

其中 $\frac{y'}{y} = \frac{v_1}{u_1} = m$，称为物镜的线放大率；$25/u_2 \approx 25/f_2 \approx \alpha$，称为目镜的角放大率，$f_2$ 为目镜焦距，则上式可变为

$$M = \frac{v_1}{u_1} \cdot \frac{25}{f_2} \tag{10-17}$$

式（10-17）表明：显微镜的放大率等于物镜的线放大率 m 与目镜的角放大率 α 的乘积。在实际使用时，显微镜都配有各种放大率的物镜和目镜，可以进行适当组合来获得所需要的显微镜的放大率。

通常由于被观察物体靠近物镜的焦点，则 $u_1 \approx f_1$，且物镜和目镜的焦距都很小，所以物镜的线放大率 $v_1/u_1 \approx s/f_1$，s 是显微镜镜筒的长度，因此显微镜的放大率式（10-17）又可写成

$$M \approx \frac{s}{f_1} \cdot \frac{25}{f_2} = \frac{25s}{f_1 f_2} \tag{10-18}$$

式（10-18）表明：显微镜镜筒越长，物镜和目镜的焦距越短，显微镜的放大率就越大。

（二）显微镜的分辨本领

从单纯几何光学角度看，只要消除显微镜光学系统的各种像差，提高它的放大率，细小的物点通过它就可以得到一个放大的、清晰的像点。实际上这是做不到的，因为我们在目镜中看到的样品细节是物镜的像，而物镜所成的像会受到光的衍射影响（具体内容请参考第十一章波动光学中的相关内容）。由于光的衍射作用，当点光源发出的光入射到透镜时，经透镜折射后所成的像不再是一个清晰的像点，而是一个衍射亮斑。因此，物体经物镜所成的像就是由这些衍射亮斑所组成。如果物体上两个点间距很小，它们经物镜后所成的两个衍射亮斑互相重叠成一个大亮斑，就不能再分辨出是两个点的像了。为此，我们引进显微镜的分辨本领的概念。

显微镜能分辨两点之间的最短距离称为最小分辨距离，最小分辨距离的倒数称为显微镜的分辨本领或分辨率。

德国物理学家、光学家阿贝（Abbe.E）指出：显微镜的物镜所能分辨两点之间的最短距离 Z 为

$$Z = \frac{1.22\lambda}{2n\sin u} \tag{10-19}$$

式（10-19）中 λ 是光波的波长，n 是物镜与观察物体之间介质的折射率，u 是从被观察物体射到物镜边缘的光线与主光轴的夹角。$n\sin u$ 称为物镜的数值孔径（numerical aperture），用 N.A. 表示，则上式可改写成

$$Z = \frac{0.61}{\text{N.A.}}\lambda \tag{10-20}$$

由此可见：物镜孔径数越大、照射光波长越短，显微镜能分辨的最短距离越小，越能看清物体的细节，显微镜的分辨本领也越强。

由式（10-20）可知：提高显微镜分辨本领的方法之一是增大物镜的孔径数，如利用油浸物镜增大 n 和 u 的值。通常情况下，显微镜物镜和被观察物体之间的介质是空气（称为干物镜），如图 10-24（左）所示，它的数值孔径值 $n\sin u$ 最大只能达到 0.95 左右，这是因为从被观察物体发出的光线中的一部分被全反射而不能进入物镜。如果在物镜与被观察物体之间加上折射率较大的透明液体，如香柏油（$n \approx 1.52$）等，这时可将物镜的数值孔径数 $n\sin u$ 增大到 1.5 左右，此时称为油浸物镜，如图 10-24（右）所示。油浸物镜不仅提高了显微镜的分辨本领，而且避免了全反射的产生，提高了像的亮度。

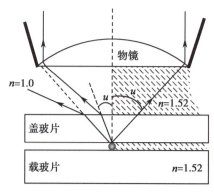

图 10-24　干物镜（左）和油浸物镜（右）

提高显微镜分辨本领的另一种方法是减小照射光的波长。例如，选 N.A. 为 1.5 的油浸物镜，用可见光照明（平均波长为 550nm），显微镜能分辨的最短距离为 223.7nm；若改用波长为 275nm 的紫外线照明，可使分辨本领提高 1 倍，可看清楚 112nm 的细节。

值得注意的是，显微镜的分辨率和放大率是两个不同的概念。放大率是物镜的线放大率和目镜的角放大率的乘积，而分辨率只决定于物镜本身的特性。目镜只能放大物镜所分辨的细节，并不能提高物镜的分辨率。因此，仅靠使用高倍目镜来提高总放大率，对于整个系统分辨本领的提高是毫无益处的。所以，我们在考虑提高总放大率的同时，必须考虑提高分辨率。例如，用一个 40×（表示 40 倍），N.A.=0.65 的物镜配上 20× 的目镜；和用一个 100×，N.A.=1.30 的物镜配上 8× 的目镜，两种情况下的总放大率都是 800×，但后者的分辨率却比前者高一倍，可更清楚地看到样品的细节。

三、内镜

内镜（endoscope）是一种检测仪器，它可以经过口腔进入胃内或经过其他天然孔道进入体内，利用它，可以观察体内的某些病变，从而，可据此制订出最佳的治疗方案。

内镜从应用角度可分为工业用内镜和医用内镜两种。医用内镜按其成像构造可大体分为硬管式内镜、光学纤维内镜和电子内镜三类。

（一）光学纤维内镜

光学纤维内镜（Fiber-optic endoscope）又称纤维内镜或纤镜，它是由透明度很好的玻璃或其他透明材料拉制成很细的纤维细丝，并在其外表面涂上一层折射率比纤维细丝还小的物质而成。由于它可以导光，所以也叫光导纤维。使光以不大的入射角 i 从其一端射入，当进入纤维细丝中的光束入射到侧壁时的角度大于临界角时，光束将在其侧壁上产生全反射，全反射在纤维内反复产生，并沿光导纤维细丝前进不至于向外泄漏。如图 10-25 所示，设纤维细丝的折射率为 n_1，涂层介质的折射率为 n_2，纤镜外介质的折射率为 n_0，则光束从纤镜外入射到纤镜端面时，不至于向纤维侧面泄漏光的 i 角由下式确定：

$$\sin i = \frac{1}{n_0}\sqrt{n_1^2 - n_2^2} \tag{10-21}$$

式（10-21）中 $n_0\sin i$ 称为光学纤维的数值孔径（N.A.）。若 $n_1=1.62$（燧石玻璃）；$n_2=1.52$（冕牌玻璃），则数值孔径 N.A.=0.56，$i=34°$。

医学上所用纤镜有两个方面的作用：一方面利用它把外部强光源发出的光导入器官内；另一方面通过它把器官内壁的图像导出体外，以便医生观察和摄影。为了达到这一目的，纤维束的两端必须黏结固定，且两端纤维排列应完全对应，以保证导出的图像正确清晰，如图 10-26 所示。纤维束的外部不加黏结，以保证它非常柔软。在使用时可以沿管腔弯曲插入，减少患者的痛苦。目前临床上使用的光学纤维内镜有食管、胃、十二指肠、胆道、直肠、结肠、支气管、膀胱等内镜。利用纤镜还可直接进行

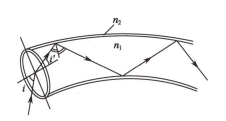

图 10-25　光学纤维导光原理

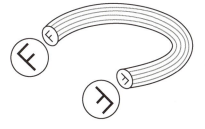

图 10-26　光学纤维导像示意图

活体组织取样,摘除结石或息肉等。纤镜可获得体内器官腔壁的清晰图像,还可进行电视摄像和记录,因此成为临床诊断中的有用工具。

(二) 电子内镜简介

电子内镜(electronic endoscope)是一种可以插入体腔或脏器内腔进行直接观察、诊断、治疗的,集光、机、电等技术于一体的医用电子光学仪器。人们通过它可以直接观察到人体内脏器官的组织形态,可以提高诊断的准确性。

电子内镜是由内镜、电视信息系统中心和电视监视器三个主要部分组成。它的成像主要依赖于镜身前端装备的电荷耦合器件(charge coupled device,CCD),CCD 的主要功能是能把光信号转变为电信号。就是一台微型摄像机将图像经过图像处理器处理后,显示在电视监视器的屏幕上,比普通光学纤维内镜的图像清晰、色泽逼真、分辨率更高,而且可供多人同时观看。

电子内镜的成像原理是利用电视信息中心装备的光源所发出的光,经内镜内的导光纤维将光导入受检体腔内,CCD 图像传感器接收到体腔内黏膜面反射来的光,将此光信号转换成电信号,再通过导线将信号输送到电视信息中心,再经过电视信息中心将这些电信号储存和处理,最后传输到电视监视器中在屏幕上显示出受检脏器的彩色黏膜图像。

电子内镜在临床应用具有操作简单、灵活、方便等优点,使得患者不适感降到了最低程度,大大提高了诊断能力;同时,电子内镜还可利用电视信息中心调整不同颜色去观察不同的组织结构,从而达到各种组织结构的最佳分辨能力。此外,人们把图像分析技术用于电子内镜检查,可以得到胃的血流图,可以对病变进行定量分析,可以进行温度测定,还可以将超声探头装在内镜的前端进行腔内超声探测;还可以利用通信线路将电子内镜图像传至远方,进行临床疾病的会诊。

思考题与习题

10-1　直径为 8cm 的玻璃棒(n=1.5),长 d=20cm,两端是半径为 4cm 的双凸球面。若一束近轴平行光线沿玻璃棒轴方向入射,求像的位置。

(-16cm,即物体成虚像在棒内,距离棒右端 16cm 处)

10-2　空中有一会聚透镜(双凸薄透镜),其两表面的曲率半径,r_1=80cm,r_2=36cm,玻璃的折射率 n=1.63,一高为 2.0cm 的物体放在透镜的左侧 15cm 处,求像的位置及其大小。

(-24.2cm,3.2cm)

10-3　在空气(n_1=1.0)中焦距为 0.1m 的双凸透镜(其折射率 n=1.50),若令其放入水(n_2=1.33)中,则此系统的焦距和焦度各为多少?

(0.39m,3.4D)

10-4　某近视眼患者的眼镜是折射率为 1.52 的平凹薄透镜,凹面的曲率半径为 10cm,求其在空气中的焦度。

(-5.2D 或 -520 度)

10-5　凸透镜 L_1 和凹透镜 L_2 的焦距分别为 20cm 和 40cm,L_2 在 L_1 右方 40cm 处,光轴上有一个

小物体位于 L_1 左方 30cm 处,求小物的像。

(40cm)

10-6 现有两个薄透镜 L_1 和 L_2,它们的焦距分别为 f_1=4cm,f_2=6cm,在水平方向将 L_1 置于 L_2 的左方,某物放在 L_1 透镜左方 8cm 处,在下列两种情况下,求其像最后位于何处。

(1)两透镜 L_1 和 L_2 相距 10cm。

(2)两透镜 L_1 和 L_2 相距 1cm。

(-3cm,3.2cm)

10-7 折射率为 1.5 的透镜,一面是平面,另一面是半径为 0.20m 的凹面,将此透镜水平放置,凹面一方充满水。试求整个系统的焦距。

(-1.2m)

10-8 一位近视眼患者,当他站在视力表前规定的 5m 处时,看不清最上一行的 E 字。当他走到距视力表 2m 时方能看清最上一行的 E 字,则此患者的对数视力为多少?

(3.6)

10-9 某近视眼患者的远点距离为 0.1m,它看无穷远处物体时应佩戴多少度的眼镜?

(-1 000 度)

10-10 某远视眼患者戴焦度为 2D 的眼镜看书时须把书拿到眼睛前 40cm 处,此人应佩戴多少度的眼镜才能和正常人一样看书?

(3.5D 或 350 度)

10-11 显微镜目镜的焦距为 2.5cm,物镜的焦距为 1.6cm,物镜和目镜相距 22.1cm,最后成像于无穷远处。试问:

(1)标本应放在物镜前什么地方?

(2)物镜的线放大率是多少?

(3)显微镜的总放大倍数是多少?

(1.74cm,11.3 倍,113 倍)

10-12 若用孔径数为 0.61 的显微镜去观察 0.4μm 的标本细节能否看清楚?若以孔径数为 1.22 的物镜去观察又怎样?(设所用光波波长为 600nm)

(不能,能)

10-13 明视距离处人眼睛可分辨的最短距离为 0.1mm,欲观察 0.25μm 的细胞标本的细节,显微镜的总放大倍数及 N.A. 应为多少(所用的光波波长为 600nm)?

(400 倍,1.46)

(陈月明)

第十一章 | 波动光学

学习要求

1. 掌握杨氏双缝干涉、夫琅禾费单缝衍射、光栅衍射的基本原理;掌握光的偏振的有关概念及马吕斯定律。
2. 理解光程、光程差、半波损失、布儒斯特定律和光的双折射现象。
3. 了解等倾干涉、等厚干涉原理;了解圆孔衍射及光学仪器的分辨率;了解物质的旋光性。

光是一种电磁波。可见光在真空中的波长范围为 390～760nm,频率在 $3.9×10^{14}$Hz 到 $7.7×10^{14}$Hz 之间。且不同频率的可见光给人以不同颜色的视觉感受。光的传播遵循波动的一般规律,本章主要讨论光的干涉、衍射、偏振等现象,阐明其波动性质和基本规律,这些性质和规律不仅在理论上具有重要意义,而且在现代科学技术中有许多应用。

第一节 | 光的干涉

干涉现象是波动的基本特征之一。满足一定条件的两束光叠加时,在叠加区域内光的强度或明或暗呈现稳定的分布,这种现象称为光的干涉(interference of light)。1801 年,英国物理学家托马斯·杨首次用实验的方法观察到光的干涉现象,证实了光是一种波动。

一、光的相干性

波动理论指出,只有满足相干条件,即频率相同、振动方向相同、相位差恒定的两列波相遇时才能发生干涉。对机械波而言,上述相干条件比较容易满足,但对光波来说,两个独立的普通光源发出的光叠加时很难观察到干涉现象,表明这样的两个独立光源发出的光并不满足相干条件,这与光源的发光机制有关。

普通光源的发光是组成光源的大量原子或分子能级跃迁时辐射电磁波的结果。原子或分子跃迁发光持续时间不会超过 10^{-8}s,一次跃迁所发出的光波波列的长度小于米的数量级。此外,每个原子或分子的发光有随机性,它们所发出的光波波列的振动方向和初相位没有固定关系,频率也不一定相同。这样,人们所看到的光波是由一系列断续的、相互独立的波列组成,如图 11-1 所示。因此,两个独立的普通光源发出的光或同一光源不同部分发出的光因不满足相干条件而无法实现稳定的干涉。

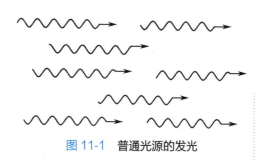

图 11-1 普通光源的发光

要实现光的干涉,首先应设法获得相干光。从原理上说,要利用普通光源获得相干光,可以设法将同一光源同一点发出的光波分成两束,使它们经过不同路径后再相遇叠加。在这种情况下,每一个原子或分子发出的每一个波列都被分成了两个波列,这两个波列必然满足相干条件而成为相干光

（coherent light）。

由同一普通光源获得相干光一般有两种方法：一种是由同一波阵面分割出两列子波，称为分波阵面法，如杨氏双缝干涉实验等；另一种是由同一波列分割出两列振幅不同的子波，称为分振幅法，如薄膜干涉等。

要获得明显的干涉现象，除满足相干条件外，两束光波在相遇区域内振幅相差不能过大，否则弱光将被强光掩盖而无法观察到明显的干涉现象；另外，两束光波在相遇点的光程差也不能太大，否则一光波的波列已通过，而另一光波的波列尚未到达，两波列因没有重叠而不能产生干涉现象。能够产生干涉现象的最大光程差即为一个波列的长度，称为相干长度（coherence length）。激光光源具有很高的单色性，其相干长度也比普通单色光源的长得多，所以激光光源是目前最好的相干光源。

二、光程　光程差

相位差决定了相干光在叠加区域内光振动的强弱。为了方便比较和计算光经过不同介质时引起的相位变化，需要引入光程和光程差的概念。

设一频率为 ν 的单色光，它在真空中的波长为 λ，传播速度为 c。当它在折射率为 n 的介质中传播时，传播速度为 $u=c/n$，波长 $\lambda'=u/\nu=c/n\nu=\lambda/n$。这说明，一定频率的光在折射率为 n 的介质中传播时，其波长为真空中波长的 $1/n$。由于波传播一个波长的距离相位变化 2π，若一束光波在折射率为 n 的介质中传播的几何路程为 r，相应的相位变化为

$$\Delta\varphi=2\pi\frac{r}{\lambda'}=2\pi\frac{nr}{\lambda}$$

上式表明，光波在介质中传播时，其相位的变化不仅与光波传播的几何路程有关，还与介质的折射率有关。就相位变化而言，同一频率的光在折射率为 n 的介质中传播了几何路程 r，就相当于它在真空中传播了 nr 的几何路程。我们把光在某一介质中通过的几何路程 r 与该介质折射率 n 的乘积 nr 称为光程（optical path）。相同的光程有相同的相位变化，这样，我们可以更方便地讨论光在不同介质中传播时的相位变化。

两束光波的光程之差称为光程差（optical path difference），常用 δ 表示。相位差与光程差的关系为

$$\Delta\varphi=\frac{2\pi}{\lambda}\delta \tag{11-1}$$

在图 11-2 中，从光源 S_1 和 S_2 发出的同相位的两束相干光在与 S_1、S_2 等距离的 P 点相遇，其中一束光波只经过空气，而另一束光波还经过厚度为 l、折射率为 n 的介质。虽然两束光波的几何路程都是 r，但光程不同。

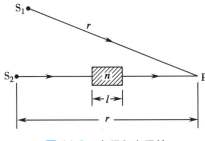

图 11-2　光程和光程差

光波 S_1P 的光程就是几何路程 r，而光波 S_2P 的光程却是 $(r-l)+nl$，两者的光程差为

$$\delta=(r-l)+nl-r=(n-1)l$$

此光程差对应的相位差为

$$\Delta\varphi=\frac{2\pi}{\lambda}\delta=\frac{2\pi}{\lambda}(n-1)l$$

在光学实验中，薄透镜是常用的光学元件。但薄透镜的引入是否会产生附加的光程差呢？从图 11-3 中可以看出，平行光通过薄透镜后，各光线将会聚在焦平面上形成一个亮点，这说明同相位的光经过透镜后到达会聚点时仍然是同相位的。这一实验结果可以理解为到达会聚点处的各条光线路径虽然不同，但几何路程较长的光线在

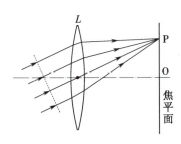

图 11-3　薄透镜的等光程性

玻璃中传播的路程却较短,折算成光程后,各条光线具有相同的光程。因此,薄透镜只改变光的传播方向,但对各条近轴光线不会产生附加的光程差,这称为薄透镜的等光程性。

三、杨氏双缝干涉实验

1801 年,英国物理学家、医生托马斯·杨(Thomas Young)首先用实验的方法观察到了光的干涉现象并完成了光波波长的测量,杨氏双缝干涉实验为光的波动学说的建立奠定了实验基础。

杨氏双缝干涉实验装置如图 11-4 所示。单色平行光投射到一狭缝 S 上,S 后放置有两条与 S 平行且等距的平行狭缝 S_1 和 S_2。根据惠更斯原理,S_1、S_2 成为两个新的子波源。由于 S_1 和 S_2 在 S 发出的同一波阵面上,因而具有完全相同的振动特征,为两个相干光源。由 S_1 和 S_2 发出的光波在空间相遇而产生干涉现象,在屏 AC 上形成稳定的明暗相间的干涉条纹。由于两相干光来自同一波阵面,这种获得相干光的方法称为分波阵面法。

如图 11-5 所示,设 S_1、S_2 间的距离为 d,其中点为 M。从 M 到屏 AC 的距离为 D,且 $D \gg d$。P 为屏上任意一点,P 与 S_1 和 S_2 间的距离分别为 r_1 和 r_2,P 到屏的中心点 O(M 点在屏上的投影)的距离为 x。由于 θ 很小,由 S_1、S_2 所发出的光波到达 P 点的光程差 $\delta = r_2 - r_1$ 近似为 S_1 的垂足到 S_2 的距离,即

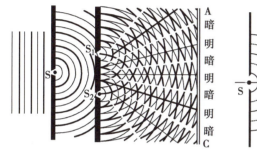

图 11-4　杨氏双缝干涉实验

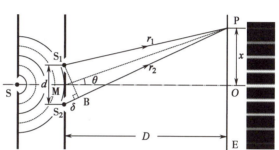

图 11-5　形成干涉条纹的光程差推导

$$\delta = r_2 - r_1 \approx d\sin\theta \approx d\tan\theta \approx d\,\frac{x}{D}$$

若入射光的波长为 λ,根据波动理论,当

$$\delta = \frac{d \cdot x}{D} = \pm 2k\,\frac{\lambda}{2} \quad \text{或} \quad x = \pm k\,\frac{D}{d}\lambda, \quad k = 0,1,2,\cdots \tag{11-2}$$

时,两光波在 P 点相互加强,P 点处为明条纹中心。式中 k 为干涉级次,当 $k=0$ 时,$x=0$,即在中心 O 处出现明条纹,称为中央明纹或零级明纹;与 $k=1,2,\cdots$ 对应的明纹分别称为第一级,第二级,……明纹。式中,正、负号表示条纹在中央明纹两侧对称分布。

$$\text{当} \quad \delta = \frac{d \cdot x}{D} = \pm (2k-1)\frac{\lambda}{2}, \quad \text{或} \quad x = \pm(2k-1)\frac{D}{d}\,\frac{\lambda}{2}, \quad k = 1,2,\cdots \tag{11-3}$$

时,两光波在 P 点互相削弱,P 点处为暗纹中心,k 为暗纹的级次。

由式(11-2)和式(11-3)可以计算出相邻明纹或相邻暗纹中心之间的距离,即条纹间距为

$$\Delta x = \frac{D}{d}\lambda \tag{11-4}$$

此结果表明 Δx 与 k 无关,因此,双缝干涉条纹是等间距分布的。

用不同波长的单色光源做实验时,条纹的间距不相同,波长短的单色光条纹间距小,波长长的单色光条纹间距大。如果用白光做实验,只有中央明条纹是白色的,其他各级都是由紫色到红色的彩色条纹。

[例 11-1]　如图 11-6 所示,在杨氏双缝实验中,已知双缝间的距离为 0.60mm,缝与屏相距

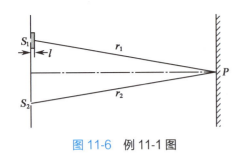

图 11-6　例 11-1 图

1.50m。若测得相邻明条纹间的距离为 1.50mm。

（1）求入射光的波长。

（2）若以折射率 $n=1.30$，厚度 $l=0.01$mm 的透明薄膜遮住其中一缝，原来的中央明纹处将变为第几级明纹？

解：（1）由 $\Delta x = \dfrac{D}{d}\lambda$ 得

$$\lambda = \frac{\Delta x d}{D} = \frac{1.50 \times 10^{-3} \times 0.60 \times 10^{-3}}{1.50} = 6.00 \times 10^{-7}(\text{m}) = 600(\text{nm})$$

（2）未遮薄膜时，中央明纹处的光程差为 $\delta = r_1 - r_2 = 0$；遮上薄膜后，光程差为

$$\delta = (r_1 - l + nl) - r_2 = (n-1)l$$

设此处为第 k 级明纹，则

$$\delta = (n-1)l = k\lambda$$

$$k = \frac{(n-1)l}{\lambda} = \frac{(1.30-1) \times 0.01 \times 10^{-3}}{6.00 \times 10^{-7}} = 5$$

原来的中央明纹处将变为第五级明纹。

四、劳埃德镜实验

劳埃德镜（Lloyd's mirror）是另一种分波阵面干涉的实验装置，如图 11-7 所示。KL 为一块背面涂黑的玻璃片（劳埃德镜），从狭缝 S_1 射出的光，一部分直接射到屏幕 E 上，另一部分经玻璃面 KL 反射后到达屏幕 E 上。反射光可看成是由虚光源 S_2 发出的，S_1、S_2 是一对相干光源。图中画有阴影的区域表示相干光叠加的区域。这样，在处于阴影区域的屏幕 E 上可以观察到明暗相间的干涉条纹。

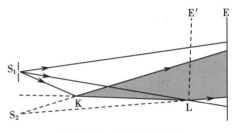

图 11-7　劳埃德镜实验

若把屏幕平移到镜端 L 处，实验显示在屏幕和镜面的接触处出现一暗条纹。这表明，直接射到屏幕上的光与由镜面反射出来的光在 L 处的相位相反，即相位差为 π。由于直接射到屏幕上的光不可能有相位变化，所以只能认为光从空气射向玻璃发生反射时，反射光有大小为 π 的相位突变。劳埃德镜实验证实了光由光疏介质射向光密介质表面发生反射时，反射光的相位会有 π 的突变，相当于反射光多走（或少走）了半个波长，这个现象称为半波损失（half-wave loss）。

五、薄膜干涉

在日常生活中常可观察到薄膜干涉现象。当太阳光照在肥皂膜或油膜上时能观察到彩色条纹，这就是一种薄膜干涉现象。等倾干涉和等厚干涉是薄膜干涉的两种典型形式。

（一）等倾干涉

如图 11-8 所示，设空气中的平行平面薄膜厚度为 e，折射率为 n。入射光 a 到达薄膜的表面时，一部分被反射，另一部分进入薄膜，在膜的下表面被反射回来再经上表面折射而出。这样形成的两束光 b 和 c 均来自同一入射光线，只是经历了不同的路径而有恒定的相

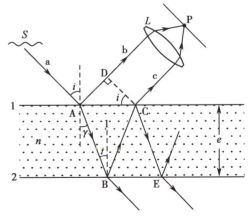

图 11-8　平行平面薄膜干涉

位差,因此它们是相干光,经透镜 L 会聚在焦平面上产生干涉。

薄膜干涉是由同一波列分割出的两列振幅不同的相干光叠加产生的干涉,是分振幅法获得相干光的典型实例。

光束 b 和 c 的光程差为

$$\delta = n(AB+BC) - AD + \frac{\lambda}{2}$$

式中,$\frac{\lambda}{2}$ 是光束 b 在薄膜上表面反射时发生半波损失而产生的附加光程差。

$$AB = BC = \frac{e}{\cos\gamma}, \quad AD = AC \cdot \sin i = 2e\tan\gamma \cdot \sin i$$

根据折射定律 $n_1\sin i = n_2\sin\gamma$,有 $\sin i = n\sin\gamma$。这样,光程差 δ 为

$$\delta = 2e\sqrt{n^2 - \sin^2 i} + \frac{\lambda}{2}$$

于是,平行平面薄膜反射光干涉的明、暗纹条件为

$$\delta = 2e\sqrt{n^2 - \sin^2 i} + \frac{\lambda}{2} = \begin{cases} 2k\dfrac{\lambda}{2}, k=1,2,3,\cdots 干涉加强,形成明纹 \\[2mm] (2k+1)\dfrac{\lambda}{2}, k=1,2,3,\cdots 干涉削弱,形成暗纹 \end{cases} \quad (11\text{-}5)$$

上式表明,光程差 δ 随入射光线的倾角 i 的改变而改变。具有相同入射角 i 的入射光有相同的光程差,它们将在透镜的焦面上构成同一条干涉条纹,因此这种干涉称为等倾干涉(equal inclination interference)。

若光波垂直入射,其结果为上述讨论在 $i=0$ 时的特殊情形。

此外,透射光也能产生干涉现象。由于不存在半波损失,这两条透射的相干光之间的光程差

$$\delta = 2e\sqrt{n^2 - \sin^2 i} \quad (11\text{-}6)$$

比较式(11-5)和式(11-6)可知,对同一入射光而言,反射光的光程差与透射光的光程差正好相差 $\frac{\lambda}{2}$。即当反射光干涉加强时,透射光却干涉削弱,这正是能量守恒的体现。

[例 11-2]　照相机的透镜常镀上一层透明薄膜,目的是利用干涉原理来减少表面的反射,使更多的光进入透镜。常用的镀膜物质是氟化镁(MgF_2),它的折射率 $n_1 = 1.38$。如果要使可见光中 $\lambda = 550nm$ 的光有最小反射,问膜的最小厚度应是多少?

解:若光波垂直入射,图 11-9 中入射角 $i = 0$。由于两次反射都有半波损失,因此两反射光波互相削弱的条件是

$$\delta = 2n_1 e = (2k+1)\frac{\lambda}{2}, \quad k = 0,1,2,\cdots$$

取 $k=0$,得膜的最小厚度为

$$e = \frac{\lambda}{4n_1} = \frac{550}{4 \times 1.38} = 99.6 \text{(nm)}$$

由于被削弱的波长是可见光中的黄绿色部分,其他颜色仍有部分被反射,因此镀膜后的透镜表面呈青紫色。

利用薄膜干涉原理,选择适当折射率和厚度的单层或多层介质膜可以减少或增大对某些特定波长的光的反射强度,以达到增透或增反的目的,分别称为增透膜或增反膜,它们在现代光学工程设计中有重要应用。

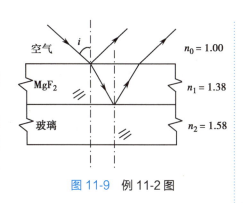

图 11-9　例 11-2 图

（二）等厚干涉

当平行光垂直照射到厚度不均匀的薄膜上时，从薄膜前后表面反射的光的光程差仅与薄膜的厚度有关。厚度相同的地方，光程差相同，干涉条纹的级数也相同，这种干涉条纹称为等厚条纹（equal thickness fringes），相应的干涉现象称为等厚干涉（equal thickness interference）。劈尖干涉和牛顿环就是这一类干涉。

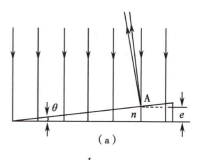

1. **劈尖干涉** 一个劈尖形状的介质薄片或膜简称为劈尖。劈尖的两个表面都是平面，其间有一个很小的夹角 θ，两表面的交线称为劈尖的棱边。

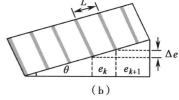

图 11-10 劈尖干涉

若劈尖置于空气中，其折射率为 n。如图 11-10（a）所示，当波长为 λ 的单色平行光垂直入射到劈尖的上表面时，如果入射点 A 处劈尖的厚度为 e，则从劈尖上、下表面反射的两束相干光在 A 点相遇时的光程差为

$$\delta = 2ne + \frac{\lambda}{2}$$

由此可见，在劈尖厚度 e 相同的地方光程差相同，出现明暗条纹的条件分别为

$$\delta = 2ne + \frac{\lambda}{2} = 2k\frac{\lambda}{2}, \quad k = 1, 2, 3, \cdots 干涉加强，形成明纹 \tag{11-7}$$

$$\delta = 2ne + \frac{\lambda}{2} = (2k+1)\frac{\lambda}{2}, \quad k = 0, 1, 2, \cdots\cdots 干涉削弱，形成暗纹 \tag{11-8}$$

以上两式表明，每级明条纹或暗条纹都与一定的劈尖厚度 e 相对应，因此这种干涉条纹称等厚条纹。由于劈尖的等厚线是一些平行于棱边的直线，所以干涉条纹是一些与棱边平行的明暗相间的直条纹，如图 11-10（b）所示。在棱边处 $e=0$，由于有半波损失，两相干光的相位差为 π，因而形成暗条纹。

以 L 表示相邻两条明条纹或暗条纹在劈尖表面上的距离，则由图 11-10（b）可求得

$$L = \frac{\Delta e}{\sin\theta}$$

式中 θ 为劈尖顶角，Δe 为相邻两条明纹或暗纹对应的厚度差，由式（11-7）式（11-8）可知

$$\Delta e = e_{k+1} - e_k = \frac{\lambda}{2n}$$

则

$$L = \frac{\lambda}{2n\sin\theta} \tag{11-9}$$

通常 θ 很小，可取 $\sin\theta \approx \theta$，上式又可写为

$$L = \frac{\lambda}{2n\theta} \tag{11-10}$$

式（11-9）和式（11-10）表明，劈尖干涉形成的干涉条纹是等间距的。条纹间距与劈尖角 θ 有关。θ 越大，条纹间距越小，条纹越密。当 θ 大到一定程度时，条纹就密得无法分开。所以，干涉条纹只能在劈尖角度很小时才能观察到。劈尖干涉原理被用于高精度表面的不平整度检查和微小角度的测量。

2. **牛顿环** 在一块玻璃平板 B 上，放置一个曲率半径 R 很大的平凸透镜 A，在 A、B 间形成一薄的劈形空气层，如图 11-11（a）所示。

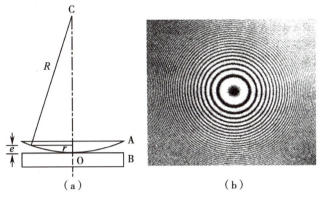

图 11-11　牛顿环实验

当单色平行光垂直投射在平凸透镜上,在空气层的上、下表面发生反射形成两束相干光,这两束相干光在平凸透镜的下表面处相遇而发生干涉,可以观察到一组以接触点 O 为中心、明暗相间、内疏外密的同心圆环状干涉条纹,称为牛顿环(Newton's rings),如图 11-11(b)所示。这两束相干光的光程差为

$$\delta = 2e + \frac{\lambda}{2}$$

其中,e 是空气层的厚度,$\frac{\lambda}{2}$ 是光在空气层与玻璃板表面的分界面上反射时产生的半波损失。由于这一光程差 δ 仅由空气薄层的厚度 e 决定,所以牛顿环也是一种等厚干涉条纹。又由于空气层的等厚线是以 O 为中心的同心圆,所以干涉条纹成为明暗相间的圆环。

形成明环的条件为

$$\delta = 2e + \frac{\lambda}{2} = 2k\frac{\lambda}{2}, \quad k = 1,2,3,\cdots \tag{11-11}$$

形成暗环的条件为

$$\delta = 2e + \frac{\lambda}{2} = (2k+1)\frac{\lambda}{2}, \quad k = 0,1,2,\cdots \tag{11-12}$$

在中心处 $e = 0$,因有半波损失,两相干光光程差为 $\frac{\lambda}{2}$,所以形成一暗斑。

设牛顿环的半径为 r,由图 11-11(a)可以看出,r 与 R 的关系为

$$r^2 = R^2 - (R-e)^2$$
$$= 2Re - e^2$$

因为 $R \gg r$,此式中 e^2 可以略去,于是得到

$$r^2 = 2Re$$

则明环半径为

$$r = \sqrt{\frac{(2k-1)R\lambda}{2}}, \quad k = 1,2,3,\cdots \tag{11-13}$$

暗环半径为

$$r = \sqrt{kR\lambda}, \quad k = 0,1,2,\cdots \tag{11-14}$$

可见半径 r 与环的级数的平方根成正比,所以从环心越向外,圆环的分布越密。

第二节 ｜ 光的衍射

衍射现象是波动的又一基本特性。光波绕过障碍物传播的现象称为光的衍射（diffraction of light），衍射后所形成的明暗相间的图样称为衍射图样。

根据观察方式的不同，可把光的衍射现象分为两类：一类是光源和观察屏（或二者之一）与障碍物之间的距离是有限的，这一类衍射称为菲涅耳衍射（Fresnel's diffraction）；另一类是光源和观察屏与障碍物之间的距离都是无限远或等效于无限远的，这一类衍射称为夫琅禾费衍射（Fraunhofer's diffraction）。下面的讨论只限于夫琅禾费衍射。实验中观察光的夫琅禾费衍射借助两块会聚透镜来实现：其中一块放在障碍物前，并把点光源置于其焦点处以获得平行光；另一块放在障碍物后，使经过障碍物后的衍射光在透镜后焦平面处的观察屏上成像。

一、单缝的夫琅禾费衍射

单缝夫琅禾费衍射的实验装置如图 11-12 所示。光源 S 放在透镜 L_1 的前焦点上，观察屏 E 放在透镜 L_2 的后焦平面上。当平行光垂直照射到狭缝 K 上时，在屏幕 E 上将出现明暗相间的衍射图样。

如果 S 是单色光源，其衍射图样是一组与狭缝平行的明暗相间的条纹。正对狭缝的是中央明纹，两侧对称分布着各级次明暗条纹。中央明纹光强最大亦最宽，其他明纹的光强远小于中央明纹，且光强随着级数的增大迅速下降。因此，衍射图样上一般只能看到中央明纹附近的有限的几条明、暗条纹，如图 11-13 所示。

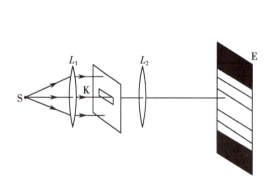

图 11-12　单缝的夫琅禾费衍射实验

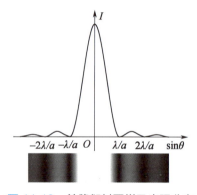

图 11-13　单缝衍射图样及光强分布

在图 11-14 中，根据惠更斯原理，当平行光垂直照射到狭缝上时，位于狭缝所在处的波阵面 AB 上的每一点都是一个子波源，它们将向外发出球面子波，缝后空间任意点的光振动是所有这些子波在该点的相干叠加。可见，衍射图样的形成实为子波干涉的结果。

如图 11-14 所示，平行于光轴（即沿入射方向）的子波经过透镜 L 会聚于屏幕 E 上的中心位置 O 处，且任意两条与光轴对称的平行子波到达该点的光程差均为零，它们在 O 处两两相干加强形成明条纹，称为中央明纹。

对于沿与入射方向成 θ 角方向传播的平行子波线，它们经透镜 L 会聚在屏幕 E 上的某点 P，θ 称为衍射角，P 点的明暗取决于这些子波的光程差。由 A 点作 AC 垂直于 BC。由于光线经过透镜会聚不产生附加的光程差，这束子波的最大光程差即为两边缘光线的光程差 BC，

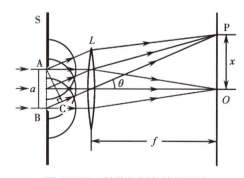

图 11-14　单缝衍射条纹的形成

$$BC = a\sin\theta$$

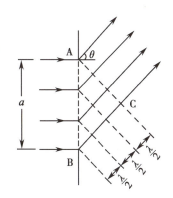

P 点的明暗决定于光程差 BC 的量值。具体可以用菲涅耳半波带法(half wave zone method)加以讨论:若入射光的波长为 λ,作一些平行于 AC 的平面,使两相邻平面之间的距离都等于 $\dfrac{\lambda}{2}$,这些平面将把单缝处的波阵面 AB 分割为若干宽度相等且平行于狭缝的条带,每一个条带称为一个半波带,如图 11-15 所示。

图 11-15 菲涅耳半波带

由于各个半波带的面积相同,从每个半波带发出的子波的强度可以认为是相等的。相邻两半波带上的任意两个相距均为半波带宽度的对应点发出的子波在 P 点的光程差都是 $\lambda/2$,相位差均为 π。因此,相邻两半波带发出的子波在 P 点叠加时将互相抵消。

这样,在某些特定的衍射角为 θ 的方向上,单缝边沿光线的光程差 BC 恰好等于半波长的偶数倍,单缝处的波阵面 AB 的宽度可被分为偶数个半波带。由于一对对相邻的半波带发出的光都分别在 P 点相互抵消,所以合振幅为零,P 点成为暗条纹的中心。

在另一些特定的衍射角为 θ 的方向上,单缝边沿光线的光程差 BC 恰好等于半波长的奇数倍,单缝处的波阵面 AB 可被分为奇数个半波带。这样,一对对相邻的半波带发出的光分别在 P 点相互抵消后,还剩一个半波带发出的光到达 P 点而未被抵消,P 点成为明条纹的中心。

此外,θ 角越大,半波带的个数就越多而面积将越小,该方向上形成的明纹光强就越弱。不同的是,在 $\theta = 0$ 方向上,任意两条对称子波的光程差均为零,它们始终两两相干加强,因此中央明纹的光强远高于其他明纹。

除上述特定的衍射角方向成为明纹或暗纹中心外,在其他的 θ 角方向上,BC 不再恰好等于半波长的整数倍,AB 亦就不能被分成整数个半波带,此时,衍射光在屏上相应区域仍有部分未被抵消而呈现较弱的光强分布,如图 11-13 所示。

综上所述,当单色平行光垂直于单缝平面入射时,单缝衍射条纹的明暗条件为

$$\theta = 0 \qquad\qquad 中央明纹中心 \tag{11-15}$$

$$a\sin\theta = \pm 2k\frac{\lambda}{2}, \quad k=1,2,3,\cdots \quad 暗纹中心 \tag{11-16}$$

$$a\sin\theta = \pm(2k+1)\frac{\lambda}{2}, \quad k=1,2,3,\cdots \quad 明纹中心 \tag{11-17}$$

式中 k 为衍射的级次,$k=1,2,\cdots$ 依次为第一级、第二级……暗纹或明纹,正负号表示条纹对称分布于中央明纹的两侧。

在衍射角 θ 很小时,$\theta \approx \sin\theta \approx \tan\theta$。若 f 为透镜 L 的焦距,则第 k 级暗纹中心距屏中心 O 的距离 x_k 为

$$x_k = f\cdot\tan\theta = f\frac{k\lambda}{a}$$

若定义明纹的宽度为相邻暗纹中心的距离,则屏上两条对称的第一级暗纹中心的距离即为中央明纹的宽度

$$\Delta x = 2x_1 = 2f\frac{\lambda}{a} \tag{11-18}$$

中央明纹的半角宽度为

$$\theta \approx \sin\theta = \frac{\lambda}{a} \tag{11-19}$$

其他各级明纹的宽度为

$$\Delta x' = x_{k+1} - x_k = f\frac{\lambda}{a} \tag{11-20}$$

可见,在单缝衍射图样中,除中央明纹外,其他各级明纹的宽度是相同的,而中央明纹的宽度为其他明纹宽度的两倍。

式(11-18)表明,缝宽 a 越窄,条纹宽度越大,光的衍射现象越显著。随着缝宽 a 的逐渐增大,条纹将变得狭窄而密集;当狭缝很宽($a \gg \lambda$)时,各级衍射条纹都密集于中央明纹附近以至无法分辨,只能观察到一条亮纹,它就是单缝的像,这时,光可以看作是直线传播的。由此可见,光的直线传播现象是光的波长较障碍物的线度小很多时衍射现象不显著的情形。所以,几何光学是波动光学在 $\lambda \to 0$ 时的极限情形。

当缝宽 a 一定时,入射光的波长 λ 越大,衍射角也越大。因此,若以白光照射,中央明纹将是白色的,而其两侧则呈现出一系列由紫到红的彩色条纹。

二、圆孔的夫琅禾费衍射 光学仪器的分辨本领

(一)圆孔的夫琅禾费衍射

在图 11-12 所示的单缝衍射装置中,如果用一直径为 D 的小圆孔代替狭缝,那么在屏上就可得到如图 11-16 所示的圆孔衍射的图样。图样的中央是一明亮的圆斑,周围是一组明暗相间的同心圆环。由第一暗环所包围的中央亮斑称为艾里斑(Airy disk),它集中了约 84% 的衍射光能量。其半角宽度为

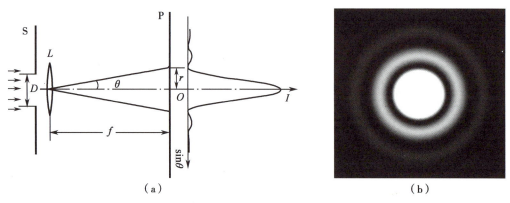

（a） （b）

图 11-16　圆孔的夫琅禾费衍射及艾里斑

$$\theta \approx \sin\theta = 1.22\frac{\lambda}{D} \tag{11-21}$$

若 f 为透镜 L 的焦距,λ 为入射光的波长,则艾里斑的半径为

$$r = f\theta = 1.22f\frac{\lambda}{D} \tag{11-22}$$

显然,D 愈小或 λ 愈大,衍射现象越明显。

(二)光学仪器的分辨本领

圆孔的夫琅禾费衍射现象在光学仪器成像中不可避免。物点经光学系统的光阑或透镜后形成的像不是一个几何点,而是一个有一定大小的衍射斑。两个相距很近的物点形成的艾里斑重叠将导致两个物点的像不能被分辨。可见,光的衍射现象制约了光学仪器的分辨本领。

图 11-17（a）、（b）、（c）分别显示了这两个物点的像可以分辨、恰可分辨和不能分辨的三种情形。其中,图 11-17（b）显示的是当一个艾里斑的中心恰与另一个艾里斑的边缘重合时,两衍射图样重叠中心处的光强约为单个衍射图样中央最大光强的 80%。此时,这两个物点的像尚可被大多数正常人眼分辨,瑞利将其作为判断两个物点能否被分辨的标准,称为瑞利判据（Rayleigh criterion）。

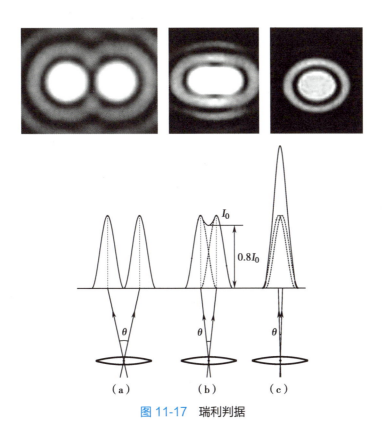

图 11-17 瑞利判据

根据瑞利判据,两个物点刚能被分辨时,两物点的像对透镜中心所张的角正是艾里斑的半角宽度,该角称为光学仪器的最小分辨角（angle of minimum resolution）,其值为

$$\theta = 1.22 \frac{\lambda}{D}$$

其倒数称为光学仪器的分辨本领,用 R 表示

$$R = \frac{D}{1.22\lambda}$$

可见,光学系统的通光孔径越大,最小分辨角越小,分辨率越高;所用光波的波长越短,分辨本领也越高。

正常人眼的分辨率取决于瞳孔的直径 D。瞳孔的直径可调,白昼小而夜间大,范围在 $2\sim8\text{mm}$ 之间。对于可见光中人眼最敏感的黄绿色光（取波长 $\lambda = 560\text{nm}$）,在照明较好的条件下,若瞳孔直径取 $D=3.0\text{mm}$,可以估算正常人眼的最小分辨角为

$$\theta = 1.22 \frac{\lambda}{D} = 1.22 \times \frac{560\text{nm}}{3.0 \times 10^6\text{nm}} \approx 2.3 \times 10^{-4}\text{rad}$$

在 25cm 的明视距离处,该最小分辨角对应的最小横向分辨距离约为 0.06mm,与一根细头发丝的直径相当。

普通光学显微镜的分辨率取决于其物镜的孔径数,极限最小横向分辨距离可达约 200nm 的阿贝分辨率极限,具体讨论见第十章中光学显微镜的相关内容;采用紫外光(波长 180～390nm)做光源的紫外光显微镜,由于光波波长的减小,其分辨率可以比普通光学显微镜提高一倍以上;在电子显微镜中,当加速电压为 50kV 时,电子的物质波波长约为 $5.4×10^{-3}$nm,横向分辨距离达 0.1nm。

三、光栅的夫琅禾费衍射

由大量平行的等宽狭缝,等间距排列成周期性结构的光学元件称为光栅(grating)。透光狭缝的宽度 a 和两缝间不透光部分的宽度 b 之和,即 $d=a+b$ 称为光栅常量(grating constant)。透射光栅是在一块很平的玻璃片上,用金刚石刀尖或电子束刻出一系列等宽等距的平行刻痕。刻痕处因漫反射而不大透光,相当于不透光的部分,未刻过的地方相当于透光的狭缝,这样就制成了透射光栅。实用的光栅每毫米内的刻痕数可多达上千条。

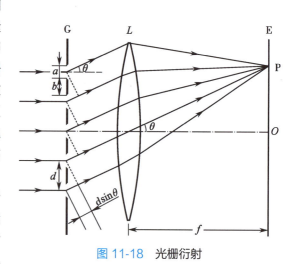

图 11-18　光栅衍射

图 11-18 是光栅衍射的原理示意图。当平行光垂直照射到光栅 G 上时,光栅上的每一条狭缝都将在屏上产生单缝衍射,而各条狭缝发出的衍射光又要在屏上相干叠加。因此,光栅衍射图样是单缝衍射和多缝干涉的总效果。

在任意衍射角 $θ$ 的方向上,从相邻两狭缝相距均为 d 的两个对应点发出的光到达汇聚点 P 的光程差都是 $d\sinθ$。由波的干涉原理可知,当 $θ$ 满足

$$d\sinθ = ±kλ, \quad k=0,1,2,\cdots \tag{11-23}$$

时,它们将在 P 点相干加强形成明纹,式(11-23)称为光栅方程(grating equation)。式中,$k=0$ 的明纹称为中央明纹,$k=1,2,\cdots$时分别称为第一级、第二级……明纹,正负号表示各级明纹对称分布于中央明纹的两侧。在满足光栅方程的那些特定方向上,多缝发出的光彼此干涉加强,形成一系列细窄而明亮的光栅衍射条纹。

由光栅方程可以看出,光栅常量愈小,各级明纹的衍射角就愈大,即各级明纹分得愈开。对光栅常量一定的光栅,入射光波长愈大,各级明纹的衍射角也愈大。如果是复色光入射,则除中央明纹外,其他各级明纹都将按波长的大小由小到大顺序排列,形成光栅光谱(grating spectrum)。由于不同的元素或化合物都有各自特定的光谱,光谱分析成为物质分析的重要方法,而光栅则是光谱分析仪器的核心部件。

在多缝衍射满足光栅方程 $d\sinθ = ±kλ$ 的 $θ$ 角方向上,若每一单缝的衍射又刚好满足单缝衍射形成暗纹的条件 $a\sinθ = ±k'λ$,则在对应的衍射角 $θ$ 角方向上,本该在接收屏出现明纹的位置将缺失该级明纹,这一现象称为光栅的缺级(missing order)现象。在缺级处有

$$d\sinθ = ±kλ, \quad k=0, 1, 2, \cdots$$
$$a\sinθ = ±k'λ, \quad k'=1, 2, 3, \cdots$$

则缺级数 k 为

$$k = ±\frac{d}{a}k', \quad k'=1,2,3,\cdots \tag{11-24}$$

例如当 $d/a=2$ 时,缺级的级数为 $±2,±4,\cdots$。

理论上,光栅光谱的最大衍射角 $\theta = 90°$,所对应的光栅谱线的最高级数 $k_{max} = d/\lambda$。

第三节 | 光的偏振

光的干涉和衍射现象证实了光是一种波动,而光的偏振现象则进一步证实了光的横波性质。

一、自然光和偏振光

光是电磁波,而电磁波是横波,其电场强度矢量 **E** 和磁感应强度矢量 **B** 相互垂直并都垂直于光的传播方向。在光波的 **E** 矢量和 **B** 矢量中,能引起感光作用和生理作用的主要是 **E** 矢量,所以一般把 **E** 矢量称为光矢量(light vector),把 **E** 矢量的振动称为光振动,并以它的振动方向代表光的振动方向。在与光传播方向垂直平面内,光矢量可以有各种不同的振动状态,称为光的偏振态。

普通光源的发光来自大量原子或分子的光辐射,具有独立性和随机性。每一波列不仅初相位各不相同,而且没有哪一个方向的光振动比其他方向更占优势,如图 11-19(a)所示。也就是说,普通光源发出的光在所有可能的方向上,光振动的取向和振幅都相同,这样的光称为自然光(natural light)。如果将各个方向上的光振动沿两个相互垂直的方向分解,我们就可以用任意两个相互垂直且振幅相等的光振动来表示自然光,如图 11-19(b)和(c)所示。值得注意的是,这两个相互垂直的光振动之间没有固定的相位关系,不能合成为一个光振动。

如果光振动的方向始终保持在一个固定方向上,这样的光称为线偏振光(linear polarized light),也称平面偏振光(plane polarized light)。光振动的方向与光的传播方向构成的平面称为振动面(plane of vibration)。图 11-20(a)表示振动面在纸面上的线偏振光;图 11-20(b)表示振动面与纸面垂直的线偏振光。

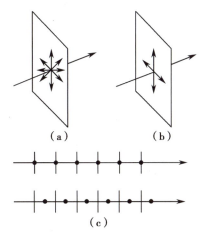

图 11-19　自然光的图示法

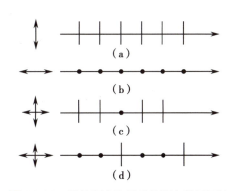

图 11-20　线偏振光和部分偏振光的图示法

另一种介于自然光和线偏振光之间的偏振光,它的光振动在某一确定的方向上最强,或者说,有更多的光振动取向于该方向,这样的光称为部分偏振光(partially polarized light)。图 11-20(c)表示在纸面上的光振动较强的部分偏振光,而图 11-20(d)则表示垂直纸面的光振动较强的部分偏振光。

还有两种偏振光,在光的传播过程中,任何时刻都只有一个方向的光矢量,但随着光的传播,光矢量在垂直于传播方向的平面内旋转。在光矢量的旋转过程中,如果光矢量的大小固定不变,其端点的轨迹将是一个圆形螺旋线,这样的偏振光称为圆偏振光(circularly polarized light);如果光矢量的大小不断变化,其端点的轨迹是一个椭圆形螺旋线,这样的偏振光称为椭圆偏振光(elliptically polarized light)。如果迎着光线看时光矢量顺时针旋转,则称为右旋圆(或椭圆)偏振光;若光矢量逆时针旋转则称为左旋圆(或椭圆)偏振光。

二、马吕斯定律

普通光源发出的光是自然光,自然光通过某些光学器件后会变成偏振光。将自然光变成线偏振光的过程称为起偏,而能够把自然光变成线偏振光的光学器件称为起偏器(polarizer)。偏振片是一种常用的起偏器。

某些物质能有选择地吸收某一方向的光振动,而只让与这个方向垂直的光振动通过,具有这样性质的物质即可成为偏振片(polaroid)。偏振片只允许某一特定方向的光振动通过,这个方向称为偏振片的偏振化方向。自然光通过偏振片后即成为振动方向平行于偏振片的偏振化方向的线偏振光,其强度为入射自然光强度的一半。

人眼不能分辨光波的振动方向,也无法辨别自然光和偏振光。用于检测光波是否为偏振光并确定其振动方向的装置称为检偏器(polarization analyzer)。起偏器与检偏器没有本质区别,只是在偏振光仪器中作用不同而已。偏振片用于产生偏振光时起起偏器的作用,用于检测偏振光时起检偏器的作用。

图 11-21 中,P 和 A 分别为起偏器和检偏器。图 11-21(a)中,自然光通过 P 后成为线偏振光。若 P 和 A 的偏振化方向一致,则通过 P 的光振动能完全通过 A,在 A 的后面透射光强最强,A 后的视场最亮。如果把 A 绕光波行进方向旋转,A 后的视场将由明变暗;当旋转 90° 时,即 P 和 A 的偏振化方向相互垂直,如图 11-21(b)所示,则通过 P 的偏振光完全不能通过 A,此时 A 后的视场为全黑,这种情形称为消光(extinction)。

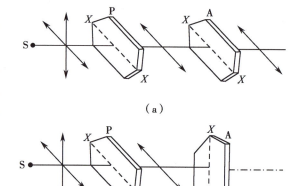

（a）

（b）

图 11-21　起偏和检偏

若起偏器 P 和检偏器 A 的偏振化方向成一任意角度 θ,而透过 P 的线偏振光的光矢量振幅为 E_0,如图 11-22 所示。我们可以将 E_0 分解为沿检偏器 A 的偏振化方向和垂直于这一方向的两个分量 E_1 和 E_2。显然,只有分量 E_1 可以通过检偏器 A。这样,在不考虑 A 的反射和吸收的情况下,透过检偏器 A 的透射光的振幅为

$$E_1 = E_0 \cos\theta$$

由于光的强度与其振幅的平方成正比,因此透过检偏器 A 后的线偏振光的强度 I 和投射到检偏器 A 上的线偏振光强度 I_0 有如下关系

$$\frac{I}{I_0} = \frac{E_1^2}{E_0^2} = \frac{E_0^2 \cos^2\theta}{E_0^2} = \cos^2\theta$$

由此得

$$I = I_0 \cos^2\theta \qquad (11\text{-}25)$$

这一公式称为马吕斯定律(Malus' law)。

由式(11-25)可见,当 $\theta = 0°$ 或 180° 时,$I = I_0$,透射光强最大;当 $\theta = 90°$ 或 270° 时,$I = 0$,没有光从检偏器射出,这就是两个消光位置;当 θ 为其他值时,光强 I 介于 0 和 I_0 之间。

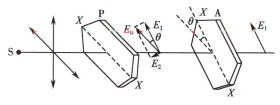

图 11-22　马吕斯定律

三、布儒斯特定律

自然光在两种各向同性介质的分界面发生反射和折射时,反射光和折射光一般都是部分偏振光。反射光中垂直于入射面的光振动较强,而在折射光中平行于入射面的光振动较强,如图 11-23 所示。

1812 年,布儒斯特(D.Brewster)在实验中发现,反射光的偏振化程度和入射角有关。当入射角 i_0 和折射角 γ 之和等于 90° 时,即反射光和折射光垂直时,反射光即成为光振动垂直于入射面的线偏振光,如图 11-24 所示,这时的入射角 i_0 称为布儒斯特角(Brewster's angle)或起偏角。根据折射定律有

$$n_1\sin i_0 = n_2\sin\gamma = n_2\cos i_0$$

即
$$\tan i_0 = \frac{n_2}{n_1} \tag{11-26}$$

式(11-26)称为布儒斯特定律(Brewster's law)。

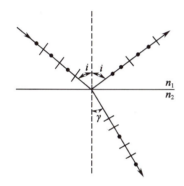

图 11-23　反射光和折射光的偏振

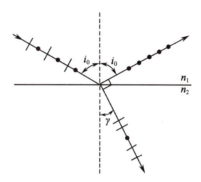

图 11-24　布儒斯特角

当自然光以布儒斯特角入射时,入射光中平行于入射面的光振动全部被折射,垂直于入射面的光振动也大部分被折射,而反射的仅是其中的一小部分。因此,反射光虽然是完全偏振的,但光强较弱,而折射光虽然是部分偏振的,光强却很强。比如,当自然光以布儒斯特角从空气射向玻璃时,由玻璃反射获得的线偏振光仅占入射自然光总能量的约 7%。

如果让自然光以布儒斯特角入射到如图 11-25 所示的玻片堆上,则入射光中垂直于入射面的光振动在玻片堆的每一个分界面上都要被反射掉一部分,而与入射面平行的光振动在各分界面上都不被反射。当玻片数量足够多时,从玻片堆透射出的光就非常接近线偏振光,其振动方向与入射面平行。因此,玻片堆可以用作起偏器或检偏器。

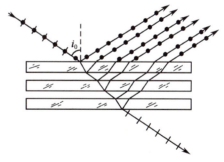

图 11-25　玻片堆

四、光的双折射

当我们透过透明的方解石晶体($CaCO_3$)观察书上的字迹时,可以看到字迹的双重像,如图 11-26 所示。这表明一束光线射入各向异性的介质后产生了两束折射光线,这种现象称为双折射(birefringence)。

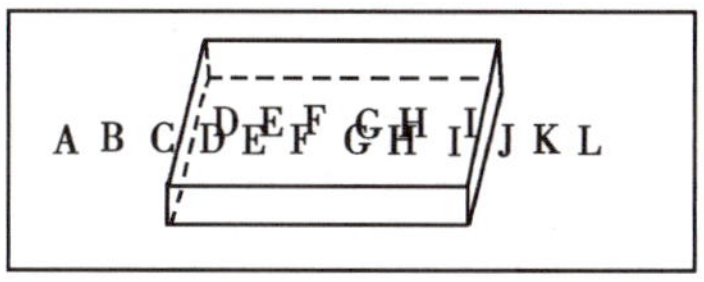

在双折射产生的两束折射光中,一束折射光总是遵守折射定律,这束折射光称为寻常光(ordinary light),简称 o 光;另一束折射光则不遵守折射定律,它不一定在入射面内,而且对不同的入射角 i,$\sin i/\sin\gamma$ 的量值也不是常量,这束折射光称为非常光(extra-

图 11-26　双折射现象

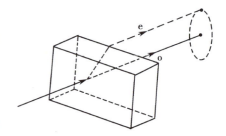

ordinary light),简称 e 光。在入射角 $i=0$ 时,o 光沿原方向传播,e 光一般不沿原方向传播。此时如果把晶体绕光的入射方向慢慢转动,o 光始终不动,e 光则随着晶体的转动而转动,如图 11-27 所示。

图 11-27　o 光和 e 光

研究表明,在晶体内存在某些特殊的方向,光沿这些特殊方向传播时不发生双折射,这些特殊方向称为晶体的光轴(optical axis)。需要指出的是,光轴仅标志双折射晶体的一个特定方向,任何平行于这个方向的直线都是晶体的光轴。只有一个光轴的晶体称为单轴晶体(uniaxial crystal),有两个光轴的晶体称为双轴晶体(biaxial crystal)。方解石、石英、红宝石、冰等是单轴晶体,云母、硫黄、蓝宝石等是双轴晶体。本节的讨论仅限于单轴晶体。

在晶体中,任一已知光线与光轴所组成的平面称为该光线的主平面(principal plane)。o 光和 e 光都是平面偏振光,但是它们的振动方向不同。o 光的振动方向垂直于 o 光的主平面;e 光的振动方向在 e 光的主平面内。当晶体的光轴在入射面内时,o 光和 e 光的主平面重合,o 光和 e 光的振动方向互相垂直。一般情况下,o 光的主平面与 e 光的主平面有一个不大的夹角,o 光和 e 光的振动方向不完全垂直。

在晶体内部,o 光在各个方向上传播速度相等,折射率也相等;e 光在各个方向上的传播速度不同,折射率也就不同。因此在晶体中,子波源发出的 o 光的波阵面是球面,亦称为 o 波面;e 光的波阵面是旋转椭球面,亦称为 e 波面,如图 11-28 所示。由于 o 光和 e 光沿光轴方向具有相同的传播速度,因此任何时刻 o 光和 e 光的波面在光轴上都是相切的。换言之,在光轴方向上,o 光和 e 光具有相同的传播速度和折射率。然而在垂直于光轴的方向上,o 光和 e 光的传播速度相差最大。若 o 光的传播速度用 u_o 表示,折射率用 n_o 表示;e 光在垂直于光轴方向上的传播速度用 u_e 表示,折射率用 n_e 表示。真空中的光速用 c 表示,则 $n_o=c/u_o$,$n_e=c/u_e$,n_o 和 n_e 称为晶体的主折射率(principal refractive index)。在有些晶体中,$u_o>u_e$,即 $n_o<n_e$,这类晶体称为正晶体(positive crystal),如石英和冰等;在另外一些晶体中,$u_o<u_e$,即 $n_o>n_e$,这类晶体称为负晶体(negative crystal),如方解石和红宝石等。

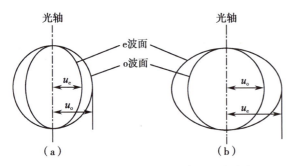

图 11-28　单轴正晶体和负晶体中的子波波阵面
(a)正晶体;(b)负晶体。

双折射现象可以用惠更斯原理来说明。当自然光入射到晶体上时,波阵面上的每一点都可以作为子波源向晶体内发出球面子波和椭球面子波。作所有各点所发子波的包络面,即得晶体中 o 光的波面和 e 光的波面。从入射点引向相应子波波阵面与光波波面的切点的连线,就是晶体中 o 光、e 光的传播方向。图 11-29 分别作出了三种不同情况下单轴负晶体中 o 光和 e 光的传播方向。从图中(a)、(b)可以看出 o 光、e 光折射后沿不同方向传播,产生了双折射。在(c)图中,尽管 o 光、e 光的传播方向没有改变,但两者的波面并不重合,它们一快一慢沿同一方向传播,到达同一位置时,两者间有一定的相位差,仍然是有双折射的。

五、二向色性和偏振片

有些单轴晶体除了能产生双折射外,对 o 光和 e 光的吸收程度有很大的不同。例如电气石晶体,它对 o 光有强烈的吸收作用,而对 e 光则吸收很少。一般在 1mm 厚的电气石晶体内几乎就能把 o 光全部吸收掉,而 e 光只略微被吸收。自然光通过这样的晶体片后,就变成了线偏振光。晶体对互相垂

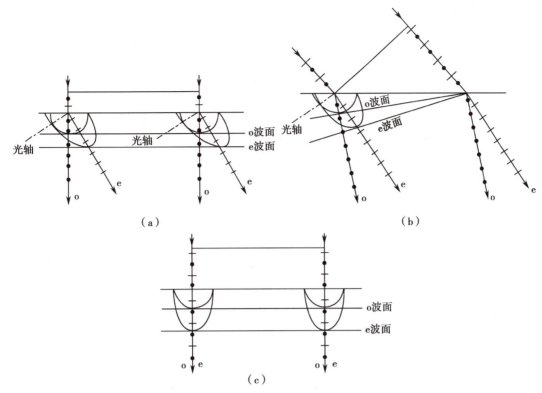

图 11-29　双折射的惠更斯波阵面

（a）光线垂直入射时的双折射现象；（b）光线倾斜入射时的双折射现象；（c）光线正入射时的双折射现象（晶体光轴与表面平行）。

直的两个光振动具有选择吸收的这种性质,称为晶体的二向色性(dichroism)。除电气石晶体外还有一些有机化合物晶体,如碘化硫酸奎宁等亦有二向色性。用具有二向色性的晶体可以制成起偏器和检偏器。

一种应用很广的新型起偏器是人造的偏振片。最常用的偏振片是 H 偏振片,它是先把聚乙烯醇薄膜加热,沿一定方向拉伸 3～4 倍,然后浸入含碘的溶液中,取出烘干而制成的。在制作过程中进行拉伸时,聚乙烯醇的长形碳氢化合物分子会沿拉伸方向规则地排列起来;浸入含碘溶液后,碘原子就会附着在沿直线排列的长链分子上,形成一条条能导电的碘分子链。由于电子可以沿着碘分子链运动,因此偏振片将强烈地吸收沿碘分子链方向的电场。所以,电振动矢量平行于拉伸方向的偏振光将被吸收,不能通过偏振片,只有电振动矢量垂直于拉伸方向的偏振光才能透过。此外,常用的偏振片还有 K 偏振片。它是将聚乙烯醇薄膜放在高温炉中,通以氯化氢作为催化剂,除去聚乙烯醇分子中的若干个水分子,形成聚合乙烯的细长分子,再单方向拉伸而成。

作为起偏器和检偏器的偏振片虽然还有一些缺点,例如还不能使自然光 100% 的偏振化,对不同波长的光的能量有选择性吸收等。但是,由于偏振片的制造工艺简单,而且面积可以制作得很大且重量轻、价格低廉,所以在实验技术中应用很广。

六、物质的旋光性

当线偏振光沿光轴方向通过石英晶体时,其振动面会发生一定的旋转,这一现象是阿喇果(D.Arage)1811 年首先发现的。后来,在许多其他晶体如氯酸钠($NaClO_3$)和溴酸钠($NaBrO_3$)等以及某些液体如松节油、糖的水溶液和酒石酸等溶液中也发现了这种现象。某些物质具有使线偏振光的振动面发生旋转的性质,称为旋光性(optical activity),具有旋光性的物质称为旋光物质。如图 11-30 所示。

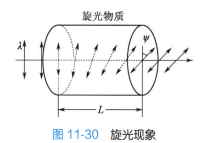

旋光物质

图 11-30　旋光现象

实验表明,对于波长一定的单色线偏振光,振动面旋转的角度 ψ 与旋光物质的厚度 L 成正比,即

$$\psi = \alpha L \tag{11-27}$$

如果旋光物质为溶液,振动面旋转的角度还与溶液的浓度 c 成正比,即

$$\psi = c \alpha L \tag{11-28}$$

其中,比例系数 α 称为物质的旋光率(rotatory power)。

不同旋光物质的旋光率不同。对于同一种旋光物质,α 的值还与线偏振光的波长 λ 有关。即对给定厚度的旋光物质,不同波长的线偏振光将旋转不同的角度,这种现象称为旋光色散(rotatory dispersion)。

此外,旋光溶液的旋光率 α 还与溶液的温度 t 有关,因此,旋光溶液的旋光率一般用 $[\alpha]_{\lambda}^{t}$ 表示。式(11-28)也可写为

$$\psi = [\alpha]_{\lambda}^{t} \frac{c}{100} L \tag{11-29}$$

式中,浓度 c 以 100ml 溶液中溶质的克数为单位,L 以 dm 为单位。一般在测量时取 $t=20℃$,采用钠光源(其波长相当于太阳光谱中的 D 线),这时的旋光率写成 $[\alpha]_{D}^{20}$。式(11-29)常用于测定旋光性溶液的浓度。在医学和制糖工业中,用来测定旋光溶液的旋光率和浓度的旋光仪(或糖量计)就是根据这个原理设计的。

旋光物质使线偏振光振动面的旋转还具有方向性。迎面观察通过旋光物质的线偏振光,振动面按顺时针方向旋转的称为右旋(right-handed),按逆时针方向旋转的称为左旋(left-handed)。天然的蔗糖和葡萄糖都是右旋的,而许多有机物(包括许多药物在内)却有左旋和右旋两种,它们的化学成分相同,但化学结构互为空间镜像,称为旋光异构体。

令人不解的是,所有天然的蔗糖和葡萄糖都是右旋的,而生物体也总是只能特异性地制造和吸收右旋糖;许多药物有左右旋之分,左旋药和右旋药疗效各不相同甚至差异极大,因此,旋光药物在投入临床前都经过了大量的对比和筛选,有的甚至要经过消旋处理。

为解释物质的旋光性,菲涅耳作了如下假设:线偏振光在旋光晶体中沿光轴传播时,分解成了左旋和右旋圆偏振光,它们的传播速度略有不同,或者说它们的折射率不同,经过旋光晶片后产生了附加的相位差,从而使出射的合成光的振动面有了一定角度的旋转。

如果旋光物质对特定波长的入射光有吸收,而且对左旋和右旋圆偏振光的吸收能力不同,那么在这种情况下不仅左旋和右旋圆偏振光的传播速度不同,而且振幅也不同。于是,随着时间的推移,左右旋圆偏振光的合成光振动矢量的末端将循着一个椭圆的轨迹移动。这就是说,由速度不同振幅也不相同的左右旋圆偏振光叠加所产生的不再是线偏振光,而是椭圆偏振光,这种现象称为圆二色性(circular dichroism)。

在研究分子的内旋转、分子的相互作用以及微细立体结构方面,旋光法和圆二色性法有着其他方法不可替代的作用。

思考题与习题

11-1　在杨氏双缝干涉实验中,如果光源 S 到两狭缝 S_1 和 S_2 的距离不等,例如 $SS_1 > SS_2$,则对实验结果有什么影响?

11-2　为什么挡住光线容易,而挡住声音难?

11-3　在观察单缝衍射时,如果单缝在垂直于它后面的透镜的光轴的方向上向上或向下移动,屏

上衍射图样是否改变？为什么？

11-4 在杨氏双缝干涉实验中,双缝间距为0.20mm,屏与缝相距1.00m,若干涉条纹的第三级明纹中心距中央明纹中心7.5mm,求光波波长。

（500nm）

11-5 在杨氏双缝干涉实验中,两缝相距0.30mm。要使波长为600nm的光通过后在屏上产生间距为1.00mm的干涉条纹,问屏距缝应有多远？

（0.50m）

11-6 波长550nm的光波垂直入射一层厚度$e=1.0\,\mu m$的薄膜。膜的折射率为1.375。请问：

（1）光在膜中的波长是多少？

（2）在膜内$2e$距离含多少波长？

（3）若膜两侧都是空气,在膜面上反射的光波与经膜底面反射后重出膜面的光波的相位差为多少？

（400nm；5个；11π或9π）

11-7 用一层透明物质涂在玻璃上,使波长520nm的光反射最少。若玻璃的折射率为1.50,透明物质折射率为1.30,求该涂层的最小厚度。

（100nm）

11-8 一玻璃劈尖,折射率$n=1.52$,波长$\lambda=589.3$nm的钠光垂直入射,测得相邻干涉条纹的间距$L=5.0$mm,求劈尖夹角。

（约8″）

11-9 用单色光观察牛顿环,测得某一明环的直径为3.00mm,它外面第5个明环直径为4.60mm,平凸透镜的曲率半径为1.03m,求此单色光的波长。

（590nm）

11-10 一单色平行光垂直入射一单缝,其衍射图样的第三级明纹中心的位置恰与波长为600nm的单色光入射该单缝时衍射图样的第二级明纹中心的位置重合,试求该单色光的波长。

（428.6nm）

11-11 在夫琅禾费单缝衍射实验中,波长为500nm的单色平行光垂直照射到一缝宽为0.05mm的单缝上,在缝后放置一焦距为0.80m的凸透镜,试求屏上中央明纹和其他明纹的宽度。

（1.6×10^{-2}m；8.0×10^{-3}m）

11-12 一束单色平行光垂直入射到每毫米500条缝的光栅上,所形成的第二级谱线与原入射方向成30°角,求该光波的波长。

（500nm）

11-13 一束平行的复色光垂直入射光栅,如果其中某一波长光波的第三级谱线与波长为600nm的光波的第二级谱线重合,求该光波的波长。

（400nm）

11-14 波长为589nm的平行钠光垂直入射到每毫米500条缝的透射光栅上,屏上最多能看到第几级明纹？

（第三级）

11-15 两块偏振片的偏振化方向互成90°角,在它们之间插入另一偏振片,使它的偏振化方向与第一片的偏振化方向夹角为θ。若射向第一块偏振片的自然光强度为I_0,求光通过三块偏振片后的光强。

（1）$\theta=45°$;

（2）$\theta=30°$。

（$I_0/8$；$3I_0/32$）

11-16 两块偏振片的偏振化方向互相垂直,在它们之间插入两块偏振片,使相邻两片偏振片的偏振化方向都夹 30° 角。如果入射的自然光强度为 I_0,求光通过所有偏振片后的强度。

$(0.21I_0)$

11-17 平行平面玻璃板放置在空气中,空气折射率近似为 1,玻璃折射率 $n=1.50$。试问当自然光以布儒斯特角入射到玻璃的上表面时,折射角是多少? 当折射光在下表面反射时,其反射光是不是线偏振光?

（33.7°;是线偏振光）

（吴 杰）

第十二章 | 量子物理基础

学习要求

1. 掌握描述光的波粒二象性的有关理论,包括黑体辐射规律、普朗克的能量量子化假设、爱因斯坦的光子理论和玻尔理论等。
2. 熟悉描述实物微观粒子的波粒二象性的德布罗意物质波假设、不确定关系。
3. 了解波函数和薛定谔方程等基本概念和规律、原子结构的量子力学描述。

1900 年普朗克(M. Planck)提出的能量量子化假设,开创了量子物理的新纪元。在普朗克假设的启发下,1905 年爱因斯坦(A. Einstein)提出光子假设,揭示了光的波粒二象性。1913 年玻尔(N. Bohr)把量子概念引入原子领域,提出量子态的概念,并得到实验的有力支持。但由于当时对微观粒子的基本属性缺乏认识,玻尔理论仍有不可克服的困难。

1923 年康普顿(A. H. Compton)用 X 射线做散射实验,进一步证实了光子理论的正确性。1924 年德布罗意(L. de Broglie)提出微观粒子也具有波粒二象性的假设,并为后来的电子衍射实验所证实。在这些假设的基础上,薛定谔(E. Schrödinger)、海森伯(W. C. Heisenberg)等人建立起了量子力学的理论体系,这是人类对微观世界认识上的重大突破。量子力学首先在阐明原子结构上取得突出成就,为元素周期律建立了严格的科学基础。后来在量子力学指引下研究原子核,为人类全面利用核能铺平道路。在量子力学指引下研究固体材料,开创了半导体技术的新时代。量子力学理论已成为近代物理的基础,也成为许多交叉学科如量子化学、材料物理及量子生物学的基础。量子力学则为我们提供了对物质世界的新的思维方式和表达方式,并为一系列学科奠定了理论基础。

本章着重介绍量子力学的基本概念、规律和方法。量子力学的研究方法有以下几种:波动力学法、矩阵法、作用量法、算符法等。由于波动规律是我们已熟悉的,本章沿用薛定谔波动力学法。

第一节 | 黑体辐射与光量子理论

一、黑体辐射与普朗克量子假设

物体内部的原子和分子都在不停地做热运动。在剧烈的碰撞中,总是不断有原子吸收能量进入激发状态,然后又以电磁波的形式将多余能量辐射出去。这种由热运动引起的辐射现象称为热辐射(thermal radiation)。太阳发光、火炉燃烧都是热辐射。在室温下,甚至更低的温度下,一切物体都在不断地辐射电磁波。室温下大多数物体辐射的电磁波分布在红外区域。一个物体辐射出去的电磁波的能量(称为辐射能)等于它同时间内吸收的辐射能时,物体的温度保持不变,这就是热平衡辐射。物体对入射的电磁波,一般能部分反射,部分吸收,部分折射。如果一个物体对入射的各种波长的电磁波能量能全部吸收,我们就称它为黑体(black body)。显然,在相同温度下,黑体的吸收本领最大,因而其辐射本领也最大。除宇宙中的黑洞之外,一般的物体都不可能是黑体。由此看来,黑体是一种理想模型。

（一）黑体辐射

用不透明的材料制成一大空腔,外面开一个小孔,可以看作是黑体模型(严格地说,黑洞并不是全黑的,会有基本粒子通过"量子蒸发"效应逃逸),如图 12-1 所示。

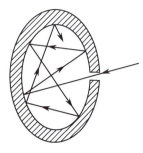

由小孔射入黑体空腔中的电磁波,经多次反射和吸收,最后能量在腔内几乎完全被吸收掉。由于小孔的面积远比空腔壁小,故由小孔穿出的辐射能可以忽略不计。这样,小孔就和黑洞相同,它把射入的辐射能全部吸收了。于是,这个小孔就可以被看作是一块黑体表面,当给空腔加热时,由小孔发出的辐射就是黑体辐射(black body radiation)。在日常生活中,白天

图 12-1　黑体模型

人们用眼遥望远处楼房的窗口,发现窗口特别黑暗,这是因为光线进入窗口后,经过墙壁多次反射吸收,很少再能从窗口射出的缘故,所以这里被提及的窗口就类似于黑体。在金属冶炼时,在冶炼炉上开一个小孔,通过小孔可以测量炉内温度,这一小孔也近似为黑体。

单位时间内从黑体单位表面积上所发射的各种波长电磁波能量的总和,即黑体表面单位面积的辐射功率,称为辐射出射度(radiant exitance),简称辐出度。对某一单色光的辐出度称为单色辐出度,用 $M_\lambda(T)$ 表示。对于波长在 $\lambda \sim \lambda+\mathrm{d}\lambda$ 范围的电磁辐射的辐出度用 $\mathrm{d}M_\lambda(T)$ 表示,则

$$\mathrm{d}M_\lambda(T) = M_\lambda(T)\mathrm{d}\lambda$$

某一温度下对所有波长的总辐出度

$$M(T) = \int_0^\infty \mathrm{d}M_\lambda(T) = \int_0^\infty M_\lambda(T)\mathrm{d}\lambda$$

国际单位制(SI)中辐出度的单位是瓦每平方米,符号为 $\mathrm{W}\cdot\mathrm{m}^{-2}$。用分光技术测出黑体辐射出的电磁波的能量按波长的分布,就可得出图 12-2 所示的黑体辐射的单色辐出度与波长的关系的实验曲线。由此曲线可总结出黑体辐射的两条实验规律。

1. 斯特藩-玻尔兹曼定律　图 12-2 所示的每一条曲线,反映了在一定温度下黑体的单色辐出度 $M_\lambda(T)$ 随波长 λ 的分布情况。每一条曲线下面的面积等于黑体在一定温度下的总辐出度 $M(T)$,$M(T)=\int_0^\infty M_\lambda(T)\mathrm{d}\lambda$。经实验确定,$M_\lambda(T)$ 和绝对温度 T 的四次方成正比。

$$M(T)=\sigma T^4 \tag{12-1}$$

式中 $\sigma=5.67\times10^{-8}\ \mathrm{W}\cdot\mathrm{m}^{-2}\cdot\mathrm{K}^{-4}$,称为斯特藩常量。这一结果又由玻尔兹曼从热力学理论导出,故此定律又称为斯特藩-玻尔兹曼定律(Stefan-Boltzmann Law)。

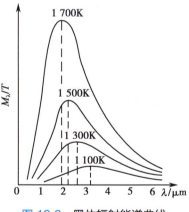

图 12-2　黑体辐射能谱曲线

2. 维恩位移定律　从图 12-2 中可以看出,每一条曲线上 $M_\lambda(T)$ 都有一最大值(即峰值)就是最大的单色辐出度。相应于这一最大值的波长用 λ_m 表示,称为峰值波长。随着温度 T 的增高,λ_m 向短波方向移动。两者的关系经实验确定为

$$T\lambda_\mathrm{m}=b \tag{12-2}$$

式中 b 为常数,$b=2.898\times10^{-3}\mathrm{m}\cdot\mathrm{K}$。这一结果也可从热力学理论导出,称为维恩位移定律(Wien displacement law)。该定律反映出热辐射的峰值波长随温度升高而向短波方向移动。例如低温的火炉发出的辐射能,较多分布在波长较长的红光中,而高温的白炽灯发出的辐射能则较多地分布在波长较短的蓝光中。

热辐射规律在现代科学技术上的应用极为广泛,它是高温遥测、红外追踪、遥感等技术的物理基

础,太阳表面的温度就是用维恩位移定律测出的。

在医学上用的热像仪,也是热辐射应用的一种。人体温度在 310K 附近,所发出的热辐射在远红外区,波长范围为 9～12μm。近年来发展了灵敏度极高的红外遥测器,可以遥测体温,热像仪就是根据这一原理制成的。使用时可检测某一部位各点的热辐射,并记录其强度,于是得出该部位体表的温度分布,再通过电子计算机处理后显示在彩色荧光屏上,称为热像图,它能分辨 1cm² 范围内 0.03℃的温度差异。人体体表部位的病变能使该处温度发生异常,例如癌变可使温度升高 0.5℃。热像图目前应用于乳腺癌、脉管炎等的诊断、判断断肢再植的功能恢复情况,以及各种尖端科学研究中。

[例 12-1] 已知在红外线范围($\lambda=1\sim14\mu m$)内,人体可近似看作黑体。假设成人体表面积的平均值为 1.73m²,表面温度为 33℃=306K,求人体辐射的总功率。

解:根据式(12-1),人体单位表面积的辐射功率为

$$M(T)=\sigma T^4=5.67\times10^{-8}\times306^4=497(\mathrm{W\cdot m^{-2}})$$

人体辐射的总功率为

$$P_{\stackrel{\text{总}}{}}=1.73\times497=860(\mathrm{W})$$

根据这一功率值算出的人体每天辐射的总能量,约为从事体力劳动的成人每天平均从食物摄入的热量 3 000 千卡的 6 倍,这是难以理解的。原因在于,当人体周围的物体温度不是绝对零度时,这些物体也要向人体辐射能量。热力学的理论证明,当黑体的温度 T 和周围环境温度 T_s 不相等时,黑体的辐射功率应为

$$M(T)=\sigma(T^4-T_s^4) \tag{12-3}$$

用这一公式对上面的结果进行修正,就可得符合实际的结果。

$$P_{\stackrel{\text{总}}{}}=1.73\times5.67\times10^{-8}\times(306^4-293^4)=137(\mathrm{W})$$

天文学家根据维恩位移定律测定恒星的温度。首先利用测得的太阳光谱找出其峰值波长 λ_m,代入式(12-2)可得到太阳表面的温度。而利用斯特藩-玻尔兹曼定律,可算出太阳表面的辐出度。

(二)普朗克能量量子化假设

人们发现黑体辐射的实验规律与制造黑体腔壁的材料以及腔壁的形状无关,具有很大的普遍性。图 12-2 所示的实验曲线表示了黑体的单色辐出度与 λ 和 T 的关系,这些曲线都是实验结果。如何从理论上导出与实验曲线完全符合的黑体辐射公式,引起了物理学界的极大兴趣。人们根据当时获得巨大功绩的经典物理学理论来推导黑体辐射公式,但一直没有成功。其中最典型的是维恩公式和瑞利-金斯公式。维恩在 1896 年由热力学的讨论得出黑体能量的分布公式

$$M_\lambda(T)=C_1\lambda^{-5}\mathrm{e}^{-\frac{C_2}{\lambda T}} \tag{12-4}$$

式中 C_1、C_2 是常数,此式只能与实验曲线的短波部分相符,不能说明长波段黑体辐射能谱关系。

瑞利(J. W. Rayleigh)和金斯(J. H. Jeans)分别在 1900 年和 1905 年用经典电磁理论和能量均分定律导出下列公式

$$M_\lambda(T)=C_3\lambda^{-4}T \tag{12-5}$$

式中 C_3 是常数,此公式只在波长相当长的部分才与实验曲线相符。随着波长减小,能量逐渐加大,在紫外线区域,辐射能量将趋于无穷大,这与实验完全不符,历史上称它为"紫外灾难"。

上述两种理论的(12-4)和(12-5)式均不能很好地与实验曲线符合,明显地暴露了经典物理学的缺陷。因此,1900 年,英国物理学家开尔文(L. Kelvin)把黑体辐射实验所遇到的问题称为物理学晴朗天空上的一朵乌云。正是这朵乌云导致量子理论的诞生。

为了解决上述困难,德国物理学家普朗克(M. Planck)在 1900 年提出了一个全新的黑体辐射公式,这个公式与实验曲线符合得很好,是在维恩公式基础上稍加修改而成的。公式如下:

$$M_\lambda(T) = \frac{2\pi hc^2 \lambda^{-5}}{e^{\frac{hc}{(\lambda kT)}} - 1} \tag{12-6}$$

式中 c 是光速，k 是玻尔兹曼常量，e 是自然对数的底，h 称为普朗克常量，其值为 $h=6.626\times10^{-34}\ J\cdot s$。这个公式在全部波长范围内都与实验曲线完全相符。

从这个公式出发，当波长 λ 很小时，$e^{\frac{hc}{(\lambda kT)}} \gg 1$，故略去分母中的 1 即可化成维恩公式（12-4）；当 λ 很大时，$\dfrac{hc}{\lambda} \ll kT$，按 $e^x = 1+x+\dfrac{1}{2}x^2+\cdots$ 展开后取前两项即可化成瑞利-金斯公式（12-5）。对式（12-6）按波长积分或求极值，还可分别得出斯特藩-玻尔兹曼定律（12-1）和维恩位移定律（12-2）。

为了从理论上把黑体辐射公式（12-6）推导出来，普朗克大胆地提出了不同于传统物理学的新概念，即能量量子化假设。

普朗克的能量量子化假设是：①组成黑体腔壁的分子或原子可看作是带电的线性谐振子；②频率为 ν 谐振子与周围辐射场交换能量时，只能以 $h\nu$ 为单元吸收或发射，即谐振子吸收或发射电磁辐射的能量是量子化的；③谐振子吸收或发射能量的最小单元 $\varepsilon_0=h\nu$ 称为能量子或量子（quantum）。

普朗克利用这一假设推导出了与实验结果完全符合的黑体辐射公式（12-6）。

普朗克能量量子化假设的重要意义在于它第一次指出经典物理学理论不能应用于原子现象（如原子振子）。物理学以后的发展证明，量子概念在说明微观（原子和亚原子）现象时占有十分重要的地位。在普朗克假设的推动下，各种微观现象逐步得到正确解释，并建立起量子力学理论体系。普朗克因此项成就获 1918 年诺贝尔物理学奖。由此发展的量子生物学是运用量子力学的理论、概念和方法来研究生命物质和生命过程的一门学科。到目前为止，量子生物学还只限于对较小分子的研究，特别是对药物分子的作用。

二、光电效应　爱因斯坦的光子假设

普朗克能量量子化假设指出，物质的能量只能以量子单位转化为辐射。在普朗克的启发下，爱因斯坦提出的光子假设指出：辐射就是由能量为 $\varepsilon=h\nu$ 的光子组成的，光子有能量、质量和动量。光子假设成功地解释了光电效应的实验规律，并被后来的康普顿散射实验进一步证实。这一假设揭示了光的波粒二象性。

（一）光电效应

1888 年，霍瓦（Hallwachs）发现一充负电的金属板被紫外线照射会放电。1897 年，J.J 汤姆孙（J. J. Thomson）发现电子后，人们才认识到那就是金属表面射出的电子，这种在光照射下金属及其化合物发射电子的现象称为光电效应（photoelectric effect），所射出的电子称为光电子（photoelectron）。当阴极和阳极间加上一个电势差时将形成电流，这一电流称为光电流（photocurrent）。

研究光电效应的实验装置是在一个抽成真空的玻璃管内装两个金属电极：阴极（k）和阳极（A），当用适当频率的光从石英窗射入，并照射在阴极上时，便有光电子从阴极表面逸出，经电场加速后被阳极所收集，形成光电流 i。改变电势差 U，测量光电流 i，可得光电效应的伏安特性曲线，如图 12-3 所示。实验研究表明，光电效应有如下规律：

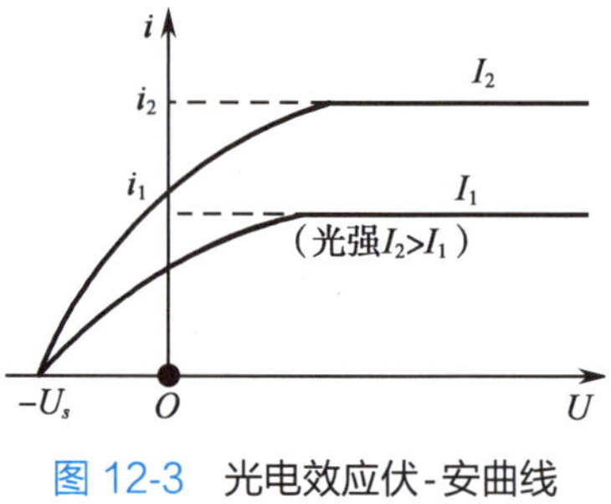

图 12-3　光电效应伏-安曲线

1. **饱和光电流与照射光强成正比**　从图 12-3 可以看出，光电流 i 开始时随 U 增大而增大，而后就趋于一个饱和值，此后再增大 U，光电流不再增大，这表明在单位时间内从阴极发射的所有光电子已全部到达阳极。实验表明，饱和光电流与照射光强成正比。

2. 光电子的最大初动能与遏止电压 U_s 间有如下关系

$$\frac{1}{2}mv^2 = eU_s \tag{12-7}$$

在保持照射光强不变的情况下,改变电势差 U,发现 $U=0$ 时,仍有光电流,这是因为光电子逸出时具有一定的初动能,改变电势差 U 的极性,使 $U<0$,当反向电势差增大到某一定值时,光电流降为零,如图 12-3 所示。此时的反向电势差称为遏止电压(stopping potential),用 U_s 表示。不难理解,$eU_s = \frac{1}{2}mv^2$,式中 m 和 e 分别是电子的静止质量和电量,v 是光电子逸出时的最大速率。

3. **不同的金属有不同的红限频率和逸出功**　实验表明,对一定的金属阴极,当照射光频率 ν 小于某个最小值 ν_0 时,没有光电流产生,这个最小频率 ν_0 称为该金属的光电效应阈值频率(threshold frequency),也称红限频率。红限频率也常用对应的波长 λ_0 表示。红限频率决定于阴极材料,与照射光强无关。多数金属的红限频率在紫外线区。

电子逸出金属表面要克服逸出电势做功,这个功称逸出功,用 A 表示。不同金属有不同的逸出功。电子动能 $E_k \geqslant A$ 时,才能产生光电效应。A 和 ν_0 有着一一对应的关系,表 12-1 给出了几种金属的 A 和 ν_0。

表 12-1　几种金属的逸出功和红限频率

金属	钾(K)	钠(Na)	钙(Ca)	锌(Zn)	钨(W)	银(Ag)
逸出功/eV	2.25	2.29	3.20	3.38	4.54	4.63
红限频率/10^{14}Hz	5.44	5.53	7.73	8.06	10.95	11.19

4. 遏止电压 U_s 与光强无关,而与照射光的频率 ν 呈线性关系。

图 12-4 给出了几种金属的 U_s-ν 关系曲线,其函数关系可表示为

$$U_s = k(\nu - \nu_0), \quad (\nu \geqslant \nu_0) \tag{12-8}$$

式中 k 为 U_s-ν 曲线的斜率,从图中可以看出,对各种不同金属,曲线斜率相同,即 k 是一个与金属材料无关的常量,ν_0 是曲线在横轴上的截距,它等于该种金属的红限频率。

由式(12-7)和式(12-8)可知,光电子的最大初动能与照射光的频率 ν 呈线性关系。

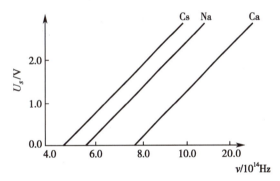

图 12-4　遏止电压与入射光频率的关系(U_s-ν 实验曲线)

5. 实验测定出,金属表面从接受光照到逸出电子,所需时间不超过 10^{-9}s。表明光电子是即时发射的。

(二)爱因斯坦的光子假设

光的电磁波理论无法解释光电效应。按照电磁波理论,金属中的电子是在光照射下做受迫振动,其振动频率就是入射频率。由于光强 $I \propto \omega^2 A^2$($\omega = 2\pi\nu$),与入射光振幅 A 的平方成正比,无论入射光的频率多么低,只要光强足够大或光照时间足够长,电子就能从入射光中获得足够能量从而挣脱原子核的束缚并逸出金属表面,产生光电效应,即光电效应只与入射光强和光照时间有关,与入射光的频率无关,因而不应存在红限频率。

1905 年,时年 26 岁的爱因斯坦为了解释光电效应,在普朗克能量量子化假设的基础上提出了光子假设。他认为,光不仅在发射和吸收时具有粒子性,而且在空间传播时也具有粒子性。光在真空中是以光速 c 运动的粒子流,这些粒子称为光量子或光子(photon),每个光子的能量 $\varepsilon = h\nu$。

按照爱因斯坦的光子假设,一个电子一次吸收一个光子,电子吸收一个光子就能获得这个光子的全部能量并转化为动能。如果光子的能量大于电子脱离金属所需的逸出功,电子就能逸出金属表面并具有初动能。根据能量守恒定律,金属中一个电子吸收一个光子的能量 $h\nu$,一部分用来克服金属的逸出功 A,另一部分转化为光电子的初动能,即

$$h\nu = \frac{1}{2}mv^2 + A \qquad (12\text{-}9)$$

式(12-9)称为爱因斯坦光电效应方程(Einstein photoelectric equation),$A=h\nu_0$,ν_0 是阈值频率。

根据光电效应方程可以全面解释光电效应的实验规律。按照这个方程,光电子的 $\frac{1}{2}mv^2$ 与照射光频率 ν 呈线性关系;照射光的红限频率 ν_0 应由金属的逸出功 A 决定,即 $A=h\nu_0$,不同金属的逸出功不同,因而红限频率 ν_0 也不相同;光照射到金属上,一个光子的能量立即全部被一个电子吸收,因而光电子的发射是即时的。照射光强 I 是由单位时内到达单位面积的光子数 N 决定,即 $I=Nh\nu$,因而,光强越大,光子数越多,逸出的光电子也越多。最后,为便于和实验比较,将式(12-9)中的 $\frac{1}{2}mv^2$ 换成 eU_s,即可得

$$U_s = \frac{h}{e}\nu - \frac{A}{e} \qquad (12\text{-}10)$$

将此式和式(12-8)比较,即可知 $k=\dfrac{h}{e}$,$\nu_0 = \dfrac{A}{h}$ 或 $h=ek$,$A=ek\nu_0$。根据此关系通过实验测 k 和 ν_0,可算出普朗克常量 h 和逸出功 A。

1916 年,密立根(R. A. Millikan)因爱因斯坦没有直接采用普朗克的 $\varepsilon=nh\nu$ 的假设,而将光子能量定义为 $\varepsilon=h\nu$,对此处的 h 与普朗克量子假设中的 h 是否一致持怀疑态度,于是设计了测定 U_s 与 ν 的关系实验。实验发现,如图 12-4 所示,不同金属有不同的红限频率 ν_0,不同金属的 U_s–ν 曲线是斜率相同的平行直线,斜率 k 与电子电量 e 的乘积恰为普朗克恒量 h,从而证明了爱因斯坦光子假设的正确性。

爱因斯坦还指出,能量总是和质量相联系着,它们在量值上的关系是 $\varepsilon=mc^2$。式中 m 表示光子的质量,光子的能量是 $h\nu$,则

$$m = \frac{\varepsilon}{c^2} = \frac{h\nu}{c^2} \qquad (12\text{-}11)$$

没有速度为零的光子,因此光子没有静止质量。光子具有质量的最好证明是:来自遥远星球的光线经过太阳附近出现弯曲现象。这一现象已为多次精密的观测所证实。这是由于太阳质量很大,光子在它附近所受的引力足以使它偏离原来行进的方向。

光子既有质量,又有速度,因此也有动量。光子的动量是

$$p = mc = \frac{h\nu}{c^2}\cdot c = \frac{h\nu}{c} = \frac{h}{\lambda} \qquad (12\text{-}12)$$

光子具有动量已为光压实验等许多实验所证实。

在讨论光的现象时,如果只涉及光的传播过程(如干涉和衍射),用波动理论就可以完全解释;如果涉及光和物质之间的相互作用(如光电效应等),则必须把光看作是粒子流。因此,光具有波粒二象性。波的特征量是波长 λ 和频率 ν,粒子的特征量是质量 m 和动量 p,爱因斯坦的相对论通过普朗克常量 h 把二者联系在一起,很好地表示了光的波粒二象性。

光电效应不仅具有重要的理论意义,而且在科学技术许多领域都有着广泛的应用,利用光电效应制成的光电管和光电倍增管及光电成像器件广泛地用于电子、机械、化工、地质、医疗、天文及化学、物理、生物等学科领域。

最后应指出的是与光电效应有关的"多光子光电效应"这一学科前沿。1931 年,美籍德国物理

学家迈耶夫人预言在足够高的光强下,多光子吸收是可以实现的。1960 年激光器的发明,解决了人造强光源的问题。1964 年,M. C. Teich 等人首次实现了在金属面上的双光子光电效应。实验发现金属表面在强光照射下可以实现多光子吸收,即一个电子一次可以吸收多个光子。设光子的频率为 ν,电子吸收的光子数为 N,则光电效应方程为 $Nh\nu=\frac{1}{2}mv^2+A$。多光子吸收的主要学术意义在于,可用低频光子解决只能用高频光子的问题,如用红外光子解决紫外光子才能解决的问题。多光子光电效应在研究分子、原子能级的超精细结构,高分子的离解和合成,同位素分离以及激光核聚变等领域都有重要的应用。

三、康普顿效应

通常黑体辐射指的是从红外到可见光波段,光电效应中的照射光则是从可见光到紫外波段。康普顿效应所涉及的是从 X 射线到 γ 射线波段的辐射。

(一)康普顿效应

X 射线通过物质散射后波长变长的现象,称为康普顿效应(Compton effect),是康普顿于 1923 年发现的。康普顿效应的理论解释完全证明了光的波粒二象性理论的正确性。

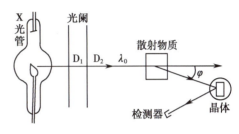

图 12-5　康普顿散射装置

康普顿的实验装置如图 12-5 所示。从 X 射线源发出的一束波长为 λ_0 的 X 射线投射到一块散射体石墨上,选择具有确定散射角 φ 的一束散射线,用光谱仪测定其波长及相对强度;然后改变散射角 φ,再进行同样的测量。测量与入射光线成各种角度的散射光线时发现:

(1)散射光线中除了有入射波长为 λ_0 的 X 射线之外,还有波长 $\lambda>\lambda_0$ 的成分,这就是"双峰散射"现象。

(2)波长改变量 $\Delta\lambda=\lambda-\lambda_0$ 随着散射角 φ 的增大而增大,与散射物质的性质无关。

$$\Delta\lambda=\lambda-\lambda_0=\lambda_c(1-\cos\varphi)=2\lambda_c\sin^2\frac{\varphi}{2} \tag{12-13}$$

此式称为康普顿效应公式。实验测定 $\lambda_c=0.002\,43\text{nm}$,是与散射物质无关的常数,称为康普顿波长(Compton wavelength)。

(3)散射光强度与散射物质的性质有关,原子量小的物质康普顿散射较强,原子量大的物质康普顿散射较弱。

按照光的电磁波理论,入射 X 射线照射物质时,物质中带电粒子将从入射 X 射线中吸收能量,做同频率的受迫振动。振动的带电粒子又向各个方向发射同一频率的电磁波,这就是散射光。散射光的频率应等于入射光的频率,而不应发生频率或波长的变化。而且,由于电磁波的横波性,在散射角为 π/2 方向上应该没有散射光。由此可见,经典理论只能说明波长或频率不变的散射(常称为瑞利散射),而不能解释康普顿效应。而用光子理论解释康普效应却获得了极大的成功。

(二)光子理论对康普顿效应的解释

光子理论认为康普顿效应是 X 射线光子(或 γ 射线光子)与散射体原子中外层电子弹性碰撞的结果。由于原子对外层电子的束缚较弱,同时电子热运动能量与入射光子的能量相比可以忽略不计,所以可将散射体原子中的外层电子当作静止的自由电子。当入射光子与自由电子做弹性碰撞时,入射光子能量的一部分转化为电子的动能,使得散射光能量小于入射光子的能量,因而频率减小,波长增大。当入射光子与散射体原子中束缚紧密的内层电子碰撞时,由于内层电子被原子束缚紧密,这种碰撞实际上是入射光子与整个原子的碰撞,原子质量远大于光子的质量,所以弹性碰撞时光子的能量几乎没有损失,因而频率不变,波长也不变,从而散射光中仍有原波长 λ_0 的成分。轻原子中电子束缚较弱,发生第一种碰撞的概率比第二种大;重原子中内层电子束缚很紧,发生第二种碰撞的概率则比第一种大。因此,原子序数越小的散射物质其康普顿散射强度越大。

下面由能量和动量守恒定律推导康普顿效应公式(12-13)。设碰撞以前,入射光子的能量为 $h\nu_0$,动量为 $(h\nu_0/c)\boldsymbol{n}_0$,电子的能量为 m_0c^2,动量为零。碰撞以后,光子沿与入射光方向成 φ 角的方向散射,能量为 $h\nu$,动量为 $(h\nu/c)\boldsymbol{n}$,反冲电子的能量为 mc^2,动量为 $m\boldsymbol{v}$,如图 12-6 所示。

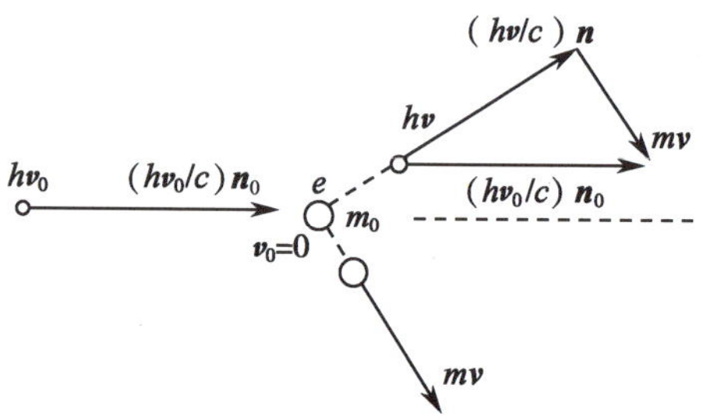

由能量和动量守恒定律得

$$h\nu_0 + m_0c^2 = h\nu + mc^2$$

$$\frac{h\nu_0}{c}\boldsymbol{n}_0 = \frac{h\nu}{c}\boldsymbol{n} + m\boldsymbol{v}$$

考虑到 $\nu_0 = \dfrac{c}{\lambda_0}$,$\nu = \dfrac{c}{\lambda}$,$m = \dfrac{m_0}{\sqrt{1-(v/c_2)}}$,再应用余弦定理,上二式可改写为

$$\frac{hc}{\lambda_0} + m_0c^2 = \frac{hc}{\lambda} + mc^2 \quad 即\ mc = m_0c + \frac{h}{\lambda_0} - \frac{h}{\lambda} \tag{a}$$

$$(mv)^2 = \left(\frac{h}{\lambda_0}\right)^2 + \left(\frac{h}{\lambda}\right)^2 - 2\frac{h^2}{\lambda_0\lambda}\cos\varphi \tag{b}$$

由相对论中能量和动量关系式 $E^2 = (cp)^2 + E_0^2$ 可得

$$(mc^2)^2 = (cmv)^2 + (m_0c^2)^2$$

即

$$(mv)^2 = (mc)^2 - (m_0c)^2 \tag{c}$$

将式(c)代入式(b)中得

$$(mc)^2 = (m_0c)^2 + \left(\frac{h}{\lambda_0}\right)^2 + \left(\frac{h}{\lambda}\right)^2 - 2\frac{h^2}{\lambda_0\lambda}\cos\varphi \tag{d}$$

式(a)平方减去式(d)得

$$0 = 2m_0c\left(\frac{h}{\lambda_0} - \frac{h}{\lambda}\right) - 2\frac{h^2}{\lambda_0\lambda}(1-\cos\varphi)$$

整理即得

$$\Delta\lambda = \lambda - \lambda_0 = \frac{h}{m_0c}(1-\cos\varphi) = 2\frac{h}{m_0c}\sin^2\frac{\varphi}{2} = 2\lambda_c\sin^2\frac{\varphi}{2} \tag{e}$$

将此式(e)和式(12-13)比较得

$$\lambda_0 = \frac{h}{m_0c} = \frac{6.63\times10^{-34}}{9.1\times10^{-31}\times3.0\times10^8} = 2.43\times10^{-12}(\text{m})$$

理论值与实验值符合得很好。当在与入射光成 $\pi/2$ 角方向测散射光时,测得的 $\Delta\lambda$ 就等于康普顿波长 λ_c。

康普顿效应的理论计算与实验值完全一致性,不仅充分地证明了光子理论的正确性,而且还证明了能量守恒定律和动量守恒定律对微观粒子间的相互作用过程也成立。这两条守恒定律来源于时空平移对称性,在微观领域中,惯性系时空的这种特性仍保持不变。

在天体物理中,常常提及反康普顿效应,它是高速粒子将能量和动量转移到空间射线的过程。这一效应的数学处理方法,与本节的推导方法相同。

由于发现康普顿效应,并对其做了成功的解释,康普顿获得了 1927 年的诺贝尔物理学奖。

图 12-6 康普顿散射的分析

康普顿效应在粒子物理、核物理、天体物理等许多学科领域都有重要应用,在医学领域中,康普顿效应被用来诊断骨质疏松等病症。

光电效应和康普顿的发现和成功解释,其重大意义在于它们确认了光具有波粒二象性。

第二节 ｜ 玻尔的氢原子理论

经典理论不仅不能说明黑体辐射、光电效应和康普顿散射实验所遇到的问题,而且在说明原子光谱的线状结构及原子本身的稳定性时也遇到了不可克服的困难。丹麦物理学家玻尔(N. Bohr)在普朗克的能量量子化假设和爱因斯坦的光子理论的基础上,创立了关于氢原子结构的半经典量子理论,较成功地解释了氢原子光谱的实验规律。

实验表明,原子光谱是一系列分立的线状光谱。由于不同元素的原子具有各自不同的特征谱线,原子光谱是考察物质组分和结构的重要依据。

一、氢原子光谱

用光栅光谱仪观察低压氢气放电管发出的光,可以得到氢原子光谱。图 12-7 所示的是氢原子光谱的一个谱线系。其中 H_α 是明亮的红线,H_β、H_γ、H_δ 分别是青蓝线、蓝线和紫线,其余谱线在紫外区。

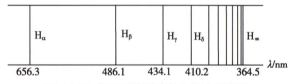

图 12-7　氢原子光谱中的巴耳末系谱线

1885 年,巴耳末(J. J. Balmer)用一个简单公式概括了这谱线系中各条谱线的波长 λ,后称巴耳末公式。

$$\frac{1}{\lambda}=R_\infty\left(\frac{1}{2^2}-\frac{1}{n^2}\right), \quad n=3,4,5,\cdots$$

式中 R_∞ 是里德伯(Rydberg)常量,其实验值 $R_\infty=1.097\,373\,1\times10^7\mathrm{m}^{-1}$。除了巴耳末系之外,后来又在氢原子光谱的紫外区发现了莱曼系,在红外区发现了帕邢系、布拉开系等,各系都可能用类似公式计算谱线的波长。这些公式可综合成一个广义巴耳末公式。此公式为

$$\frac{1}{\lambda}=R_\infty\left(\frac{1}{k^2}-\frac{1}{n^2}\right), \quad n=k+1,k+2,k+3,\cdots \tag{12-14}$$

当 k 分别取值为 1、2、3、4、5、6、7 时,就对应着莱曼系、巴耳末系、帕邢系、布拉开系、普丰德系、汉弗莱系和汉森与斯特朗系。

氢原子光谱的各个谱系中的每一条谱线的波长都可以用这样一个简单公式概括起来,这说明广义巴耳末公式深刻反映了氢原子内部的规律性。这个公式的特点是:每条谱线的波长都可由两项之差求出,而每一项的值仅由一个整数决定。这个结果在当时并不被理解,称为巴耳末公式之谜。在各个谱线中取 $n=\infty$,可得到该谱系的最短波长,称为该谱系的线系极限(series limit)。

对于巴耳末系,线系极限 H_∞ 在 $\lambda=364.5\mathrm{nm}$。特别强的谱线是莱曼系的 α 线,$\lambda=121.6\mathrm{nm}$,它是迄今所知太阳所发射的最强的射线,在空气中会被完全吸收,它也为 DNA(脱氧核糖核酸)所吸收,在其他行星上由于没有保护性的大气层,所以在强射线照射下生物不能存活。

二、玻尔的氢原子理论

按照经典理论,原子中的电子像行星绕日旋转那样绕原子核沿圆或椭圆轨道运动。由于这是一

种加速运动,必然不断发射电磁波,能量不断损失,轨道半径不断缩小,电子会以螺旋轨道落向原子核,最后导致原子坍塌。显然,这是错误的推论,通常情况下原子是一个稳定的系统。另外,由于轨道半径越来越小,旋转频率$[(\nu/(2\pi r)]$越来越高,从大量原子平均来看,它们发射电磁波的频率应该连续变化,原子光谱应该是连续谱,但这和实验不符合。

为了克服经典理论所遇到的困难,1913 年,丹麦物理学家玻尔提出了一个氢原子模型,把量子学说引入这个模型,他的主要思想如下:

(一)定态假设

原子只能处于一系列具有分立能量的状态,在这些状态下,电子绕核运动但不辐射能量,称为定态(stationary state)。定态存在的量子条件是电子轨道角动量 mvr 等于 $h/2\pi$ 的整数倍,即

$$L = mvr = n\hbar, \quad n=1,2,3,\cdots \tag{12-15}$$

式中 $\hbar = \dfrac{h}{2\pi}$,称为约化普朗克常量,n 称为量子数(quantum number),式(12-15)称为轨道角动量量子化条件。

(二)跃迁假设

原子只有从一个定态向另一个定态跃迁时,才发射或吸收电磁波,其发射或吸收的辐射频率由两定态的能量差决定,即

$$h\nu = E_n - E_k$$

$$\nu = \frac{(E_n - E_k)}{h} \tag{12-16}$$

式(12-16)称为频率条件或辐射频率公式。

(三)对应原理

在建立氢原子理论的过程中,玻尔提出一个阐明新、旧理论间关系的方法论原理,即新理论应包容在一定经验范围内证明是正确的旧理论中,旧理论应是新理论的极限形式或局部情况。也就是说,在大量子数极限条件下,返回原来的经验范围内时,新理论应与旧理论形式一致。玻尔把这个原则称为对应原理(correspondence principle)。玻尔指出,对于电子的绕核运动,若量子数 n 比较小,各定态的轨道半径、轨道角动量和能量都是不连续的,而当量子数 n 很大时,这些不连续性就不明显了。

对应原理是一个普遍原理,具有重要的指导意义。矩阵力学的创始人海森伯曾说:"为我深入到未知的量子世界导航的,唯有对应原理。"由此可见对应原理的重要意义。

(四)重要结论

按照玻尔提出的假设,可以计算氢原子的轨道半径和能量值,并在此基础上解释氢原子光谱的规律性。由玻尔的轨道角动量量子化条件和牛顿定律、库仑定律得

$$L = mv_n r_n = n\frac{h}{2\pi}, \quad \frac{e^2}{4\pi\varepsilon_0 r_n^2} = m\frac{v_n^2}{r_n}$$

由此二式可以得出各分立定态上电子的轨道半径 r_n 和轨道速度 v_n 分别为

$$r_n = \frac{\varepsilon_0 h^2}{\pi m e^2}n^2, \quad v_n = \frac{e^2}{2\varepsilon_0 hn}, \quad n=1,2,3,\cdots \tag{12-17}$$

不计原子核的运动时,氢原子系统的总能量应等于电子的动能与电势能之和,即

$$E_n = E_k + E_p = \frac{1}{2}mv_n^2 + \frac{-e^2}{4\pi\varepsilon_0 r_n} = \frac{-me^4}{8\varepsilon_0^2 h^2 n^2}, \quad n=1,2,3,\cdots \tag{12-18}$$

式(12-17)和式(12-18)表明,氢原子核外电子的轨道半径、轨道速率及氢原子系统的能量都只能取

一系列分立的值,即氢原子能量是量子化的。

$n=1$ 的定态称为氢原子的基态(ground state),其余的定态叫激发态(excited state)。按照式(12-17)和式(12-18)可计算出

$$r_1 = \frac{\varepsilon_0 h^2}{\pi m e^2} = 5.291\ 770\ 6 \times 10^{-11} \text{m} \approx 0.53 \times 10^{-10} \text{m} = 0.053 \text{nm}$$

$$v_1 = \frac{e^2}{2\varepsilon_0 h} = 2.18 \times 10^6 \text{m} \cdot \text{s}^{-1}$$

$$E_1 = -\frac{m e^4}{8\varepsilon_0^2 h^2} = -13.6 \text{eV}$$

于是 r_n 和 E_n 的表达式可改写为

$$r_n = n^2 r, E_n = \frac{1}{n^2} E_1, \quad n=1,2,3,\cdots \qquad (12\text{-}19)$$

$r_1=0.053$nm 是第一玻尔轨道半径,称为玻尔半径,用 a_0 表示,$a_0=r_1$。E_1 是氢原子的基态能量,$E_1=-13.6$eV,与实验测出的氢原子的电离能在数值上相等。式(12-18)给出的是一系列氢原子定态能量,称为氢原子的能级(energy level)。

按照玻尔假设中的频率条件式(12-16),可以推导出广义巴耳末公式。当氢原子从高能级 n 跃迁到低能级 k 时,所发射的光谱线的频率为

$$\nu = \frac{E_n - E_k}{h} = \frac{m e^4}{8\varepsilon_0^2 h^3}\left(\frac{1}{k^2} - \frac{1}{n^2}\right), \quad n>k$$

$$\frac{1}{\lambda} = \frac{\nu}{c} = \frac{m e^4}{8\varepsilon_0^2 h^3 c}\left(\frac{1}{k^2} - \frac{1}{n^2}\right), \quad n>k \qquad (12\text{-}20)$$

与广义的巴耳末公式在形式上完全一致,通过比较,得出里德伯常量的理论值为

$$R_\infty = \frac{m e^4}{8\varepsilon_0^2 h^3 c} = 1.097\ 373\ 0 \times 10^7 \text{m}^{-1}$$

这一理论值与实验值符合得很好,由此彻底解开了长达 30 年的巴耳末公式之谜。图 12-8 是根据玻尔氢原子理论作出的能级和光谱系图。

玻尔理论成功地计算了氢原子的能级和光谱频率,上述结果还能推广到类氢离子中去,这些离子中只有一个电子在核外运动,例如 He$^+$(带一个单位正电荷),Li^{2+}(带两个单元正电荷)。但对稍微复杂的体系,例如含有两个电子的氦原子、氢分子,玻尔理论都不成功。玻尔已经认识到经典电磁学不适用于原子内部,引入了量子假设,却又用经典力学方法计算电子轨道。玻尔理论是一个充满矛盾的过渡性理论,直到 1924 年德布罗意提出电子具有波粒二象性之后,一个较完善的描述微观粒子运动规律的理论——量子力学(quantum mechanics)才建立起来。

玻尔的氢原子理论和普朗克能量量子化假设、爱因斯坦光子理论一起组成旧量子论,为量子力学的诞生和发展打下了良好的基础。在量子力学中,玻尔理论中关于定态、能级、跃迁等概念仍然是正确的。

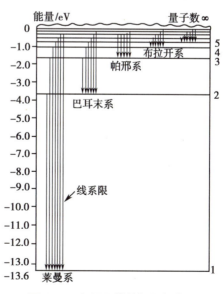

图 12-8 氢原子的能级和光谱系

第三节 | 物质波　不确定关系

光具有波粒二象性，人们是先认识到它的波动性，而后才认识到它的粒子性。实物粒子（天体、物体、分子、原子、中子、电子等），人们常认识到它的粒子性，然而它是否具有波动性呢？德布罗意回答了此问题。

一、德布罗意波　微观粒子的波粒二象性

（一）德布罗意物质波假设

由于普朗克、爱因斯坦等人有关光的粒子性理论取得成功，又由于纯粹用经典粒子的观点解决原子结构问题遇到困难，1924 年法国的青年学者德布罗意（L. de Broglie）提出：在光学研究中，曾经只想到光的波动性，忽视了它的粒子性，而在实物粒子的问题中是否会发生相反的错误，即过分看重了它的粒子性而忽视了波动性。他认为，由于自然界常常是对称的，从对称性思想考虑，实物粒子也应该有波粒二象性。在光学中，表达式 $E=h\nu$ 和 $p=\dfrac{h}{\lambda}$ 把标志波动性的 ν、λ 与标志粒子性的 E、p 通过普朗克常量 h 定量地联系起来。德布罗意假设实物粒子也应该服从上述关系。按照德布罗意假设，质量为 m 的粒子以速度 v 匀速运动时，既有能量和动量，又有波长和频率，这些量的关系应该是：

$$E=mc^2=h\nu \tag{12-21}$$

$$p=mv=\frac{h}{\lambda} \tag{12-22}$$

式（12-21）和式（12-22）称为德布罗意关系式，式中的 λ 称为德布罗意波长（de Broglie wavelength），这种和实物粒子相联系的波称为德布罗意波或物质波（matter wave）。表 12-2 列出了由式（12-22）算出的一些实物粒子的物质波长。由表 12-2 可见，宏观物体的物质波长很小，所以其波动性显示不出来，而电子、质子和中子等微观粒子的物质波长可以与原子大小相比拟，因此在原子范围内将明显表现其波动性。能量达到 $10^2\sim10^4\,\mathrm{eV}$ 的电子，其波长就可以和 X 射线比拟了。

表 12-2　粒子的德布罗意波长

粒子与其能量		质量/kg	速度/(m·s^{-1})	波长/nm
电子	1eV	9.1×10^{-31}	5.9×10^5	1.2
电子	100eV	9.1×10^{-31}	5.9×10^6	1.2×10^{-1}
电子	10 000eV	9.1×10^{-31}	5.9×10^7	1.2×10^{-2}
质子	100eV	1.67×10^{-27}	1.4×10^5	2.9×10^{-3}
镭的 α 粒子		6.6×10^{-27}	1.5×10^7	6.7×10^{-4}
子弹		0.01	3×10^2	2.21×10^{-25}

德布罗意用物质波概念解释了玻尔氢原子理论中的轨道角动量量子化条件，他认为电子在轨道上运动与电子的物质波沿轨道传播相对应，当圆轨道周长等于电子的物质波波长的整数倍时，可以形成稳定驻波，这就对应于原子的定态。设 r 为电子稳定圆轨道的半径，则有

$$2\pi r=n\lambda , \quad n=1,2,3,\cdots \tag{12-23}$$

将德布罗意波长 $\lambda=\dfrac{h}{mv}$ 代入式（12-23），即得

$$mvr=n\frac{h}{2\pi}=n\hbar, \quad n=1,2,3,\cdots$$

此即玻尔理论中的轨道角动量量子化条件。由此，还可推导氢原子定态能量也是量子化的关系式。

[例 12-2]　设光子波长和电子的德布罗意波长相等,它们的动量和能量是否相等?

解:波长为 λ 的光子的动量和能量分别为

$$p_p = mv = \frac{h}{\lambda}, \quad E_p = mc^2 = h\nu = \frac{hc}{\lambda}$$

波长为 λ 的电子的动量和能量分别为

$$p_e = m_e v = \frac{h}{\lambda}$$

$$E_e = m_e c^2 = \frac{m_e v}{v} c^2 = \frac{p_e}{v} c^2 = \frac{c}{v} \cdot \frac{hc}{\lambda} = \frac{c}{v} E_p$$

由上计算可知,当电子和光子波长相等时,它们的动量相等,能量不等。电子的能量大于光子。

(二) 微观粒子的波粒二象性

德布罗意物质波假设很快就被电子束衍射实验证实。图 12-9 是一束电子射线穿过金属箔后生成的衍射图样。按照衍射圆环的距离、金属晶格的大小,算出的波长 λ 和按式(12-22)求出的理论值一致。

1927 年,戴维孙(C. Davisson)和革末(L. Germer)做了电子束射向镍单晶表面的散射实验,观察到了类似 X 射线衍射的电子衍射,证实了电子的波动性,其波长的实验值与德布罗意公式的计算值完全一致。同一年 G. P. 汤姆孙(G. P. Thomson)进行了另外的电子衍射实验,以 600eV 的高速平行电子束垂直于单晶表面入射厚度约为 10^{-7}m 的金箔薄膜,得到了与光的小圆孔衍射相似的电子衍射图样,其衍射波长也与德布罗意公式相符。汤姆孙验证了电子的波动性,他的父亲约瑟夫·约翰·汤姆逊(J. J. Thomson)正是电子的发明人。

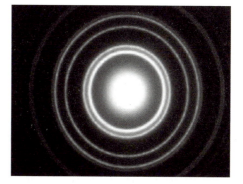

图 12-9　电子衍射

此外,用电子束或中子束也可以产生单缝衍射和双缝衍射实验,所得图像与可见光的衍射图像完全相似,其他物质粒子如原子、分子等的波动性以及德布罗意关系对这些粒子的适用性也得到了实验的证实。

微观粒子波动性,不仅具有理论上的意义,而且在科学技术上也得到了广泛的应用。例如,电子显微镜就是利用电子的德布罗意波长接近 X 射线波长,而用于观察材料的表面和样品内部结构,其分辨率可达到 0.1nm 的量级。又如,核反应堆产生的中子的德布罗意波长为 0.1nm,可以作为晶体的探测工具。

德布罗意的物质波假设为一系列实验所证实,充分证明其正确性,这一假设为波动力学(量子力学的一种描述)奠定了基础。

二、不确定关系

在经典物理学中,宏观物体的运动有确定的轨迹,可以同时用坐标和动量表示一个粒子的运动状态。微观粒子具有波动性,它们不能同时具有确定的坐标和动量。1927 年海森伯(W. Heisenberg)分析了云雾室中观测到的电子轨道,意识到电子轨道的概念本身有问题,提出了坐标的不确定性,并借用电子单缝衍射实验找到了不确定关系(uncertainty relation)。

(一) 坐标和动量的不确定关系

在电子单缝衍射实验中,如图 12-10 所示,设电子沿 y 轴

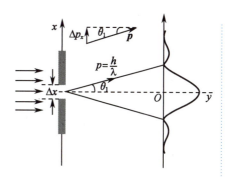

图 12-10　电子单缝衍射实验

匀速运动,设缝宽为 a,则电子在 x 方向坐标的不确定量 $\Delta x=a$。按照波动性,电子穿过狭缝时要发生衍射。按照粒子性,此时沿 x 方向电子的动量将不再为零。若电子落在衍射图样的中央明纹内,则电子在 x 方向动量的不确定量应该是

$$\Delta p_x = p\sin\theta_1$$

将 $\sin\theta_1 = \dfrac{\lambda}{a}, a = \Delta x, p = \dfrac{h}{\lambda}$ 代入,则得

$$\Delta x \cdot \Delta p_x = h$$

电子也可以出现在高级次的明条纹中,因此,一般有

$$\Delta x \cdot \Delta p_x \geqslant h \tag{12-24}$$

上面的推导只是借用一个特例的粗略估算,更严格的推导给出

$$\Delta x \cdot \Delta p_x \geqslant \frac{\hbar}{2} = \frac{h}{4\pi} \tag{12-24a}$$

由于此公式主要用于数量级的估计,所以常简写为式(12-24)。将上述关系推广到其他坐标方向上,可得类似关系:

$$\Delta y \cdot \Delta p_y \geqslant \frac{\hbar}{2} \tag{12-24b}$$

$$\Delta z \cdot \Delta p_z \geqslant \frac{\hbar}{2} \tag{12-24c}$$

式(12-24)和式(12-24a)至式(12-24c)称为坐标和动量的不确定关系。它们表明微观粒子的坐标与动量的不确定量成反比。狭缝越窄,粒子坐标 x 的不确定量 Δx 越小,动量 p_x 的不确定量 Δp_x 就越大。坐标和动量不可能同时具有确定值。不确定关系规定了用经典力学描述微观粒子运动的适用范围。

[例 12-3] 按照玻尔理论,氢原子基态的电子轨道直径为 10^{-10}m,电子速率约为 2.18×10^6m·s^{-1}。设电子在氢原子内坐标的不确定量为 10^{-10}m,试求电子速率的不确定量。

解: $$\Delta v \geqslant \frac{h}{m\Delta x} = \frac{6.626\times10^{-34}}{9.1\times10^{-31}\times10^{-10}} = 7.2\times10^6 (\text{m}\cdot\text{s}^{-1})$$

这个不确定量是速率本身的几倍。由此可见,认为电子在原子内沿确定轨道运动是没有意义的。原子内的电子具有显著的波动性,应摒弃轨道概念而以电子在空间的概率分布,即电子云图像来描述。

[例 12-4] 人的红细胞直径 8μm,厚 $2\sim3\mu$m,质量 10^{-13}kg。设测量红细胞位置的不确定量为 0.1μm,试计算其速率的不确定量。

解: $$\Delta v \geqslant \frac{h}{m\Delta x} = \frac{6.626\times10^{-34}}{10^{-13}\times10^{-7}} = 6.626\times10^{-14} (\text{m}\cdot\text{s}^{-1})$$

显然,任何现代测速方法都不能检测到如此微小的偏差。由此可见,细胞和比它更大的宏观物体的坐标和速率都可同时精确测定,可用经典力学精确描述其运动。

(二)能量和时间的不确定关系

不确定关系不仅存在于坐标和动量之间,也存在于能量和时间之间,如果微观粒子处于某一状态的时间为 Δt,则其能量必有一个不确定量 ΔE。由量子力学可导出这一关系为

$$\Delta E \cdot \Delta t \geqslant \frac{\hbar}{2} \tag{12-25}$$

由于其常用于作数量级的估计,亦可写成 $\Delta E \cdot \Delta t \geqslant h$ 的简单形式。

上述不确定关系,可用于讨论原子各激发态能级宽度 ΔE 和该能级平均寿命 Δt 之间的关系。每个激发态的能量都有不确定量 ΔE,称为能级宽度。大量同类原子处于同一高能级上的时间长短不一,但平均停留时间为一定值,称为该能级的平均寿命 Δt。原子不能无限期地停留在一个激发态,

或早或迟要跃迁到能量更低的状态。原子停留在一个激发态能级的平均寿命越短,其能级宽度就越大。长寿命的激发态叫亚稳态,亚稳态能级宽度很小。基态有确定的能量,原子不受外界影响可以长期停留在基态。

不确定关系是微观粒子具有波粒二象性的反映,是一个重要的基本规律,在微观问题中,它被用作数量级的估计。海森伯对确立不确定关系和建立矩阵力学(量子力学的另一种描述)有重要贡献。

第四节 | 波函数 薛定谔方程

波函数可以理解为描述微观粒子运动状态的运动函数,薛定谔方程即为微观粒子的动力学微分方程,薛定谔方程可从波函数导出来。以薛定谔(E. Schrödinger)方程为基础建立起来的理论体系,称为量子力学。在量子力学中用得最多的是定态薛定谔方程。

一、波函数及其统计解释

物质波是什么样的波? 如何定量描述它呢? 关于这些基本问题存在不同观点。

考虑到微观粒子具有波动性,1924 年德布罗意首先提出用物质波波函数(wave function)描述微观粒子的运动状态,如同用电磁波波函数描述光子的运动一样。物质波波函数是时间和空间坐标的函数,用 $\psi(r,t)$ 表示。从德布罗意开始,就把物质波波函数定义为微观粒子的波函数的复数形式,一直至今。

例如,一个沿 X 轴正方向运动的不受外力作用的自由粒子,由于速度 v、动量 p 和能量 E 均保持不变,由德布罗意关系式可知,与该粒子相联系的物质波的频率 $\nu=E/h$ 和波长 $\lambda=h/p$ 也不随时间变化,因此与自由粒子相联系的物质波是单色平面波,其波动方程为

$$\psi(x,t)=\psi_0\cos2\pi\left(\nu t-\frac{x}{\lambda}\right) \tag{12-26}$$

把此波函数写成复数形式,得

$$\psi(x,t)=\psi_0\mathrm{e}^{-i2\pi\left(\nu t-\frac{x}{\lambda}\right)}=\psi_0\mathrm{e}^{-i\frac{2\pi}{h}(Et-px)} \tag{12-27}$$

式(12-26)是式(12-27)的实数部分。式(12-27)就是沿 X 轴方向运动,动量为 p、能量为 E 的自由粒子的波函数的复数形式。

由波函数的表达式可以看到,它既有反映波动性的波函数,又包含体现粒子性的物理量 E 和 p,所以它描述了微观粒子的波粒二象性特征。不同条件下,处于不同运动状态的粒子,它们的波函数各不相同,但都是时间和空间位置的函数,都可以表示为复指数的形式。波函数的具体形式应该由求解下面就要介绍的薛定谔方程(Schrödinger equation)得出。

在经典力学中,机械波的波函数表示质点位移的变化规律,电磁波的波函数表示电场 E 和磁场 B 的变化规律,而物质波的波函数,它本身并不代表任何可观测的物理量,那么,波函数究竟代表什么呢?

1926 年,德国物理学家玻恩(M. Born)对波函数提出了一个统计解释,回答了上述问题。他认为物质波是概率波,可用波函数 $\psi(r,t)$ 来描述(德布罗意本人已这样做了),波函数兼有波和概率的双重特性,t 时刻粒子在空间 r 处附近体积元 dV 中出现的概率应与该处波函数绝对值的平方成正比,与 dV 成正比,由于在一个很小的体积元 dV 中,ψ 可以认为不变,因此粒子在 dV 中出现的概率可表示为

$$dw=|\psi|^2dV=\psi\cdot\psi^*\cdot dV=\rho dV \tag{12-28}$$

式中 $\rho=|\psi|^2=\psi\cdot\psi^*$ 表示粒子在 r 处单位体积中出现的概率,称为概率密度(probability density)。由

此式可见,某时刻空间某处粒子的波函数绝对值的平方描述了该时刻粒子在该处出现的概率密度。这就是波函数的统计解释。

用电子束双缝干涉实验,可以得到类似于光的双缝干涉条纹。从电子干涉条纹的形成过程可以清楚地看出,单个电子在屏上何处出现是随机的,但屏上某处出现电子的概率却具有确定的分布,电子在屏上的分布是分布概率的积累,这一实验证实了波函数的统计解释的正确性。

玻恩的解释赋予波函数以下基本性质:①$\rho = \psi_0^2 = |\psi|^2 = \psi \cdot \psi^*$,即波函数振幅的平方表示粒子在空间某点出现的概率密度。②波函数满足单值、连续、有限的标准条件。某时刻粒子在空间某点出现的概率是唯一的、有限的(小于1),粒子在空间出现的概率分布是连续的。③波函数满足归一化条件。根据概率的总和等于1,有$\int_V |\psi|^2 dV = 1$。④波函数适用叠加原理,如果ψ_1、ψ_2是粒子可能的状态,则其线性组合$\psi = c_1\psi_1 + c_2\psi_2$也是粒子的可能状态。

二、薛定谔方程

量子力学中的薛定谔方程相当于经典力学中的牛顿方程,它是波函数ψ遵循的微分方程,是微观粒子运动状态变化的基本规律。在此介绍建立该方程的基本思想。

(一)自由粒子的薛定谔方程

由波函数可以导出薛定谔方程。对自由粒子而言,如沿x轴正方向运动,与其相联系的物质波是单色平面波,其波函数$\psi(x,t)$为式(12-27)表示的形式:

$$\psi(x,t) = \psi_0 e^{-\frac{i}{\hbar}(Et-px)}, \quad \hbar = \frac{h}{2\pi}$$

此式可改写成

$$\psi(x,t) = \psi_0 e^{\frac{i}{\hbar}px} e^{-\frac{i}{\hbar}Et} = \psi(x) e^{-\frac{i}{\hbar}Et} \quad (12-29)$$

式中$\psi(x) = \psi_0 e^{\frac{i}{\hbar}px}$称为振幅函数,它是波函数中只与坐标有关而与时间无关的部分。由于

$$|\psi(x,t)|^2 = \psi(x) e^{-\frac{i}{\hbar}Et} \cdot \psi^*(x) e^{+\frac{i}{\hbar}Et} = \psi(x) \cdot \psi^*(x) = |\psi(x)|^2$$

所以,我们只需求出振幅函数$\psi(x)$,就可由$|\psi(x)|^2$得知粒子在空间的概率密度了。$\psi(x)$是与粒子在空间的定态分布概率相关的部分,因而也称为波函数。现将$\psi(x)$对x取二阶导数得

$$\frac{d^2\psi(x)}{dx^2} = -\frac{p^2}{\hbar^2}\psi(x)$$

又因$p^2 = 2mE_k$,代入上式并整理得

$$\frac{d^2\psi(x)}{dx^2} + \frac{2mE_k}{\hbar^2}\psi(x) = 0 \quad (12-30)$$

上式称为一维空间自由粒子的振幅方程。

(二)定态薛定谔方程

若粒子不是自由的,而是在某力场中运动,粒子的势能$E_p = U$不随时间变化,这时粒子处于定态,相应的薛定谔方程称为定态薛定谔方程。在U不变的情况下,波函数仍然可写成式(12-29)的形式,也只需建立其振幅方程。这时代入式(12-30)得

$$E = E_k + E_p = E_k + U = \frac{p^2}{2m} + U, \quad p^2 = 2m(E-U)$$

$$\frac{d^2\psi(x)}{dx^2} + \frac{2m}{\hbar^2}(E-U)\psi(x) = 0 \quad (12-31)$$

上式即为一维定态薛定谔方程。

如果粒子在三维空间中运动,在三维的情况下,上式(12-31)可推广为

$$\frac{\partial^2 \psi(x,y,z)}{\partial x^2} + \frac{\partial^2 \psi(x,y,z)}{\partial y^2} + \frac{\partial^2 \psi(x,y,z)}{\partial z^2} + \frac{2m}{\hbar^2}(E-U)\psi(x,y,z) = 0 \tag{12-32}$$

此式即为三维定态薛定谔方程。引入拉普拉斯算符:

$$\nabla^2 \equiv \frac{\partial^2}{\partial x^2} + \frac{\partial^2}{\partial y^2} + \frac{\partial^2}{\partial z^2}$$

式(12-32)可以简写为

$$\nabla^2 \psi(r) + \frac{2m}{\hbar^2}(E-U)\psi(r) = 0 \tag{12-33}$$

式(12-33)称为三维定态薛定谔方程的一般式。

定态薛定谔方程是质量为 m 的实物粒子在力场中的非相对论方程。

通过定态薛定谔方程建立的过程可以看出,薛定谔方程不是实验事实的直接概括,也不是从某些理论导出的定理,它是量子力学中的一个基本假设,其他正确性全靠实践的检验。只要给出粒子在系统中的势能函数 $U(x,y,z)$ 的具体表达式,按照对波函数单值、连续、有限的要求去解此方程,定态波函数和定态能量都可求出来。目前有关原子、分子结构的知识大多是解薛定谔方程得到的。

德布罗意假设、玻恩的统计解释和薛定谔方程是量子力学中的基本假设。此外还有电子自旋、泡利不相容原理等基本假设。量子力学的理论体系就是在这几条基本假设基础上建立起来的。

薛定谔创立了非相对论量子力学,狄拉克创立了相对论量子力学,二人分享了 1933 年诺贝尔物理学奖。

[例 12-5] 由 $\psi(x,t) = \psi_0 e^{-\frac{i}{\hbar}(Et-px)}$ 和相对论中能量和动量关系 $E^2 = c^2 p^2 + m_0^2 c^4$ 出发,建立自由粒子波函数满足的方程。

解:将 $\psi(x,t)$ 分别对 t 和 x 求二阶导数得

$$\frac{\partial^2 \psi}{\partial t^2} = -\frac{E^2}{\hbar^2}\psi$$

$\dfrac{\partial^2 \psi}{\partial x^2} = -\dfrac{p^2}{\hbar^2}\psi$ 将上述关系代入 $E^2 = c^2 p^2 + m_0^2 c^4$ 得

$$\hbar^2 \frac{\partial^2 \psi}{\partial t^2} = c^2 \hbar^2 \frac{\partial^2 \psi}{\partial x^2} - m_0^2 c^4 \psi$$

或

$$\frac{1}{c^2}\frac{\partial^2 \psi}{\partial t^2} - \frac{\partial^2 \psi}{\partial x^2} + \frac{m_0^2 c^4}{\hbar^2}\psi = 0$$

上式称为克莱因-戈尔登方程(Klein-Gordon equation),它是一维自由粒子的相对论波动方程,可以用来描述某些高速运动的微观粒子。

第五节 | 量子力学的原子结构概念

薛定谔方程只对几个最简单的系统才能精确求解,对复杂系统必须用近似方法求解。在氢原子中,电子的能级和波函数是精确解出的。这些结果适用于一切类氢离子,也是计算复杂原子中单电子近似能级和波函数的依据。这些结果在说明复杂原子的壳层结构和分子的结构与功能时都起着重要

作用。下面,避开复杂的计算,只介绍某些重要的结果。

对于类氢离子,仅有一个电子围绕具有 Z 个质子的核在运动,电子质量远小于核的质量,并可以认为核是静止的。电子在库仑力的作用下运动,整个系统的势能函数 $U=-\dfrac{Ze^2}{4\pi\varepsilon_0 r}$,因此在类氢离子中电子运动的定态薛定谔方程是

$$\frac{\partial^2\psi(r)}{\partial x^2}+\frac{\partial^2\psi(r)}{\partial y^2}+\frac{\partial^2\psi(r)}{\partial z^2}+\frac{2m}{\hbar^2}\left(E+\frac{Ze^2}{4\pi\varepsilon_0 r}\right)\psi(r)=0$$

解此方程,可得出类氢离子的如下量子的特征。

一、四个量子数

(一)能量量子化——主量子数 n

类氢离子的总能量只能取一系列分立值,这种现象叫能量量子化。这些值是

$$E_n=-\frac{me^4}{8\varepsilon_0^2 h^2}\cdot\frac{Z^2}{n^2},\quad n=1,2,3,\cdots$$

当 $Z=1$ 时上式和玻尔理论的结果完全一致。式中 n 叫主量子数(principal quantum number),在氢原子及类氢离子中只有一个电子,n 是电子能量的唯一决定者;但在复杂原子中,由于各电子间相互作用,n 只是单电子能量的主要决定者。

(二)角动量量子化——角量子数 l

在经典力学中,粒子在中心对称的势场中运动,它的角动量守恒,角动量 L 可取任意值而保持不变。在量子力学中,薛定谔方程解出的结果是:电子在氢原子中虽有确定的角动量并保持不变,但这些值不是任意的,它只能取一系列分立值,这种现象叫角动量量子化。这些值是

$$L=\sqrt{l(l+1)}\,\frac{h}{2\pi},\quad l=0,1,2,3,\cdots,n-1 \tag{12-34}$$

式中 l 叫角量子数(angular quantum number),它决定角动量数值的大小。显然,角动量不同,电子处于不同的运动状态。在主量子数为 n 时,电子可以分别处于 n 种不同的状态。通常称 $l=0,1,2,3,\cdots,n-1$ 的运动状态为 s、p、d、f、g、h、…等状态。

(三)空间量子化——磁量子数 m

角动量是矢量,在经典力学中,角动量矢量在空间的取向是任意的,相当于玻尔轨道平面在空间的取向是任意的。在量子力学中,解薛定谔方程得出的结果是:角动量在空间中的取向不是任意的,它在空间某一特殊方向,例如沿 Z 轴方向的分量 L_z 只能取一系列分立值,这种现象叫空间量子化。这些值为

$$L_z=m\,\frac{h}{2\pi},\quad m=0,\pm1,\pm2,\cdots,\pm l$$

式中 m 叫磁量子数(magnetic quantum number),它决定了电子轨道角动量在外磁场中的取向。L_z 不同,电子角动量在空间取向不同,电子的运动状态也不同。角动量相同的电子,可以分别处于 $2l+1$ 种不同的状态。

(四)自旋量子化——自旋量子数 s

s 态电子的轨道角动量虽然等于零,但施特恩(O. Stern)和格拉赫(W. Gerlach)实验证明,电子在这种状态时仍具有角动量。电子除了绕核运动外,还在自旋(spin)。电子的自旋是其内禀属性,不能简单地理解为电子绕自身轴线的旋转。依照轨道角动量及其分量的量子条件,电子自旋角动量的量值为

$$L_s = \sqrt{s(s+1)}\,\frac{h}{2\pi} \qquad\qquad (12\text{-}35)$$

式中 s 称为自旋量子数（spin quantum number）。电子的 $s = \frac{1}{2}$，光子的 $s=1$，此外质子和中子也是自旋为 $\frac{1}{2}$ 的粒子。

自旋角动量沿 Z 轴方向的分量 L_{sz} 的量值是

$$L_{sz} = m_s \frac{h}{2\pi}, \quad m_s = -s, -s+1, \cdots, +s$$

式中 m_s 称为自旋磁量子数（spin magnetic quantum number）。由于电子的 $s = \frac{1}{2}$，所以 m_s 的可能取值是 $-\frac{1}{2}$ 和 $+\frac{1}{2}$，就是说对应于每一个由 (n, l, m) 所确定的函数，电子可能有两种不同的运动状态，这两种状态的 m_s 取值分别为 $-\frac{1}{2}$ 和 $+\frac{1}{2}$。

综上所述，根据量子力学理论，类氢离子的电子运动状态，要由四个量子数 (n, l, m, m_s) 来确定，不同的运动状态有不同的量子数：当给定主量子数 n 时，l 的取值为 $0, 1, 2, \cdots (n-1)$，共有 n 个值；当 l 给定时，m 的可能值为 0、±1、±2、$\cdots$、$\pm l$，共有 $2l+1$ 个值；电子的 m_s 的可能值只有 2 个，即 $+\frac{1}{2}$ 与 $-\frac{1}{2}$。因此，对于给定的主量子数 n，电子可能的运动状态为 Z_n 个，Z_n 为

$$Z_n = \sum_{l=0}^{n-1} 2(2l+1) = 2n^2$$

二、多电子原子

一个原子序数为 Z 的原子，原子核外有 Z 个电子，每个电子除了受到原子核的引力外，还受到其他电子的斥力。一个电子在原子核外的电势能为原子核引力产生的势能和其他电子的斥力产生的势能之和。因此对于多电子原子，用薛定谔方程求解是困难的，而只能采用近似方法来解决。常用的有电子独立运动模型、哈特利自洽场模型、中心力场模型等。计算的结果表明：一般情况下，n 值越小，能级越低，n 值相同而 l 值不同的状态，能量略有不同，即给定主量子数 n，由于 l 有 n 个可能值，因而有 n 个相近的能级。

核外电子与宏观物体一样，最稳定的状态就是能量最低的状态。核外电子都有占据最低能级的趋向，这就是能量最小原理（principle of least energy）。但是，电子在核外的分布，还必须遵从泡利不相容原理（Pauli exclusion principle）。1925 年泡利从实验中总结出一个原理：在一个原子内不可能有两个处于同一量子状态的电子，这个原理称为泡利不相容原理。根据这一原理，一个原子内每个电子都有它独自的四个量子数，换言之，任何两个电子都不可能有完全相同的四个量子数。

前面已经讨论过，对于给定的主量子数 n，电子可能的运动状态有 $2n^2$ 个，对于 $n=1$ 电子只有 2 个可能的运动状态，如果原子的原子序数 Z 大于 2，那么，根据泡利不相容原理，核外的 Z 个电子就不可能都处于 $n=1$ 的能级，而要处于 $n=2$、$n=3$ 等较高的能级。一般说来，非激发态的原子，核外 Z 个电子按照从低能级到高能级的规律，从 $n=1$，$l=0$ 开始分布在若干个能级上。

分布在各个能级上的电子，n 值相同的电子属于同一壳层。各个壳层常用代号表示，分别以 K、L、M、N、O、P 代表 $n=1$、2、3、4、5、6 各个壳层。同一壳层中具有同一角量子数 l 的电子，则称为处于同一支壳层。各个支壳层也有代表符号，分别以 s、p、d、f、g、h 代表 $l=0$、1、2、3、4、5 各支壳层。利用 l 的代表符号，可以把原子的电子状态表示为 2p、3s、4d 等等，其中数字表示主量子数。例如 4d 表示电子处于 $n=4$，$l=2$ 的状态。表 12-3 列出每一壳层及支壳层所能容纳的电子数。

多电子原子中由于电子的分布是逐层远离原子核，内壳层通常被填满，电子云是闭合对称的，这

样就对外层电子起着屏蔽作用,使最外层的价电子所受到核电荷的引力减小,并且内层电子靠近原子核,外层电子的作用几乎可以忽略不计。

表 12-3　电子在原子中逐层分布数

| n | 壳层符号 | l | | | | | | | Z_n |
		0 s	1 p	2 d	3 f	4 g	5 h	6 i	
1	K	2							2
2	L	2	6						8
3	M	2	6	10					18
4	N	2	6	10	14				32
5	O	2	6	10	14	18			50
6	P	2	6	10	14	18	22		72
7	Q	2	6	10	14	18	22	26	98

原子处于正常状态时,每个电子都趋向占据可能的最低能级,能量越低的能级首先被电子填满,其余电子依次向未被占据的最低能级填充,直到所有核外电子分别填入可能占据的最低能级为止。由于能量还和角量子数 l 有关,所以在某些情况下,n 较小的低能级壳层尚未填满时,下一个壳层上就开始有电子填入了。这就造成电子在原子中逐层分布的实际情况不完全像表 12-3 列的那样。例如,第三壳层只包括 3s 和 3p 的态,共 8 个电子,电子不是先填 3d 然后再填第四壳层,而是先填 4s 再填 3d。这是因为平均说来,角动量大的电子比角动量小的电子离核远些,受到内层电子的屏蔽作用较大,电子受到核的引力较小,因此势能较高,3d 态的电子角动量大于 4s 态,总能量比 3d 态高,所以,先填 4s,再 3d。同样原因,还发生先填 5s 后填 4d,先 6s 后 5d 等。

按量子力学求得的各元素原子中电子逐层排列情况,已被物理、化学中元素的周期性完全证实。我国科学家总结出确定原子壳层能级高低的经验公式:$(n+0.7l)$ 的值越大,能级越高。

思考题与习题

12-1　实物粒子的德布罗意波与电磁波、机械波有什么区别?

12-2　何谓不确定关系?为什么说不确定关系与实验技术或仪器的改进无关?

12-3　说明波函数的统计意义,波函数应满足什么物理条件?

12-4　将波函数在空间各点的振幅同时增加 k 倍,则粒子在空间分布概率将

　　A. 增加 k^2 倍

　　B. 增为 $2k$ 倍

　　C. 增为 k 倍

　　D. 不变

　　E. 增加 $3k$ 倍

（D）

12-5　根据量子力学理论,氢原子中电子的运动状态可以用 n、l、m、m_s 四个量子数来描述,试说明它们各自确定什么物理量?

12-6　测量星球表面温度的方法是将星球看成绝对黑体,按维恩位移定律测量 λ_m 便可求出 T。

NOTES

如测得北极星的 λ_m=350nm,天狼星的 λ_m=290nm,试求这些星球的表面温度各是多少?

（8 280K,9 993K）

12-7 假设太阳表面温度为 5 800K,直径为 13.9×10^8m,太阳一年中由于辐射而损失的能量是多少焦耳? 按质能联系公式 $\Delta E=\Delta mc^2$,太阳每年损失的质量是多少千克?

（1.23×10^{34}J,1.37×10^{17}kg）

12-8 求证:

（1）当波长较短,温度较低时,普朗克公式可简化为维恩公式;

（2）当波长较长,温度较高时,普朗克公式可简化为瑞利-金斯公式。

12-9 由实验可知,在一定条件下,人眼视网膜上接收 5 个蓝绿色（λ=500nm）光子就能产生光的感觉,此时视网膜上接收的能量有多少? 如果每秒都接收 5 个这种光子,问投射到视网膜上的光功率是多少?

（1.99×10^{-18}J,1.99×10^{-16}W）

12-10 在入射光波长 λ_0=400nm,λ_0'=0.05nm 两种情况下分别计算散射角 $\varphi=\pi$ 时康普顿效应波长偏移 $\Delta\lambda$ 和 $\Delta\lambda/\lambda$。

（0.004 85nm,0.004 85nm,1.2×10^{-3}%,9.7%）

12-11 电视显像管中加速电压为 9kV,电子枪的枪口直径为 0.1mm,求电子射出电子枪时横向速度的不确定量,能否将这些电子视为经典粒子?

（可视为经典粒子）

12-12 粒子在磁感应强度为 B=0.025T 的均匀磁场中沿半径为 R=0.83cm 的圆形轨道运动。求:

（1）其德布罗意波长;

（2）若使质量 m=0.1g 的小球以与 α 粒子相同的速率运动,其德布罗意波长多大?

（9.98×10^{-12}m,6.626×10^{-25}nm）

12-13 氢原子光谱的巴耳末线系中,有一谱线的波长为 430nm。

（1）求与这一谱线相应的光子的能量;

（2）设该谱线是氢原子由能级 E_n 跃迁到 E_k 产生的,n 和 k 各为多少?

（2.89eV;k=2,n=5）

12-14 计算氢原子光谱巴耳末系中波长最长的谱线所对应的光子的波长和能量。

（λ_{max}=656.3nm;E=1.89eV）

12-15 在原子内部,可用四个量子数 n、l、m、m_s 共同确定一个电子运动状态。按泡利不相容原理,在主量子数为 n 的壳层上,最多可容纳多少个电子?

（$2n^2$）

（黄 浩）

第十三章 | 原子核和放射性

学习要求

1. 掌握原子核的衰变类型、原子核的衰变规律和应用。
2. 理解射线与物质相互作用的几种形式、射线剂量的定义及射线的防护方法。
3. 了解原子核的基本性质、放射性核素在医学上的应用。

1911 年,卢瑟福(Rutherford)在 α 粒子散射实验中发现有原子核存在,首次提出了原子的核式模型,即原子由处于原子中心的原子核(atomic nucleus)和绕核运动的电子组成。在此之前,法国科学家贝可勒尔(Becquerel)在 1902 年发现了从铀原子中发射出的高速电子流(β 射线),其能量表明这些电子来自原子核深处。原子核的放射性是不能把原子核作为不可分割的基本粒子的决定性证据,同时,放射性原子核放出的射线成为了探索原子核特性的可靠线索和原子核技术应用的基础。核医学就是原子核技术与医学相结合的一门交叉科学。

第一节 | 原子核的基本性质

一、原子核的组成、质量和大小

原子由原子核和电子组成,原子核又由质子(proton)和中子(neutron)组成。中子不带电,质子带正电,其电量与电子电量的绝对值相等。由于一切原子都是电中性的,因此,原子核中包含的质子数等于核外电子数,即原子序数 Z。质子和中子统称为核子(nucleon)。若以 N 表示中子数,则原子核的核子数 $A=Z+N$。

原子核的质量常用原子质量单位(atomic mass unit)u 来表示,规定自然界中碳的最丰富的同位素 ${}^{12}_{6}C$ 原子质量的 1/12 为原子质量单位

$$1u = \frac{1}{12}m\left({}^{12}_{6}C\right) = 1.660\,540 \times 10^{-27}kg$$

质子和中子的质量相差很小,分别为:$m_p=1.007\,276u$,$m_n=1.008\,665u$,都接近 1。用原子质量单位来量度原子核质量时,其数值都接近于某一整数,所以,此整数就称为该原子核的质量数 A,等于组成该原子核的核子数。对质量数为 A 的原子核,在一些近似计算中可以用 Au 代替原子核的质量。

一类具有确定质子数、核子数和能量状态的中性原子称为核素(nuclide)。若原子的化学元素符号为 X,则核素可以用符号 ${}^{A}_{Z}X$ 来表示,其中 Z 为原子序数,即质子数;A 为原子核质量数,即核子数。由于 X 已经反映了质子数 Z,核素符号也可简写为 ${}^{A}X$。在化学元素周期表中处于同一位置上,质子数相同、质量数不同的一类核素称为同位素(isotope)。例如氢的三种同位素:${}^{1}_{1}H$、${}^{2}_{1}H$(氘)和 ${}^{3}_{1}H$(氚)。同位素的化学性质基本相同,但物理性质可能有很大不同。中子数相同、质子数不同的一类核素称为同中子异位素(isotone),例如 ${}^{36}_{16}S$、${}^{38}_{18}S$ 和 ${}^{40}_{20}Ca$。质量数相同、质子数不同的一类核素称为同量异位素(isobar),例如 ${}^{40}_{18}Ar$、${}^{40}_{19}K$ 和 ${}^{40}_{20}Ca$。原子核具有分立的能级,可以处在不同的能量状态,在一定条件下,可以在不同能级之间跃迁。质量数和质子数均相同而处于不同能量状态的一类核素,称为同核异能

素（isomer）；在质量数后面加写"m"表示这种核素的能量状态比较高，例如 $^{99m}_{43}$Tc 的能量状态比 $^{99}_{43}$Tc 高。

某一核素的各种同位素在自然界中有不同的含量，例如天然存在的氢中 $^{1}_{1}$H 占 99.985%，$^{2}_{1}$H 占 0.014 8%。同位素在自然界中的含量百分比称为同位素丰度（isotope abundance）。

根据 α 粒子散射实验可知原子核的半径 R 约为 $10^{-15}\sim10^{-14}$m 数量级，它与质量数 A 有关，可用如下经验公式表示：

$$R = R_0 A^{1/3} \tag{13-1}$$

式中 R_0 为常数，其值约等于 1.2×10^{-15}m。若把原子核看作球形，则原子核平均密度 ρ 为

$$\rho = \frac{M}{V} = \frac{M}{\frac{4}{3}\pi R^3} = \frac{M}{\frac{4}{3}\pi R_0{}^3 A} \approx \frac{Au}{\frac{4}{3}\pi R_0{}^3 A} = \frac{3u}{4\pi R_0{}^3} \tag{13-2}$$

其中 M、V 分别为原子核的质量和体积。将 u 及 R_0 的数值代入式（13-2）得：$\rho\approx10^{17}$kg·m^{-3}，它是水密度的 10^{14} 倍，是铁密度的 10^{13} 倍，可见原子核密度是非常高的。

二、原子核的自旋和磁矩

实验表明原子核具有角动量，它是原子核的一个重要特征。原子核的角动量习惯上称为核自旋（nuclear spin）。原子核之所以具有核自旋，一是由于组成原子核的质子和中子都具有自旋运动；二是核子在原子核内还有复杂的相对运动，因而产生相应的轨道角动量。所以，核自旋是所有核子的自旋角动量与轨道角动量的矢量和。根据量子力学理论，原子核角动量是量子化的，其矢量的大小为

$$P_I = \sqrt{I(I+1)}\,\hbar \tag{13-3}$$

式中 $\hbar = h/2\pi$，I 为核自旋量子数，它可以取整数或半整数，如 $0,1,2,\cdots$ 或 $1/2,3/2,5/2,\cdots$。原子核角动量在空间某一选定方向（例如 z 轴方向）上的投影也是量子化的，其大小为

$$P_{Iz} = m_I \hbar \tag{13-4}$$

式中 m_I 是核自旋磁量子数。对于某一确定的 I 值，m_I 可以取 $I, I-1, I-2, \cdots, -I+1, -I$，共 $2I+1$ 个值。

实验发现，处于基态时，所有核子数为奇数的原子核，核自旋量子数 I 为半整数；所有质子数和中子数都为偶数的原子核（偶偶核），I 为零；所有质子数和中子数都为奇数的原子核（奇奇核），I 为整数。而激发态原子核的自旋不一定等于基态的自旋。

原子核是一个带电体系，同时具有角动量，因此原子核也具有核磁矩（nuclear magnetic moment）。核磁矩来自两个方面：与核内各核子的自旋运动相联系的本征磁矩（固有磁矩）和与核内各核子的轨道运动相联系的轨道磁矩。但是，核磁矩并不等于各核子磁矩的简单相加。类似于原子磁矩，核磁矩矢量与核角动量矢量成正比

$$\boldsymbol{\mu}_I = g\frac{e}{2m_p}\boldsymbol{P}_I \tag{13-5}$$

式中 m_p 为质子质量；g 称为朗德因子（Landé g-factor），或称为原子核的 g 因子（g-factor），不同原子核有不同的 g 因子。核磁矩在 z 轴方向上的投影为

$$\mu_{Iz} = g\frac{e}{2m_p}P_{Iz} = g\frac{e}{2m_p}m_I\hbar = gm_I\mu_N \tag{13-6}$$

其中

$$\mu_N = \frac{e\hbar}{2m_p} = 5.050\ 8\times10^{-27}\text{J}\cdot\text{T}^{-1} \tag{13-7}$$

称为核磁子（nuclear magneton），是核磁矩的单位。由于核自旋是量子化的，因此 μ_{Iz} 也是量子化的，共有 $2I+1$ 的取值。一般定义核磁矩大小为 m_I 取 I 时的 μ_{Iz} 值，即为 $gI\mu_N$。式（13-6）表明一切 $I\neq0$ 的

原子核都具有磁矩。

　　组成原子核的质子和中子也具有自旋和磁矩。实验测得,质子和中子的核磁矩分别为 $2.793\mu_N$ 及 $-1.913\mu_N$。这表明质子和中子存在内部结构,中子虽然整体上是电中性的,但其内部具有一定的电荷分布。

*三、核磁共振的基本原理和磁共振成像简介

　　核磁共振揭示了组成物质的原子核的磁性。随着这一原理的方法和技术的发展,核磁共振已成为临床医学诊断的重要手段。

　　核磁共振(nuclear magnetic resonance,NMR)是物质中原子核磁矩在外磁场的作用下能级发生分裂、并在外加射频场的作用下产生能级跃迁的现象,简称磁共振(magnetic resonance,MR)。核磁共振的基本概念主要包括:原子核的自旋和磁矩,自旋磁矩在外磁场中的能量状态,产生核磁共振的条件,拉莫尔(Larmor)进动,宏观磁矩,射频场对宏观磁矩的作用,弛豫过程与弛豫时间等。

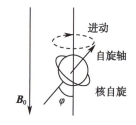

图 13-1　原子核在外磁场中的进动

(一)拉莫尔进动及能量分裂

　　有角动量的原子核类似环形电流,具有核磁矩。当自旋原子核处于外静磁场 B_0 中,它的轴向与磁场方向成一角度 φ,因此自旋核在自身旋转的同时,受到磁场力矩的作用,又以 B_0 为轴进动,称为拉莫尔进动(Larmor precession),如图 13-1 所示。核磁矩 μ_I 在外部磁场中的能量为

$$E=\mu_I \cdot B_0=-\mu_I B_0\cos\varphi$$

结合式(13-6),核磁矩在外场中的能级为

$$E=-gm_I\mu_N B_0$$

　　在核磁共振波谱和磁共振成像的开始阶段,主要是研究质子,即氢核 ^1H,这是因为在人体和各种有机化合物中氢核占的比例大,核磁共振信号强、灵敏度高。对应于自旋角动量量子数 I 的原子核,其能级有 $2I+1$ 个值。在没有磁场时的一个能级,在外磁场 B_0 中会分裂成 $2I+1$ 个能级。例如,自旋量子数 $I=1/2$ 的氢核,氢核磁矩又称 μ_p。由于量子化条件,其方向取两种状态:即平行或反平行于外磁场,自旋在磁场中的取向如图 13-2(a)、(b)所示,(a)中上图为稳定平衡,势能低;下图为不稳定平衡,势能高。且低能粒子数量多于高能粒子。按照量子理论和氢核跃迁规则 $m_I=\pm 1$,它们的能级差 ΔE,B_0 是外加磁

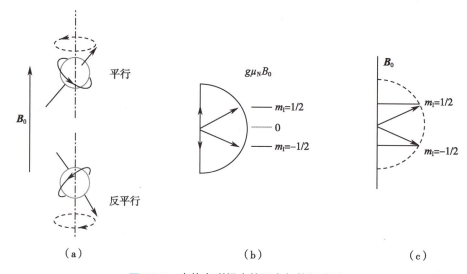

（a）　　　　　　　　　　　　（b）　　　　　　　　　　　　（c）

图 13-2　自旋在磁场中的取向与能级分裂
（a）核在 B_0 中的进动;（b）$I=1/2$ 的核在磁场中的取向;（c）能级分裂。

感应强度,如图 13-2(c)所示,这种现象叫做塞曼效应(Zeeman effect)。

通常组成原子核系统的磁矩是杂乱无章分布的,磁矩间的磁性相互抵消,对外不表现磁性。由于外加磁场,氢核磁矩不能完全互相抵消,在外磁场方向便出现一个磁矩,是氢核磁矩从无序排列变成有序排列的结果。磁场愈强、氢核磁矩取向一致的倾向愈强烈,物体表现出磁性愈明显,这个磁矩叫做宏观磁矩,用符号 $\boldsymbol{M}$ 表示。

(二) 核磁共振条件

在外磁场中氢核磁矩受到外磁场的作用,产生能级分裂。按照量子理论,当原子核处在外磁场,同时又在频率为 ν 的射频(radio frequency,RF)电磁场的作用下,若射频能量 $h\nu$ 等于原子核的能级差

$$\Delta E = h\nu = g\mu_N B_0$$

处于低能级的原子核就有可能吸收 RF 能量跃迁到高能级。射频频率表示为

$$\nu = \frac{g\mu_N B_0}{h}$$

由于核磁子 $\mu_N = \dfrac{e\hbar}{2m_p}$,磁旋比 $\gamma = \dfrac{ge}{2m_p}$,因此频率又可写成 $\nu = \dfrac{\gamma B_0}{2\pi}$,

$$\omega = 2\pi\nu = \gamma B_0$$

式中 ω 叫做进动角频率,称为拉莫尔频率(Larmor frequency)。拉莫尔频率的大小与外磁场的感应强度的大小成正比,比例系数 γ 指原子核的磁矩与自旋角动量之比,称为原子核的旋磁比(gyromagnetic ratio),它是一个与原子核性质有关的常数;不同种类的原子核,其磁旋比 γ 大小不同。对同一种原子核,因其磁旋比 γ 相同,磁场愈强,原子核的旋进频率就愈高;对不同种类的原子核,在相同的磁场作用下,因其磁旋比 γ 不同,其旋进频率也不相同。

处于外磁场中的氢核磁矩,若同时在垂直于 $\boldsymbol{B}_0$ 方向上施加一个满足拉莫尔频率的交变电磁场 RF 脉冲信号,氢核磁矩就有可能吸收 RF 的能量,使部分氢核被激发,这种现象称为共振吸收(resonance absorption)。停止 RF 照射,处于激发态的氢核磁矩将会回到低能态,同时发射 RF,称为共振发射。因此,要产生磁共振,除了施加 RF 的频率必须和自旋核的进动频率相同外,RF 的方向必须垂直于外磁场 $\boldsymbol{B}_0$,由于 RF 既有电矢量又有磁矢量,磁共振中起作用的是磁矢量 $\boldsymbol{B}_1$,也就是 $\boldsymbol{B}_1$ 必须垂直于外磁场 $\boldsymbol{B}_0$,而且绕 $\boldsymbol{B}_0$ 以 $\omega = \gamma B_0$ 旋转。

要使自旋核发生共振吸收,在实验中一般采用两种方法:一种是固定外磁场 $\boldsymbol{B}_0$,连续改变 RF 的频率或采用射频脉冲,当 ω 满足拉莫尔公式时,就发生共振吸收,这种方法叫做扫频法;另一种是保持 RF 的频率,连续改变外磁场的磁感应强度,当外磁场的磁感应强度满足拉莫尔公式时,就发生共振吸收,这种方法叫做扫场法。扫频法多用于获得样品的磁共振波谱,扫场法主要使用在磁共振成像中,但在体波谱的核磁共振成像仪中也用到扫场法。

(三) 弛豫过程和弛豫时间

大量氢核磁矩顺着磁场方向排列的状态,并不随时间变化,称为稳定平衡状态。若受到电磁辐射的激发,宏观磁矩的方向就要偏离平衡状态,这时氢核磁矩就不能长久保持这种状态,而是要逐渐恢复到平衡状态。这个恢复过程称为弛豫过程,它反映了不同氢核之间以及氢核与周围环境之间相互作用的过程。第一种是整个氢核磁矩系统向周围环境之间释放能量,自身恢复到平衡状态。这个过程称为自旋-晶格弛豫,其速率用 $1/T_1$ 表示,T_1 称为自旋-晶格弛豫时间。由于氢核将能量转移给周围分子,降低了磁性核的总体能量。宏观磁矩偏离磁场方向 φ 变小,随着弛豫过程的进行,宏观磁矩在纵向的分量变大,最后达到未偏离磁场方向的宏观磁矩大小,所以这个过程叫做纵向弛豫。第二种氢核磁矩在水平垂直于磁场方向(横向)趋于平衡状态,核磁矩旋进的相位完全错乱。各磁矩在垂直于磁场方向的磁性将互相抵消,从宏观上看磁矩垂直于磁场方向分量趋于零,这个过程称为

横向弛豫。旋进频率相同、旋进取向不同的同种核相互交换能量的物理过程,故又叫做自旋-自旋弛豫过程,其速率用 $1/T_2$ 表示,T_2 称为自旋-自旋弛豫时间。自旋-自旋弛豫过程未降低磁性核的总体能量。

(四) 磁共振成像

核磁共振在医学领域的应用主要是磁共振成像。利用核磁共振中的共振频率对静磁场强度的依赖性,可以进行磁共振成像(magnetic resonance imaging,MRI)获得人体内部形态与生理的信息。基本方法是采用一定的技术将受检体共振核的密度、环境和位置等信息表示出来。采用在均匀磁场中叠加一个随空间位置变化的线性梯度磁场,调整弛豫过程来建立共振信号与空间位置的对应,将被试物体简化为小体积的体素组成,依次测量体素的 MR 信号,通过频率编码和相位编码,进行图像重建,获得扫描层面的核磁共振图像。

四、原子核的结合能及质量亏损

实验发现,任何一个原子核的质量,总是小于组成该原子核的核子的质量之和。表明在核子组成原子核时,要损失一定的质量 Δm。损失的质量 Δm 称为质量亏损(mass defect)。例如氢的同位素氘核 $^2_1\mathrm{H}$ 是由一个质子与一个中子组成,其质量亏损为

$$\Delta m = (m_\mathrm{p}+m_\mathrm{n}) - m_\mathrm{d} = (1.007\ 276\mathrm{u}+1.008\ 665\mathrm{u}) - 2.013\ 552\mathrm{u} = 0.002\ 389\mathrm{u}$$

式中 m_p、m_n、m_d 分别是质子、中子和氘核的质量。研究发现,当一个质子与一个中子结合成氘核时,将释放一个能量为 $\Delta E = 2.225\mathrm{MeV}$ 的光子,根据相对论的质能关系,上述光子的质量为

$$\Delta m = \Delta E/c^2 = 3.966\ 5 \times 10^{-30}\mathrm{kg} = 0.002\ 389\mathrm{u}$$

恰好等于质量亏损,即质量亏损是由于在质子与中子结合成氘核时释放了光子而带走了相应的能量。实际上质子与中子结合成其他原子核时,都要以释放光子的形式带走能量。自由核子结合成原子核时释放的能量称为结合能(binding energy)。要使原子核分裂为自由的质子和中子时,也必须吸收与结合能同样大小的能量。任意一个核素 $^A_Z\mathrm{X}$ 的结合能 ΔE 为

$$\Delta E = [Zm_\mathrm{p}+(A-Z)m_\mathrm{n}-m_\mathrm{d}]\ c^2 = \Delta m \cdot c^2 \tag{13-8}$$

式中的 Z 是质子数、$(A-Z)$ 是中子数。由质能关系计算可知,1u 的质量相当于 931.5MeV 的能量。所以,式(13-8)也可以写成

$$\Delta E(\mathrm{MeV}) = 931.5 \times \Delta m(\mathrm{u}) \tag{13-9}$$

把原子核的结合能 ΔE 除以该原子核的核子数 A 就得到原子核的比结合能(specific binding energy)ε

$$\varepsilon = \Delta E/A \tag{13-10}$$

比结合能的物理意义是:若把一个核子放入原子核里,则平均释放能量 ε。反之,若从原子核内取出一个核子,则需要克服原子核对核子的引力平均做功 ε。因此,ε 越大,表示核子间结合得越紧密,ε 的大小可以作为原子核稳定性的量度。

自然界中各种原子核的结合能相差甚大,但比结合能却相差不大。图 13-3 给出了不同原子核的比结合能曲线。从图中可见,比结合能曲线两头低,中间高。当 $A<30$ 时,比结合能表现出周期性的变化;凡是 A 等于 4 的倍数的原子核,ε 有极大值,这表明 4 个核子组成的 α 粒子构成一个稳定的集体;A 大于 30 的原子核,比结合能变化不大,这时结合能 ΔE 正比于核子数 A。当 A 在 40~120 之间时,比结合能最大,约为 8.6MeV。轻核和重核的比结合能小于中等核的比结合能。当比结合能小的原子核变成比结合能大的原子核时,将释放出能量。这就是采用重核裂变和轻核聚变两种途径获得原子能的依据。

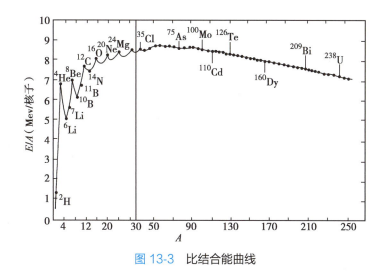

图 13-3　比结合能曲线

原子核内部核子之间的相互作用力称为核力（nuclear force）。核力具有下列一些重要特征：核力是一种短程力，它只在距离为 10^{-15} m 的数量级内发生作用；核力是强相互作用，事实表明核力约比库仑力大 100 倍；核力具有饱和性，即每个核子只能与有限个数的相邻核子相互作用；核力与电荷无关，质子与质子、中子与中子、中子与质子之间的作用力是相等的；核力在极短程（$<6\times10^{-16}$m）内存在排斥力，它使核子不能无限靠近。

第二节 ｜ 原子核的衰变类型

已经发现自然界中天然存在的核素有 340 多种。其中 280 多种是稳定核素（stable nuclide）；60 多种是不稳定的放射性核素（radioactive nuclide），它们会自发放出各种射线变成另一种核素。这种现象称为原子核的放射性衰变（radioactive decay），简称为核衰变（nuclear decay）。除天然存在的核素外，自 1934 年以来通过人工方法又制造了 1 600 多种放射性核素，一共有 2 000 多种核素。放射性衰变最初是在自然界的重元素中发现的。1896 年贝可勒尔（Becquerel）发现了铀（U）的放射性，随后 1898 年居里（Curie）夫妇发现了放射性更强的元素——钋（Po）和镭（Ra），他们三人共同荣获了1903 年诺贝尔物理学奖。人们开始了对放射性的研究。一方面，放射性衰变为我们提供了原子核内部运动的许多重要信息，另一方面，放射性又在工业、农业、医学、科学研究等各方面有着广泛的应用。

放射性核素的衰变类型主要有三种：α 衰变、β 衰变和 γ 衰变。在核衰变过程中，电荷、质量、能量、动量和核子数等物理量守恒。

一、α 衰变

质量数 A 大于 209 的放射性核素能自发地放出 α 射线而变成电荷数减少 2、核子数减少 4 的另一种核素的现象称为 α 衰变。所谓 α 射线是高速运动的氦核 $_2^4$He，也称为 α 粒子。α 衰变过程可表示为：

$$_Z^A X \rightarrow {}_{Z-2}^{A-4} Y + {}_2^4 He + Q \tag{13-11}$$

式中 X 称为母核，Y 称为子核，衰变前后的核子数和电荷数守恒；Q 是衰变过程中放出的能量（以 MeV 为单位），称为衰变能，在数值上等于 α 粒子的动能与子核反冲动能之和。

实验发现，大部分核素放出的 α 粒子的能量并不是单一的，而是有几组不同的分立值。这表明原子核内部也有能级存在，α 粒子的能谱与子核或母核的能级结构有密切联系。例如镭 $_{88}^{226}$Ra 放出三

种不同能量的 α 粒子,通过实验可测得这三种 α 粒子的动能分别为 $E_{\alpha1}$=4.784MeV、$E_{\alpha2}$=4.598MeV 和 $E_{\alpha3}$=4.34MeV,其中最大动能 $E_{\alpha1}$ 对应 ^{226}Ra 放出 α 粒子到达氡 ^{222}Rn 的基态,$E_{\alpha2}$ 和 $E_{\alpha3}$ 分别对应 ^{226}Ra 到达氡 ^{222}Rn 的第一激发态及第二激发态。由此可以确定 ^{222}Rn 的低激发态的能级结构,如图 13-4 所示。同时实验上也观察到从 ^{222}Rn 的第一激发态向基态跃迁时放出的能量为 0.186MeV 的 γ 射线,这与上述结果完全一致。

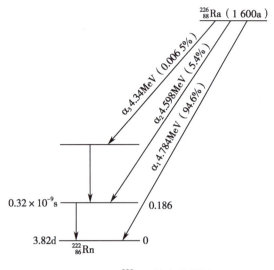

图 13-4　^{226}Ra 的衰变纲图

二、β 衰变

放射性核素的 β 衰变主要包括 β$^-$ 衰变、β$^+$ 衰变和电子俘获(electron capture)三种类型。

(一) β$^-$ 衰变

母核自发地放射出一个 β$^-$ 粒子(普通电子 e$^-$)和一个反中微子 $\bar{\nu}_e$,而转变成电荷数增加 1、核子数不变的子核。β$^-$ 衰变可表示为

$$^A_ZX \rightarrow\,^A_{Z+1}Y + e^- + \bar{\nu}_e + Q \qquad (13-12)$$

图 13-5 为 $^{32}_{15}$P 和 $^{99}_{42}$Mo 的 β$^-$ 衰变。

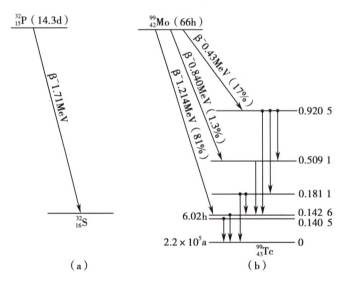

图 13-5　$^{32}_{15}$P 和 $^{99}_{42}$Mo 的 β$^-$ 衰变

(a) $^{32}_{15}$P 的衰变纲图;(b) $^{99}_{42}$Mo 的衰变纲图。

吴健雄等人做过一个很有名的 β$^-$ 衰变实验——^{60}Co 的衰变:

$$^{60}_{27}Co \rightarrow\,^{60}_{28}Ni + e^- + \bar{\nu}_e + Q$$

这一实验证实了李政道和杨振宁关于弱相互作用中的宇称不守恒的论点。

(二) β$^+$ 衰变

母核自发地放射出一个 β$^+$ 粒子(正电子 e$^+$)和一个中微子 ν_e,而转变成电荷数减少 1、核子数不变的子核。β$^+$ 衰变可表示为

$$^A_ZX \rightarrow\,^A_{Z-1}Y + e^+ + \nu_e + Q \qquad (13-13)$$

（三）电子俘获

母核俘获一个核外轨道电子而变成电荷数减少 1、核子数不变的子核，同时放出一个中微子 ν_e。这个过程可表示为

$$_Z^A X + e^- \rightarrow {}_{Z-1}^A Y + \nu_e + Q \tag{13-14}$$

一个内层电子被原子核俘获后，外层电子会立即填补这一空位，同时放出能量。这个能量可以以发射标识 X 射线（光子）的形式放出，也可以使另一外层电子电离成为自由电子。这种被电离出的电子称为俄歇电子（Auger electron）。

上述三种衰变过程的共同特点是子核的核子数与母核相同，而电荷数则增加 1 或减少 1，因而将它们统称为 β 衰变。由于在 β 衰变过程中有中微子参与，衰变所放出的能量将在电子、中微子和子核之间任意分配。因此 β 射线的能谱是连续的，即发出的电子的能量可以取从 0 到某一最大值 E_{max} 之间的任何数值，如图 13-6 所示为 ^{40}K、^{30}P、^{28}Al 的 β 射线能谱图。β 衰变前后电荷守恒、角动量守恒，因而中微子及反中微子的电荷必然为 0，以及自旋为 $\frac{1}{2}\hbar$；另外，它们的质量几乎为 0，这说明它们同其他物质的相互作用非常微弱。由于中微子既不带电，又近乎无质量，直到中微子假设提出 26 年以

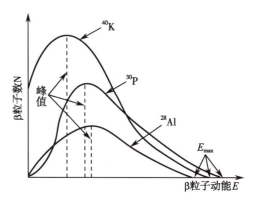

图 13-6　^{40}K、^{30}P、^{28}Al 的 β 射线能谱图

后，才在 1956 年首次在实验室中直接观察到。同时，正如光子是在原子或原子核从一个激发态跃迁到另一个激发态或基态时产生的那样，电子和中微子也是在 β 衰变中产生的。例如，β⁻ 衰变是母核的一个中子转变为一个质子、一个电子和一个反中微子的过程；β⁺ 衰变是母核的一个质子转变为一个中子、一个正电子和一个中微子的过程；而电子俘获则是母核的一个质子俘获一个轨道电子后转变为一个中子和一个中微子的过程。

三、γ 衰变　内转换

处于激发态的原子核在不改变其组成的情况下，以放出 γ 射线（光子）的形式释放能量而跃迁到较低能级的现象称为 γ 衰变。γ 衰变通常是伴随着 α 衰变、β 衰变发生的，由于 α 衰变、β 衰变的结果往往产生处于激发态的子核，其寿命一般极短，因而立即有 γ 衰变发生。γ 衰变放出的光子能量为 MeV 的数量级。例如医学上治疗肿瘤常用 ^{60}Co 产生的 γ 射线，其衰变过程为：^{60}Co 以 β⁻ 衰变到 ^{60}Ni 的 2.50MeV 激发态，^{60}Ni 放出能量为 1.17MeV 的 γ 射线而跃迁到 1.33MeV 的较低激发态，再放出能量为 1.33MeV 的 γ 射线而跃迁到基态；即每当有一个 ^{60}Co 原子核发生 β⁻ 衰变并放出一个 β⁻ 粒子时，立即有两个 γ 光子伴随而生。γ 衰变过程中能量、角动量守恒。

在某些情况下，原子核从激发态向较低能级跃迁时不一定放出 γ 光子，而是把这部分能量直接交给核外电子，使其脱离原子的束缚而成为自由电子，这称为内转换（internal conversion，IC），释放的电子称为内转换电子（internal conversion electron）。内转换电子的能谱是分立的，它与 β 衰变时电子的连续谱截然不同。一般重核低激发态发生跃迁时，发生内转换的概率比较大。内转换过程由于释放电子而在原子的内壳层出现空位，外层电子将会填充这个空位而发射标识 X 射线或俄歇电子。

原子核衰变常用衰变纲图（decay scheme）表示，如图 13-4 及图 13-5 所示。按照惯例把 Z 小的核素画在左边，Z 大的画在右边。横线表示原子核的能级，对应每种核素的最低一条横线表示基态，在它上面的横线表示激发态。每条能级右边标出的是该能级的能量（相对于基态而言，以 MeV 为单位），左边标出的是半衰期。用箭头向右的斜线表示 β⁻ 衰变；用箭头向左的斜线表示 α 衰变、β⁺ 衰变或轨道电子俘获。斜线旁边标出衰变类型、所发射粒子的最大能量（一般以 MeV 为单位）和分支比（该衰

变发生的概率,以百分数表示)等。两能级之间的垂线表示 γ 衰变,线旁的数字为放出的 γ 光子能量。利用衰变纲图可以计算一定量放射性核素的放射性大小。

第三节 │ 原子核的衰变规律

一、衰变规律

核衰变是原子核自发产生的变化,虽然我们无法知道某一个放射性核素何时发生衰变,但对由大量核素组成的放射性物质,其衰变服从统计学规律。在 dt 时间内发生衰变的原子核数目 $-dN$ 一定正比于当时存在的原子核数目 N,以及时间间隔 dt,即

$$-dN = \lambda N dt \tag{13-15}$$

式中 λ 称为衰变常量(decay constant),它是放射性核素的特征常数,表示 1 个原子核在单位时间内发生衰变的概率;$-dN$ 表示原子核的减少量。设 $t=0$ 时原子核的数目为 N_0,则对上式积分可得 t 时刻原子核数目 N 为

$$N = N_0 e^{-\lambda t} \tag{13-16}$$

这就是核衰变服从的指数规律,称为衰变定律。它只给出了原子核发生衰变的概率。

二、半衰期

原子核数目因衰变减少到原来的一半所需的时间,称为半衰期(half life)。将半衰期记作 T,根据式(13-16)有

$$N = \frac{N_0}{2} = N_0 e^{-\lambda T}$$

即

$$T = \frac{ln2}{\lambda} = \frac{0.693}{\lambda} \tag{13-17}$$

可见,T 也是放射性核素的特征常数,λ 越大,T 越小,衰变越快。由此,衰变定律式(13-16)也可用 T 表示为

$$N = N_0 \left(\frac{1}{2}\right)^{t/T} \tag{13-18}$$

例如,^{11}C 的半衰期为 20.4min,表示经过约 20min,^{11}C 原子核的数目就减少一半;再过 20min 又减少了一半,即剩下原来的 1/4,而不是全部衰变完。

原子核衰变的快慢还可以用平均寿命表示。由式(13-16)可知,在 $t \to t+dt$ 时间间隔内发生衰变的原子核数为 $-dV = \lambda N dt$,这些核的寿命为 t,它们的总寿命为 $\lambda N t dt$。考虑到有的核在 $t \approx 0$ 时就衰变掉,有的要到 $t \to \infty$ 时才衰变掉,于是,任一核的平均寿命为

$$\tau = \frac{\int_0^\infty \lambda N t dt}{N_0} = \frac{1}{\lambda} = \frac{T}{ln2} = 1.44T \tag{13-19}$$

即平均寿命是衰变常量的倒数,衰变常量越大,衰变越快,平均寿命也越短。

在核医学中,进入人体内的放射性核素除因自身衰变而减少外,还可以通过机体的代谢而排出体外。因此,生物机体内放射性核素数目的减少比单纯的核衰变要快。将由于各种排泄作用而使生物体内的放射性原子核数目减少一半所需的时间 T_b 称为生物半衰期(biological half life)。生物

机体排出放射性核素的规律,也近似服从衰变定律式(13-16)。同样,生物衰变常量(biological decay constant)λ_b与生物半衰期T_b也满足式(13-17)。

在生物机体内,放射性原子核数目由于自身衰变及排出体外而减少,它们的衰变常量分别为物理衰变常量λ与生物衰变常量λ_b,衰变定律可改写为

$$N = N_0 e^{-(\lambda+\lambda b)t} = N_0 e^{-\lambda_e t} \qquad (13\text{-}20)$$

其中$\lambda_e = \lambda + \lambda_b$称为有效衰变常量(effective decay constant)。与λ_e对应的半衰期T_e称为有效半衰期(effective half life),它表示生物机体内放射性原子核数目减少一半所需的时间。有效半衰期T_e、物理半衰期T和生物半衰期T_b之间的关系为

$$\frac{1}{T_e} = \frac{1}{T} + \frac{1}{T_b} \qquad (13\text{-}21)$$

采用放射性物质作为生物机体示踪剂时,有效半衰期是一个很重要的参数。

三、放射性活度

放射性物质在单位时间内发生衰变的原子核数称为该物质的放射性活度(radioactivity),用A表示,则有:

$$A = -\frac{dN}{dt} = \lambda N = \lambda N_0 e^{-\lambda t} = A_0 e^{-\lambda t} \qquad (13\text{-}22)$$

式中A_0是$t=0$时的放射性活度。由式(13-22)可知,放射性活度服从指数规律。在国际单位制中,A的单位是贝可(Becquerel,Bq),1Bq=1次核衰变/秒。在此之前,放射性活度的单位是居里(Curie,Ci),1Ci=3.7×10^{10}Bq。

[例13-1]　设一台^{60}Co"γ刀"初装时的钴源活度为6 040Ci,使用5年后,钴源活度还剩多少贝可? 其平均寿命为多少年?

解:^{60}Co的半衰期T=5.27a(即5.27年),已知A_0=6 040Ci≈224TBq,t=5a,将以上数据代入式(13-22),得5年后钴源活度为

$$A = A_0 e^{-\lambda t} = 224\times\exp\left(-\frac{0.693}{5.27}\times5\right) = 116(\text{TBq})$$

由式(13-19)可得^{60}Co的平均寿命为

$$\tau = 1.44T = 7.6a$$

某种核素的放射源不可能全部由同种核素组成,而是与其稳定的同位素或其他物质混在一起。为了反映放射性物质的纯度,引入的比活度(specific activity)概念,它定义为单位质量放射源的放射性活度,比活度越大,该放射性物质的纯度越高。

四、放射性平衡

许多放射性核素并非一次衰变就达到稳定,而是由于其子核仍具有放射性而继续衰变下去,直到成为稳定核素而终止,这就是级联衰变(cascade decay)。

自然界中一些重的天然或人造放射性核素形成4个放射系,即存在4个级联衰变链。每个放射系都由一个半衰期很长的核素开始,这个起始的核素成为母体,其半衰期与地球年龄4.5×10^9a相近或更长,母体经过一系列的放射性衰变最后到达一个稳定的核素。这4个放射系是:钍系——从钍($^{232}_{90}$Th,半衰期1.4×10^{10}a)开始,经过6次α衰变和4次β^-衰变转变为稳定核素$^{208}_{82}$Pb,系中各放射性核素的质量数A都是4的倍数,即$A=4n$。铀系——从铀($^{238}_{92}$U,半衰期4.47×10^9a)开始,经过8次α衰变和6次β^-衰变转变为稳定核素$^{206}_{82}$Pb,系中各放射性核素的质量数A满足$A=4n+2$。锕系——母

体是铀的同位素 $^{235}_{92}$U，俗称锕铀（AcU），半衰期为 4.04×10^8a，母体经过 7 次 α 衰变和 4 次 β⁻ 衰变转变为稳定核素 $^{207}_{82}$Pb，系中各放射性核素的质量数 A 满足 $A=4n+3$。镎系——从钚（$^{241}_{94}$Pu）开始，级联衰变转变为稳定核素 $^{209}_{83}$Bi，此系中镎（$^{237}_{93}$Np）的半衰期最长，为 2.14×10^6a，故此系以镎命名；但由于镎的半衰期比地球的年龄短得多，因此自然界不存在镎系，该系是 1941 年人们在人造放射性核素中找到的；系中各放射性核素的质量数 A 满足 $A=4n+1$。

下面讨论级联衰变时母核与子核的衰变规律。考虑简单的级联衰变：

$$A \xrightarrow{\lambda_A} B \xrightarrow{\lambda_B} C$$

$t=0$ 时核素 A 的数目为 N_{A0}，而核素 B、C 的数目均为 0，即 $N_{B0}=N_{C0}=0$。在 $t \rightarrow t+\mathrm{d}t$ 时间内，核素 A 衰变的数目为 $-\mathrm{d}N_A(t)=\lambda_A N_A(t)\mathrm{d}t$，解得

$$N_A = N_A \mathrm{e}^{-\lambda_A t}$$

服从指数衰变规律式（13-16）；对于核素 B，既以 $\lambda_A N_A$ 的速度从 A 中产生，又以 $\lambda_B N_B$ 的速度衰变为 C，因此核素 B 在 $t \rightarrow t+\mathrm{d}t$ 时间内的变化为

$$\mathrm{d}N_B(t) = [\lambda_A N_A(t) - \lambda_B N_B(t)]\mathrm{d}t \tag{13-23}$$

上式的解为

$$N_B = N_{A0}\frac{\lambda_A}{\lambda_B - \lambda_A}(\mathrm{e}^{-\lambda_A t} - \mathrm{e}^{-\lambda_B t}) \tag{13-24}$$

由此可见，级联衰变只有母核是指数衰减；而子核的衰变规律不仅与自身的衰变常量 λ_B 有关，还与母核的衰变常量 λ_A 有关，衰变规律不是简单的指数规律。

例如在临床放射性核素显像检查中最常用的放射性核素锝（^{99m}Tc）是由核素钼（^{99}Mo）衰变而来，其级联衰变为

$$^{99}\mathrm{Mo} \xrightarrow{\beta^-} {}^{99m}\mathrm{Tc} \xrightarrow{\gamma} {}^{99}\mathrm{Tc} \tag{13-25}$$

^{99m}Tc 衰变放出能量为 141keV 的 γ 射线，由于它对患者的辐射损伤小，被广泛用于心、脑、肾、骨、肺、甲状腺等多种脏器疾病的检查，目前全世界应用的放射性核素显像药物中，^{99m}Tc 及其标记的化合物占 80% 以上。该级联衰变中 ^{99}Mo 和 ^{99m}Tc 的半衰期分别为 66.02h 和 6.02h，即 $T_A > T_B$（或 $\lambda_A < \lambda_B$），这时式（13-24）可改为

$$N_B = N_{A0}\frac{\lambda_A}{\lambda_B - \lambda_A}\mathrm{e}^{-\lambda_A t}[1-\mathrm{e}^{-(\lambda_B - \lambda_A)t}] = N_A \frac{\lambda_A}{\lambda_B - \lambda_A}[1-\mathrm{e}^{-(\lambda_B - \lambda_A)t}]$$

随着 t 增加，母核越来越少，直到全部衰变为子核，当 $t \rightarrow \infty$ 时，$\mathrm{e}^{-(\lambda_B - \lambda_A)t} \ll 1$，因此有

$$N_B \approx N_A \frac{\lambda_A}{\lambda_B - \lambda_A}$$

即子核将按母核的衰变规律衰变。这时子核每秒衰变的原子核数目等于它从母核衰变而得到补充的数目，子核的数目不再增加，达到放射性平衡（radioactive equilibrium）。

[例 13-2]（1）式（13-24）出发，讨论当 $\lambda_A < \lambda_B$ 时，子核 $N_B(t)$ 何时达到最大值[假设 $N_B(0)=0$]？

（2）对于钼锝核素发生器，一次洗脱后经过多少时间再淋洗，得到的子核 ^{99m}Tc 数目最多？

解：（1）为使 $N_B(t)$ 达最大值，令 $t=t_m$ 时，$\dfrac{\mathrm{d}N_B(t)}{\mathrm{d}t}=0$，得到 $t_m = \dfrac{1}{\lambda_B - \lambda_A}\ln\dfrac{\lambda_B}{\lambda_A}$。

（2）已知 T_A=66.02h，T_B=6.02h 代入上式，得

$$t_{m}=\frac{1}{\frac{\ln2}{T_{B}}-\frac{\ln2}{T_{A}}}\ln\frac{T_{A}}{T_{B}}=\frac{T_{A}T_{B}}{(T_{A}-T_{B})\ln2}\ln\frac{T_{A}}{T_{B}}=23\mathrm{h}$$

由此可见,洗脱时间间隔最好约为23h,此时子核 ^{99m}Tc 的放射性活度与母核 ^{99}Mo 近似相等达到最大值;但在实际中为了有效合理使用新鲜的 ^{99m}Tc,每天可以间隔4~6h,洗脱2~3次。

第四节 | 射线与物质的相互作用

各种射线通过物质时,都能与物质发生相互作用,射线的能量不断被物质吸收。研究这种作用可以了解射线的性质、射线产生的物理过程、射线对物质的影响及设计和研制射线探测装置。因此,了解射线与物质相互作用的规律是进行射线探测、防护以及医学中用射线进行疾病诊断和治疗的重要基础。

一、带电粒子与物质的相互作用

(一)电离和激发

α 粒子、β 粒子等带电粒子穿过物质时,通过与物质中的核外电子做非弹性碰撞将能量转移给电子,电子获得能量后脱离原子,形成自由电子和正离子,合称为离子对,这一过程称为电离(ionization)。若脱离出来的自由电子能量足够大,它又可以使其他原子电离,称为间接电离或次级电离。如果电子获得的能量不足以使它脱离原子,它将由低能级跃迁到高能级,使原子处于激发态,这一过程称为激发(excitation)。退激时,会以光的形式辐射出来或转变为热运动的能量。带电粒子因与核外电子的非弹性碰撞,导致物质原子电离或激发而损失能量的过程称为电离损失,这是质子、α 粒子等较重带电粒子动能损失的主要方式。由于带电粒子的电离作用,它通过物质的路径周围将留下许多离子对,每厘米路径上产生的离子对,称为比电离(specific ionization)。它表示带电粒子电离本领大小,在生物体内表示对机体的损伤程度。比电离与带电粒子的速度、电量和物质的密度有关。带电粒子的速度愈小,比电离愈大;带电粒子的电荷数愈多,它与原子壳层电子的作用力大,比电离就愈大;物质的密度愈大,单位体积的电子数目多,与带电粒子的作用机会多,因而比电离也愈大;这三种情况使粒子路径上产生的离子对增多。α 粒子所带的电量大于 β 粒子,而速度比 β 粒子小,所以 α 粒子的比电离比 β 粒子大。能量为1MeV的 α 粒子在空气中的比电离约为 4×10^{4} 离子对/厘米(ion pair/cm),而相同能量的 β 粒子则只有 50 ion pair/cm,由于它们的比电离不同,其生物效应就有明显差异。

(二)散射和韧致辐射

当带电粒子通过物质时,因受到原子核静电场的作用而改变运动方向,这种现象称为散射;在发生散射前后,带电粒子的能量保持不变的,称为弹性散射。若能量有部分损失,称为非弹性散射。α 粒子比 β 粒子的质量大得多,散射不明显,其路径基本是一条直线,而 β 粒子因受原子核和电子的多次散射,路径是曲折的。带电粒子通过物质时,受到原子核的作用,速度急剧减少,带电粒子的一部分能量以光子的形式辐射出来,这种现象称为韧致辐射(bremsstrahlung),这其实就是连续 X 射线的发生机制。由此造成带电粒子的能量损失称为辐射损失。轻带电粒子(如 β 粒子)的辐射损失比重带电粒子的辐射损失大得多(例如相同能量的电子的辐射损失要比质子大 100 万倍),因此一般可以忽略重带电粒子的辐射损失。

(三)射程和吸收

带电粒子通过物质时,由于电离损失和辐射损失,其动能将随着进入物质厚度的增加而减弱,直至损失所有动能而停止前进。这时若是 α 粒子,将吸收两个电子而成为氦原子;β^{-} 粒子则变成自由电子;β^{+} 粒子则会与自由电子结合而转变为两个光子。粒子在物质中的运动轨迹的长度称为路程,而运动轨迹在沿入射方向的轴线上的投影称为射程（range）。由于带电粒子的运动轨迹是曲折的，因此射程总是小于路程。带电粒子的能量损失与粒子的动能和吸收物质的性质有关，所以射程能比较直观地反映带电粒子贯穿本领的大小。天然放射性核素发出的 α 粒子，在空气中的射程为数厘米，在生物体内的射程只有几百微米。而 β 粒子的射程要比 α 粒子大得多，它在空气中可达到数米长，在生物体内为几毫米到几十毫米。

（四）正电子与物质的相互作用

正电子通过物质时，会与核外电子和原子核发生相互作用。能量相同的正、负电子在物质中的电离损失、辐射损失和射程大体相同。但是，高能正电子进入物质后将很快慢化（速度减小），然后遇负电子发生湮没（annihilation），同时转换为两个发射方向相差 180°、各自能量为 0.511MeV 的光子。

二、光子与物质的相互作用

X（γ）射线及韧致辐射等都属于电磁辐射，由不带电的光子组成。电磁辐射与物质相互作用只与光子的能量有关，一般与电磁辐射的起源无关。光子与物质相互作用的机制与带电粒子有显著差别，带电粒子是通过多次与物质原子中的电子或原子核做非弹性碰撞，逐步损失能量的，一次碰撞只损失很小一部分能量；而光子与物质中的原子只要发生一次碰撞就会损失相当大一部分甚至全部能量，光子也可能穿过物质而不损失能量。X（γ）射线穿过物质时，其强度按指数规律衰减，没有射程概念。

光子与物质的作用方式主要有以下三种：

1. **光电效应**　光子将其全部能量传递给物质中原子的轨道电子，光子消失，获得能量的电子脱离原子的束缚而成为自由电子（称为光电子），这一过程称为光电效应。光电子吸收的能量一部分用于克服电离能 ε_i，其余能量（$h\nu-\varepsilon_i$）就转换为光电子的动能。对于能量确定的光子，原子中结合能大的内壳层发生光电效应的概率较大。伴随着光电效应发出光电子，在原子内壳层留下空位，被外层电子填充，将发射标识 X 射线或俄歇电子。

2. **康普顿效应**　光子与原子核外的电子（多为外层电子）发生非弹性碰撞，一部分能量转移给电子，使它脱离原子成为反冲电子，而散射光子的能量和运动方向发生变化，这一过程称为康普顿效应（Compton effect），或康普顿散射。我国物理学家吴有训在发现和研究康普顿效应方面做出了重要贡献。康普顿效应中光子只损失部分能量，散射光波长向长波方向移动。

3. **电子对效应**　当能量大于 1.022MeV 的光子从原子核旁经过时，光子在原子核的库仑场作用下转化为一个正电子和一个负电子，这一过程称为电子对效应（electron pair effect）。入射光子的能量除转化为正 - 负电子对的静止质量（1.022MeV/c²）外，其余的转化为正、负电子的动能。

光子与物质的这三种作用形式与光子的入射能量和物质的原子序数 Z 有不同的依赖关系，如

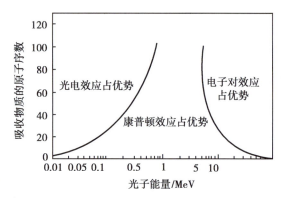

图 13-7　X（γ）光子与物质相互作用的三种形式与光子能量、吸收物质原子序数的关系

图 13-7 所示。从图中可见，能量低的光子和高原子序数的物质，以光电效应为主；中等能量的 γ 射线以康普顿效应为主；电子对效应主要发生在高能光子和高原子序数的物质中，但在能量极高光子的作用下，较低原子序数物质中，电子对效应也不可忽视。

三、中子与物质的相互作用

中子不带电，在物质中不能直接引起电离而损失能量，它在物质中能穿行很长的距离。中子与物质的相互作用主要是受到原子核的散射或与原子核发生核反应。在中子与原子核发生碰撞时，将部

分能量传递给原子核,自身运动的方向和速度发生改变,同时引起原子核发生反冲,这种作用称为中子的弹性散射。能量低的中子与轻核相互作用主要是弹性散射,反冲核愈轻,在弹性碰撞时得到的反冲能量愈多,中子损失的能量愈大。所以常用含氢核多的水、石蜡等物质使中子减速,从而防护中子照射。

由于中子不受库仑电场的阻碍,容易进入原子核引起核反应,放射出各种次级射线,其反应前后的中子和原子核系统的总能量也就不再守恒,这种现象叫非弹性碰撞。能量为 1MeV 以上的中子与重核的相互作用主要是非弹性碰撞。中子与原子核发生核反应,其反应的产物有稳定核素和放射性核素,并伴随着各种射线产生。如原子核俘获中子,中子留在核内并发射 γ 射线,这种反应称为中子俘获反应(n,γ),反应式:$^{1}n+^{1}H\rightarrow^{2}H+\gamma$;若中子留在核内而发射质子,称为电荷交换反应(n,p),反应式:$^{1}n+^{14}N\rightarrow^{14}C+p$,其中反应产物 ^{14}C 具有 β^- 放射性。此外还有中子留在核内而发射 α 粒子,称(n,α)反应。当中子照射生物组织时,中子与原子核反应产生的次级带电粒子(α 粒子、β 粒子)和 γ 射线等都将与物质相互作用,导致生物组织的损伤。核反应产生的某些放射性核素还可能长时间滞留在生物体内,造成组织损伤,所以中子对机体的危害是很大的。

第五节 ｜ 辐射剂量与防护及射线测量原理

α 粒子、β 粒子、γ 射线和中子射线通过物质时,能直接和间接产生电离作用,统称为电离辐射(ionizing radiation)。各种电离辐射都将使物质发生变化,此现象称为辐射效应。人体组织吸收电离辐射能量后,会产生物理学、化学和生物学的变化,导致生物组织的损伤,称为生物效应。肿瘤的放射治疗就是利用这种生物效应杀伤肿瘤组织的;同时正常组织也会受到射线照射而产生辐射损伤。生物效应的危害程度与生物体吸收的电离辐射能量成正比。因此,准确计算生物组织吸收的电离辐射能量,对评估放射治疗的疗效及其副作用有重要的意义,是进行放射治疗及辐射防护最基本的医学物理学知识。“剂量”是用来表示人体接受电离辐射多少的物理量。本节主要介绍剂量的概念、单位,辐射防护的知识及射线测量的原理和方法。

一、辐射剂量及其单位

根据国际辐射单位和测量委员会(International Commission on Radiation Units and Measurements,ICRU)于 1980 年关于辐射量和单位的报告内容,着重介绍与放射治疗和防护有关的辐射量及其单位。

(一)照射量

X(γ)射线的照射量(exposure)用 E 表示,定义为:

$$E=\mathrm{d}Q/\mathrm{d}m \tag{13-26}$$

式中 $\mathrm{d}Q$ 是当射线在质量为 $\mathrm{d}m$ 的干燥空气中形成的任何一种符号(正或负)离子的总电量。国际单位制(SI)中,照射量的单位为库仑每千克,符号 $C\cdot kg^{-1}$,曾用单位为伦琴(Roentgen,R),$1R=2.58\times10^{-4}C\cdot kg^{-1}$。它是用来量度 X(γ)射线导致空气电离程度的一个物理量。根据定义,$\mathrm{d}Q$ 中不包括次级电子发生轫致辐射被吸收后产生的电离。在实际测量中,照射量也常用到其他介质,例如水中的照射量可以理解为在水介质中某一小体积单元,用空气替代后测得的照射量。需要说明的是照射量的定义只适用于 X(γ)射线且能量在几千电子伏到几兆电子伏的范围内。单位时间内的照射量称为照射率,国际单位制(SI)中,单位为库仑每千克秒或伦琴每秒,符号为 $C\cdot kg^{-1}\cdot s^{-1}$ 或 $R\cdot s^{-1}$。

(二)吸收剂量

单位质量的物质所吸收的辐射能量称为吸收剂量(absorbed dose),常用 D 表示,它是电离辐射授予某一体积之中物质的平均能量 $\mathrm{d}E$ 与该体积之中物质质量 $\mathrm{d}m$ 的比值:

$$D=dE/dm \tag{13-27}$$

国际单位制（SI）中,吸收剂量的单位为戈瑞（Gray,Gy）,$1Gy=1J\cdot kg^{-1}$。曾用单位为拉德,符号为 rad,$1Gy=100rad$,它是衡量单位质量受照射物质吸收辐射能量多少的一个物理量,在辐射效应的研究中极为重要。吸收剂量适用于任何类型和任何能量的电离辐射,并适用于受照射的任何物质。由于在同样照射条件下,不同物质（例如骨和软组织）吸收辐射能量的本领有差异,所以在谈及吸收剂量时,应该说明辐射类型、物质种类和照射位置。单位时间内的吸收剂量称为吸收剂量率,国际单位制（SI）中,单位为戈瑞每秒,符号为 $Gy\cdot s^{-1}$。

（三）当量剂量

由于不同种类、不同能量的射线释放出的能量在组织中的分布有明显的差异,因此,在吸收剂量相同的情况下,不同种类、不同能量的射线所产生的生物效应也有明显的差别。当量剂量（equivalent dose）用来表示各种射线或粒子被吸收后引起生物效应的程度或对生物组织的危险程度。当量剂量 H_T 等于某一组织或器官 T 所接受的平均吸收剂量 $D_{T,R}$ 与辐射权重因子（radiation weighting factor）的乘积:

$$H_T=w_R \cdot D_{T,R} \tag{13-28}$$

国际单位制（SI）中,H_T 的单位为希沃特,符号为 Sv,$1Sv=1J\cdot kg^{-1}$。曾用单位为雷姆（rem）,$1rem=0.01Sv$。当量剂量与吸收剂量的量纲相同,但物理意义不同。吸收剂量反映的是单位物质所吸收的平均辐射能量,它对任何物质都适用;而当量剂量只适用于人和生物体,是反映辐射对人体损伤程度的物理量。表 13-1 列出了几种射线的辐射权重因子 w_R。

表 13-1　不同射线的辐射权重因子

射线种类及能量范围	辐射权重因子 w_R
X、γ 射线	1
β^- 和 β^+ 射线	1
中子,能量<10eV	5
中子,能量 100eV～2MeV	20
中子,能量 2～20MeV	10
中子,能量>20MeV	5
质子,能量>2MeV	5
α 粒子,重核	20

二、辐射防护

放射性核素在医学等领域的广泛应用,使人们接触放射性核素的机会日益增多,因此在使用、保存和清除放射性废料时,都应采取相应的措施,以达到安全使用的目的。

（一）最大容许剂量

人在自然条件下也会受到各种射线的照射,这些射线来自宇宙和地球上的放射性物质,可见受到一定剂量射线照射并不影响人体的健康。国际上规定,经过长期积累或一次性照射后,对机体既无损害又不发生遗传危害的最大照射剂量,称为最大容许剂量（maximum permissible dose,MPD）。对这一剂量各国规定并不完全相同,我国现行规定的 MPD 为每年不超过 50mSv。放射性工作地区附近居民不得超过 $50\mu Sv\cdot d^{-1}$,一般的非放射性工作地区居民还应更低,但医疗照射不受此限制。

（二）外照射防护

放射源在体外对人体进行的照射称为外照射。人体接受外照射的剂量与离放射源的距离及照射时间有关。因此,与放射性核素接触的工作人员,应尽可能利用远距离的操作工具,并减少在放射源附近停留的时间。此外在放射源与工作人员之间应设置屏蔽,以减弱放射性强度。对于 α 射线,因其贯穿本领低,射程短,工作时只要戴上手套就能有效进行防护。对于 β 射线,除利用距离防护和时间防护外,还应注意使用的屏蔽物质不宜为高原子序数的材料,以避免由于韧致辐射产生大量光子,一般可采用有机玻璃、铝等中等原子序数的物质作为屏蔽材料。对于 X(γ)射线,因其穿透能力强,应采用高原子序数的物质,如铅、混凝土等作为屏蔽材料。

(三) 内照射防护

将放射性核素注入体内进行的照射称为内照射。由于 α 射线在体内的比电离值较高,其造成的损害比 β 射线、γ 射线都要严重。因此,除了出于介入疗法或诊断的需要必须向体内引入放射性核素外,任何内照射都应尽量避免。这就要求使用放射性核素的单位要有严格的规章制度,对接触人员的一切行为进行规范,以防止放射性物质进入体内。

三、射线的测量原理

射线探测器(detector)是根据射线能使物质的原子、分子电离或激发的原理制成的,它能将射线的能量转变为电流或电压信号,然后供电子仪器采集、处理并输出,实际上它是一种换能器件。射线探测器的种类很多,根据射线在探测器内产生的效应和探测器的工作介质,可分成气体电离探测器、闪烁探测器和半导体探测器等。下面以核医学仪器中最常使用的闪烁探测器为例介绍射线探测器的工作原理。

闪烁探测器主要由闪烁晶体、光电倍增管和输出电路组成,如图 13-8 所示。在核医学中应用最多的闪烁晶体是含铊的碘化钠 NaI(Tl) 晶体。入射粒子进入闪烁晶体,与其发生相互作用,使闪烁晶体中的分子或原子激发,受激分子(或原子)由激发态跃迁到基态时将发出荧光,其荧光强度与射线的能量成正比。光电倍增管由一个易于发生光电效应的光阴极 K、一个光阳极 A 和若干

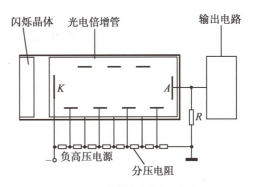

图 13-8　闪烁探测器示意图

个中间电极(一般有 7～11 个)组成,并密封在一个真空管中,各电极的电压由高压电源经分压供给。先利用反射层、光导管将闪烁晶体发出的荧光收集到光电倍增管的阴极 K 上,由于光电效应,产生光电子,然后经各级电极打出更多的二次电子,这些电子被阳极 A 收集(落在阳极上的二次电子比阴极发射的光电子增加 5～6 个数量级),在负载电阻上形成一个电流脉冲信号,由测量装置记录下来。电流脉冲信号的强度与入射粒子进入闪烁晶体时的能量成正比,由此可以确定入射粒子的动能。闪烁探测器可用来探测 α 射线、β 射线和 γ 射线,由于闪烁探测器的探测效率和时间分辨率较高,因而是应用较多的一类探测器。

第六节 | 放射性核素在医学上的应用

一、示踪原理

一种元素的各种同位素都有相同的化学性质,它们在机体内的分布、转移和代谢都是一样的。如果要研究某一种元素在机体内的情况,可以在这种元素中掺入少量该元素的放射性同位素,由于这些放射性核素在体内参与各种过程和变化,因此借助它们放出的射线,就能在体外探查到该元素的行踪,这种方法称为示踪原子法,引入的放射性核素称为标记原子或示踪原子(tracer atom),即该元素无形中带上了一种特殊的标记,并便于从体外进行追踪。如果将经放射性核素标记的药物引入体内,依

据放射性药物在体内某些脏器的聚集、参与代谢过程和流经某一通道的情况,即可根据它发出的射线在体外探测其分布、聚集和流通量,这些信息可以作为诊断疾病的重要依据。示踪原子法的灵敏度很高,一般的光谱分析法可检测出 10^{-9}g 的物质,而放射性示踪原子法能检测出 $10^{-14}\sim10^{-18}$g 的放射性物质。

示踪诊断在临床上的应用日益广泛,例如应用 ^{131}I 标记的马尿酸作为示踪剂,静脉注射后可通过肾图仪描记出肾区放射性活度随时间变化的情况,从而反映肾动脉血流、肾小管分泌功能和尿路排泄情况。又如胶体 ^{198}Au 被注射到体内后,将通过血运而集聚在肝脏内,但不能进入肝肿瘤中,从体外探测 ^{198}Au 发出的 γ 射线可以了解 ^{198}Au 在肝脏内的分布情况,确定病变的位置和大小,为肝癌的诊断提供依据。

体外标本测量:它是将放射性药物引入体内,然后取其血、尿、粪或活体组织等样品,并测量其放射性活度。例如口服维生素 B_{12} 示踪剂,通过测定尿液排出的放射性活度,可以间接量度胃肠道吸收维生素 B_{12} 的情况。

放射自显影:放射性核素发出的射线能使胶片感光,利用胶片来探测和记录放射性核素分布的方法称为放射自显影,它是追踪标记药物或代谢物在体内去向的一种有效方法,例如把细胞培养在含有放射性脱氧核糖核酸(DNA)的水中,就可以把细胞内的染色体标记上放射性核素,通过放射自显影,可观察到染色体分裂过程中 DNA 的变化细节。

示踪原子法的优点是灵敏度高,可在生理条件下研究物质在机体内的活动规律,而且简单易行。

二、放射诊断和放射治疗

放射诊断主要是指放射性核素成像,简称核素成像(radionuclide imaging),它是一种利用放射性核素示踪法显示人体内部结构、功能的医学影像技术。

核素成像仪器有 γ 照相机、发射型计算机断层成像(emission computed tomography,ECT)。

(一) γ 照相机

可将体内放射性核素分布一次性成像,其特点是成像速度快,能提供静态和动态图像,把形态和功能结合起来进行观察和诊断。使用时只要将 γ 照相机的探头放置在待测部位体表上一段时间,采集这段时间内从体内放射出的 γ 射线,即可得到 γ 射线在该方向的全部投影。在屏幕上得到的放射性核素分布图像很像一幅 X 射线透射照片,当然其分辨率远不如 X 线照片。一台 γ 照相机一般由探头、位置通道、能量通道及显示系统组成。图 13-9 是 γ 照相机框图,其中探头包括准直器、闪烁晶体和光电倍增管等。由于引入体内的放射性核素放射出来的 γ 射线向四面八方传播,而且强度在每一个方向上的概率相同,靠它们在闪烁晶体上激发产生的闪烁光点无法确定射线的空间位置,因此在探头前方有上千个紧密排列整齐的孔道,每一个孔道就是一个准直器(collimator)。图 13-10 是准直器及其视野示意图,准直器由铅或铅钨合金做成,能有效吸收 γ 射线。从图中可知,在全灵敏区内的放

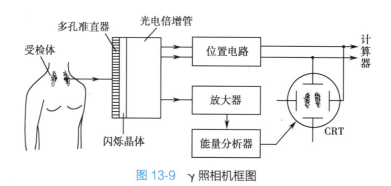

图 13-9　γ 照相机框图

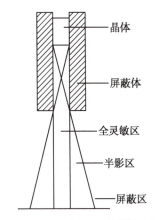

图 13-10 准直器及其视野示意图

晶体
屏蔽体
全灵敏区
半影区
屏蔽区

射源发出的射线均能通过准直孔立体角,引起闪烁晶体发出荧光,在半影区内的放射源只有部分射线能打到闪烁晶体上,在屏蔽区的放射源,其射线无法进入闪烁晶体,这就是说晶体上每个点只能采集到来自体内相应点的射线,所以准直器能起到空间定位作用。γ照相机配有若干个可交替使用的准直器,其孔道的大小、长度、数目及孔道排列方式和方向各不相同;选用不同的准直器可以提高采集特定检查部位射线的灵敏度,进而提高图像的质量。探头使用的闪烁晶体的直径可达到 511mm,探测通过准直器的 γ 射线,并将其转变为闪烁光点;此时晶体上的荧光像与探头在探查方向上的放射性核素分布一一对应,但其荧光像的强度还不足以直接照相,而需要通过紧贴在其背后的光电倍增管,使光电子成二次电子发射系数的 n 倍增加,n 为倍增极个数。把晶体上的光点转变成电脉冲,输出的电脉冲信号分成三路:一路通过能量通道进入阴极射线管(cathode ray tube,CRT)显示系统,用来表示 γ 射线强弱;另外两路分别代表水平位置和垂直位置,以控制进入显示系统的电信号在屏幕上的位置。这一过程相当于把放射性核素在体内的三维分布,通过一系列紧密排列的平行孔(准直器)转换为 NaI(Tl)晶体闪烁点的二维分布,再把这种光点分布通过能量通道进行灰度定标,通过位置通道进行坐标定位,最后显示在屏幕或胶片上。

(二)发射型计算机断层成像

ECT 可分为单光子发射计算机断层成像(single photon emission computed tomography,SPECT)和正电子发射型计算机断层成像(positron emission computed tomography,PET)。

1. SPECT 其基本原理是:首先用环绕人体的探测器分别记录人体内放射性核素在某一断层面上向各个方向发射出的射线强度,其过程是进行直线扫描,将每一条直线上体内放射性核素发射出来的射线强度记录下来,得到一组直线的投影值,如图 13-11 所示;每完成一次直线扫

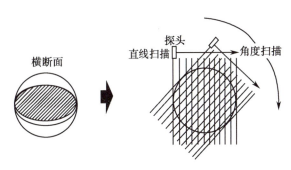

图 13-11 SPECT 扫描示意图

描,探测器旋转一定角度,再重复以上过程,直到绕人体一周。从探测器得到每条线上放射性强度值的总和进行模数(analog/digital,A/D)转换,经电子计算机处理,得到这一层面上每一个体素的放射性强度。再经数模(digital/analog,D/A)转换将各体素的放射性强度在图像中用对应像素的灰度表示,即重建出一幅按该层面放射性核素密度分布的断层图像。SPECT 所产生的图像仅描绘了人体组织和脏器某层面的放射性核素的浓度分布,这种分布无法显示断层面的解剖学形态,而是反映了组织、脏器与放射性核素相关的生理、生化过程。SPECT 常用的放射性标记物主要有 ^{99m}Tc、^{201}Tl、^{131}I 和 ^{67}Ga 等能产生 γ 射线的核素。

2. PET 其基本原理是将 β⁺ 放射性核素注入体内,在体外探测其发射出的正电子与体内负电子产生湮没时发射的 γ 光子,从而确定放射性核素在体内的位置及其分布,并实现断层成像。它是目前大型的医学影像设备之一。

PET 的探测器放置在需要扫的断层周围。由于体内放射性核素不断衰变而产生的正电子要与生物组织相互作用,而使自身的能量很快消耗,故正电子在人体组织内的射程最多只有几毫米;正电子的寿命很短,它丧失动能后遇到负电子,会与其结合发生湮没,同时放射出两个能量均为 0.511MeV 的 γ 光子,且沿相反方向离开湮没点。PET 探测系统的特点是:位于扫描断层两侧的一对探头同时分别接收到湮没光子时,才有信号输出。如图 13-12 所示。PET 的一次断层采集可以形成多个断层图像。

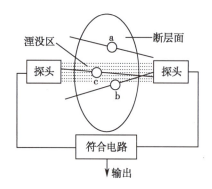

图 13-12　PET 探头及符合探测

PET 的工作原理不同于 X-CT。X-CT 显示的是机体组织的结构和形态,获得解剖学形态图像;PET 是通过跟踪技术将具有选择性吸收的 β⁺ 放射性核素或其标记化合物引入体内某些特定的脏器或病变部位,根据探测正电子在体内器官湮没而辐射到体表的光子,由计算机处理重建图像,以反映机体生理、生化等功能的变化。

SPECT 的应用提高了影像对比度与分辨力,可以测量病灶的大小、范围和脏器的体积,定量分析放射性核素在脏器内的分布等。而 PET 能探测 C、N、O 等标记的化合物,是研究生命现象的重要手段,用图像的形式来反映人体在生理条件下的血流量、血容量、耗氧量、糖代谢、蛋白质合成及受体的分布和功能。因此,PET 有可能将人的思维、行为和脑化学联系起来,探讨、解释和定位人脑的功能活动。对于许多精神、感情、功能及运动障碍等功能性疾病,PET 具有理论意义和实用价值。

PET-CT 已普遍应用于临床,它是将反映解剖学形态的 X-CT 图像与反映代谢等功能变化的 PET 图像进行融合,使两种技术互相补充,从而更加全面、客观地反映疾病的本质。近年来,PET-MRI 也开始用于诊断。

(三)肿瘤放射治疗

放射治疗(radiation oncology)简称放疗,是治疗肿瘤的一种有效的物理疗法。它是利用 X、γ、β 等射线通过机体时,对机体组织产生破坏作用来达到治疗肿瘤的目的。从射线的照射方式可分为外照射、近距离照射和内照射。如将放射源密封直接放入人体的内腔,例如食管、宫颈、直肠等部位进行照射,称为近距离照射;利用人体某些组织或器官对某种放射性核素的选择性吸收,将该放射性核素注入体内进行治疗称为内照射,例如 ¹³¹I 注入体内,会很快集中到甲状腺,利用它发射的 β 射线将甲状腺组织的癌细胞杀死,以达到治疗甲状腺癌的作用。下面仅介绍几种临床广泛使用的外照射装置。

1. 钴-60 治疗机　用 ⁶⁰Co 作为放射源,它发出的 γ 射线半衰期为 5.27a,射线平均能量为 1.25MeV。高能 γ 射线通过吸收介质时的衰减率比低能 X 射线(keV 量级)低,因此高能 γ 射线强度随深度的变化比低能 X 射线慢。

⁶⁰Co 发出的 γ 射线的最大能量吸收发生在皮肤下 4～5mm 处,皮肤剂量相对较小,因此给予同样的肿瘤剂量,引起的皮肤反应比低能 X 射线轻得多。对低能 X 射线,骨的吸收剂量比软组织大得多,而 ⁶⁰Co 发出的 γ 射线对骨与软组织的吸收剂量近似相同。因此当 ⁶⁰Co 发出的 γ 射线穿过正常骨组织时,不致引起骨损伤。

2. 医用直线加速器　用于产生高能 X 射线。X 射线是由高速电子轰击靶物质时产生的,能量为几百千电子伏的 X 射线可由 X 射线管提供。低能 X 射线的穿透能力较差,皮肤吸收的剂量较高,目前很少使用;而要产生更高能量的 X 射线就需要使用电子加速器。用加速器产生的高速电子(2～50MeV)轰击靶物质可以产生高能 X 射线,也可以直接使用高能电子束用于肿瘤治疗。

3. γ-刀　这是一种立体放射神经外科(stereotactic radioneuro surgery,SRNS)治疗设备。它根据半圆弧等中心聚焦技术原理,借助高精度的立体定向仪,在 CT、MRI 等影像技术的参与下对颅内病灶(亦称治疗靶点)施行准确定位,确定靶点的三维坐标参数,并将其转换到照射装置的坐标系统中,使用大剂量 γ 射线一次多方向限制性地聚焦在颅内靶点上,使病灶受到不可逆性摧毁,发生放射性坏死,同时又能保证靶区边缘及其周围正常组织所接受的放射性剂量呈锐减分布,控制在安全剂量以内,使靶点以外脑组织无任何不可逆损伤。由于用 SRNS 技术使靶区边缘形成一如刀割的损伤边界,达到类似于外科手术的治疗效果,故称为 γ-刀(gamma knife)。

4. 调强适形放射治疗　调强适形放射治疗(intensity modulated radiation therapy, IMRT)技术是采用物理手段通过调整高能 X 射线照射野的束流形状和强度分布,改善肿瘤(靶区)与周围正常组织和器官的剂量分布,使高剂量区剂量分布的形状在三维方向上与肿瘤形状一致,以达到尽可能杀灭肿瘤组织,并保护周围正常组织的目的。调强适形放射治疗的实施是一个非常严格、规范的过程。

放射治疗的质量保证(quality assurance, QA)包括两个重要内容:一是质量评定,即按一定的标准评价整个治疗过程和治疗效果;二是质量控制,即采取必要的措施保证质量评定得以严格执行。通过 QA 的实施,可以减少或消除部门之间、地区之间甚至国家之间在肿瘤定位、靶区确定、治疗计划的设计和执行等方面的差错和不确定性,保证放射治疗过程中的各个环节均严格按照国际标准执行,以提高放射治疗水平。

思考题与习题

13-1　计算两个 ^{2}H 原子核结合成一个 ^{4}He 原子核时释放的能量(以 MeV 为单位)。

(23.85MeV)

13-2　已知两个氢原子结合成氢分子时释放的能量为 4.73eV,试计算由此发生的质量亏损,并计算 1mol 氢分子的结合能。

(5.08×10^{-9}u; 4.56×10^5J·mol^{-1})

13-3　试计算氘核和氦原子核的结合能和比结合能。

(氘:2.22MeV, 1.11MeV;氦:28.30MeV, 7.07MeV)

13-4　0.4g 纯净的 ^{40}K 放射源发生 β 衰变,开始时每秒发射 10^5 个 β 粒子,试求 ^{40}K 的衰变常量和半衰期。

(1.66×10^{-17}s^{-1}; 1.32×10^9a)

13-5　^{32}P 的半衰期是 14.3d,试计算 ^{32}P 的衰变常量 λ、平均寿命和 1μg 纯 ^{32}P 的放射性活度是多少贝可(Bq)?

(4.85×10^{-2}d^{-1}; 20.6d; 1.06×10^{10}Bq)

13-6　^{131}I 的半衰期是 8.04d,问在 12 日上午 9 时测量时为 5.6×10^8Bq 的 ^{131}I,到同月 30 日下午 3 时,其放射性活度还有多少?

(1.16×10^8Bq)

13-7　利用 ^{131}I 的溶液做甲状腺扫描,在溶液出厂时只需注射 0.5ml 就够了。如果溶液出厂后贮存了 11d,做同样扫描需注射多少溶液?已知 ^{131}I 的半衰期是 8.04d。

(1.29ml)

13-8　一个含 ^{3}H 样品的放射性活度为 3.7×10^2Bq,问样品中 ^{3}H 的含量有多少克?已知 ^{3}H 的半衰期是 12.33a。

(1.03×10^{-12}g)

13-9　已知 $^{226}_{88}$Ra 的质量为 1.8×10^{-8}g,半衰期为 1 620a,试求 1min 内 $^{226}_{88}$Ra 放出的射线数是多少?

(39 060)

13-10　设[例 13-1]中的 ^{60}Co 源初装时不含任何杂质,试计算其质量。

(5.35g)

13-11　某患者口服 ^{131}I 治疗甲状腺功能亢进症,设每克甲状腺实际吸收 100μCi 的 ^{131}I,其有效半衰期约为 5d,衰变时发出的 β 射线的平均能量为 200keV,全部在甲状腺内吸收,γ 射线的吸收可忽略不计,试计算甲状腺接受的吸收剂量。

(73.8Gy)

13-12　两种放射性核素的半衰期分别为 8d 和 6h,设含这两种放射性药物的放射性活度相同,问其中放射性物质量的摩尔数相差多少倍?

（32 倍）

13-13　已知 U_3O_8 中的铀为放射性核素 ^{238}U,今有 5.0g U_3O_8,试求其放射性活度。已知 ^{238}U 的半衰期为 $4.47×10^9a$。

（$5.27×10^4Bq$）

13-14　将 ^{60}Co 所产生的剂量减弱为原来的 1/2 000 倍,所需铅防护层厚度为多少? （设铅的半价层为 1.06cm）

（11.7cm）

（幸浩洋）

第十四章 | X 射线、激光及医学应用

学习要求

1. 掌握 X 射线强度和硬度的概念、X 射线谱及 X 射线产生的微观机制、短波极限公式的应用、X 射线的衰减规律及应用；掌握激光的基本原理与特性。
2. 理解 X 射线与物质的相互作用、X 射线衍射和 X-CT 成像原理、激光的生物效应。
3. 了解 X 射线在医学上的应用和激光在医学上的应用。

本章对 X 射线和激光的物理原理及其在医学中的应用进行介绍，它们有着广泛的应用，与近代科技相结合，已成为现代医学不可缺少的诊断和治疗工具，是医学中不可或缺的诊疗手段。

X 射线是电磁波家族中的一员。正如许多重要的科学突破那样，X 射线也是被偶然发现的。1895 年 12 月，德国物理学家伦琴在研究稀薄气体放电时，看到附近工作台上放置的某些晶体发出荧光，而且产生荧光的射线能穿透固体物质，由于当时不知其性质，而被称为 X 射线。实验表明 X 射线能使物体"透明"起来，因而不久便被用于医学诊断。劳厄（M. von Laue）用晶体衍射实验证明了 X 射线是一种波长较短的电磁波。一百多年的实践证明，X 射线在对物质微观结构理论的深入研究和科学技术的发展方面发挥着巨大的推动作用。

激光（laser）是受激辐射光放大（light amplification by stimulated emission of radiation）的简称。爱因斯坦在 1916 年提出了"受激辐射"的理论假设，预言受激辐射（stimulated radiation）的存在和光放大的可能。汤斯（Townes）于 1954 年制成受激辐射微波放大器，梅曼（Maiman）于 1960 年制成世界上第一台激光器——红宝石激光器。1961 年 9 月我国第一台红宝石激光器在中国科学院长春光学精密机械与物理研究所诞生，1964 年 12 月著名科学家钱学森教授给 laser 起了个中文名字"激光"。激光以其特殊的发光机制与激光器结构，而具有普通光源发出的光所无可比拟的优点，受到广泛重视，在理论与技术两方面得到迅速发展，在 20 世纪 80 年代已逐步形成一门新学科——光电子学，并派生出一个新兴工业——光电子工业。激光是 20 世纪最重大的科技成就之一。

第一节 | X 射线

一、X 射线的产生

（一）产生 X 射线的方法

产生 X 射线的方法有多种，常用的方法是：让高速运动的电子受障碍物阻止，由于它们的相互作用产生 X 射线。此方法产生 X 射线的基本条件是：①有高速运动的电子流；②有适当的障碍物——靶。障碍物用来阻止电子的运动，把电子的动能转变为 X 射线的能量。产生 X 射线的另一种方法是：由加速的高能带电粒子辐射 X 射线，即通过同步辐射（synchrotron radiation）产生。此外，利用高速电子在特定电磁场中的受激辐射也可以产生 X 射线，即 X 射线自由电子激光。目前，医学诊断和治疗设备广泛采用高速电子（几十兆电子伏）受阻的方法辐射 X 射线。

(二) X射线产生装置

采用高速电子受阻的方法产生X射线的基本装置主要包括四个组成部分,即X射线管、低压电源、高压电源和整流电路。用同步辐射等方法产生X射线的装置非常复杂。这里仅介绍医用X射线产生装置的主要组成部分。

X射线管是一个高度真空的硬质玻璃管,管内封入阴极(cathode)和阳极(anode)。阴极由钨丝卷绕成螺旋形,单独由低压电源(一般为5~10V)供给电流,使其炽热而发射电子。电流愈大,灯丝温度愈高,单位时间内发射的电子愈多。阳极在管的另一端且正对着阴极,通常是铜制的圆柱体,在柱端斜面上嵌一小块钨板,作为接受高速电子冲击的靶。阴阳两极间所加的几十千伏到几百千伏的直流高压,叫做管电压(tube voltage),阴极发射的热电子在电场作用下高速奔向阳极,形成管电流(tube current),这些高速电子突然被钨靶阻止,就有X射线向四周辐射。

医用X射线产生装置多数采用交流供电和变频技术,结构比较复杂。图14-1给出的是较典型的全波整流X射线机基本线路示意图,图中升压变压器 T_1 用来产生交流高压,由4个二极管联成的全波整流器把 T_1 输出的交流高压转变为单向脉动高压,即所需的管电压。降压变压器 T_2 提供的电流用于灯丝加热,变阻器R用来调节灯丝电流以改变发出的热电子的数量,从而控制管电流。

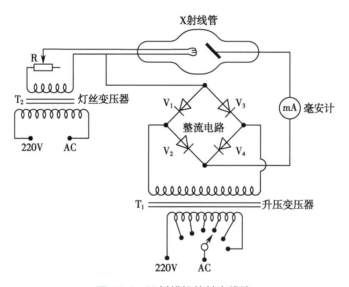

图 14-1　X射线机的基本线路

高速电子轰击阳极时,电子动能转变为X射线的能量不到1%,99%以上都转变为热能,从而使阳极温度升高。因此,阳极上直接受到电子轰击的靶,应当选用熔点高的物质。此外,理论和实验都表明,在同样速度和数目的电子轰击下,原子序数 Z 不同的各种物质做成的靶辐射X射线的光子总数或光子总能量是不同的,产生X射线的效率与 Z 成正比,所以 Z 愈大则产生X射线的效率愈高。因此,在兼顾熔点高、原子序数大和其他一些技术要求时,钨($Z=74$)和它的合金是最适当的材料。在需要波长较长的X射线的情况下,如乳房透视,采用的管电压较低,用钼($Z=42$)靶则更好些。由于靶的发热量很大,所以阳极整体用导热系数较大的铜做成,受电子轰击的钨或钼靶则镶嵌在阳极上,以便更好地导出和散发热量。通常按照X射线管的功率大小,采用不同的散热方法来降低阳极的温度。

二、X射线的强度和硬度

(一) X射线的强度

X射线的强度是指单位时间内通过与射线方向垂直的单位面积的辐射能量,在国际单位制(SI)中,单位为瓦每平方米,符号为 $W \cdot m^{-2}$,这与波的强度概念相一致。若用 I 表示X射线的强度,则有

$$I = \sum_{i=1}^{n} N_i h v_i = N_1 h v_1 + N_2 h v_2 + \cdots\cdots + N_n h v_n \tag{14-1}$$

式中 N_1、N_2、$\cdots$、N_n 分别表示单位时间通过单位面积（垂直于射线方向）的能量为 $h\nu_1$、$h\nu_2$、$\cdots$、$h\nu_n$ 的光子数。由式（14-1）可知，有两种办法可使 X 射线强度增加：①增加管电流，使单位时间内轰击阳极靶的高速电子数目增多，从而增加所产生的光子数目 N；②增加管电压，可使每个光子的能量 $h\nu$ 增加。由于光子数不易测出，故通常采用管电流的毫安数（mA）来间接表示 X 射线的强度大小，称为毫安率。

在管电压一定的情况下，X 射线管灯丝电流越大，灯丝温度越高，则发射的热电子数目越多，管电流就越大。因此，常用调节灯丝电流的方法改变管电流，以达到控制 X 射线强度的目的。

由于 X 射线通过任意截面积的总辐射能量不仅与管电流成正比，而且还与照射时间成正比，因此常用管电流的毫安数（mA）与辐射时间（s）的乘积表示 X 射线的总辐射能量，其单位为 mA·s。

（二）X 射线的硬度

X 射线的硬度是指 X 射线的贯穿本领，它由 X 射线的波长（即单个光子的能量）所决定，而与光子数目无关。对于一定的吸收物质，X 射线被吸收愈少则贯穿的量愈多，则称 X 射线愈硬，或者说硬度愈大。X 射线管的管电压愈高，则轰击靶面的电子动能愈大，从而发射的 X 光子的能量也愈大，而 X 光子能量愈大愈不易被物质吸收，即管电压愈高产生的 X 射线愈硬，贯穿本领愈大。同样，由于单个 X 光子的能量不易测出，所以，在医学上通常用管电压的千伏数（kV）来表示 X 射线的硬度，称为千伏率，并通过调节管电压来控制 X 射线的硬度。在医学上，常根据用途把 X 射线按硬度分为极软、软、硬和极硬四类，它们的管电压、波长及用途见表 14-1。

表 14-1　X 射线按硬度分类

名称	管电压/kV	最短波长/nm	主要用途
极软 X 射线	5~20	0.062~0.250	软组织摄影，表皮治疗
软 X 射线	20~100	0.012~0.062	透视和摄影
硬 X 射线	100~250	0.005~0.012	较深组织治疗
极硬 X 射线	250 以上	0.005 以下	深部组织治疗

三、X 射线谱

（一）连续 X 射线谱

X 射线管发出的 X 射线，包含各种不同的波长成分，将其强度按照波长顺序排列开来的图谱，称为 X 射线谱（X-ray spectrum）。钨靶 X 射线管所发射的 X 射线谱如图 14-2 所示，上部是谱强度与波长关系的曲线，下部是照在胶片上的射线谱。从该图可以看出，X 射线谱包含两个部分：曲线下面画斜线的部分对应于照片上的背景，它包括各种不同波长的射线，称为连续 X 射线（continuous X-ray）或连续谱；另一部分是曲线上凸出的尖峰，具有较大的强度，对应于照片上的明显谱线，这相当于可见光中的明线光谱，称为标识（特征）X 射线（characteristic X-ray）或标识谱。连续谱与靶物质无关，但不

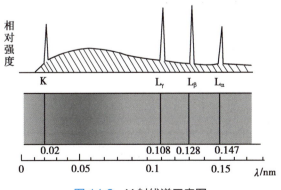

图 14-2　X 射线谱示意图

同的靶物质有不同的标识谱。下面分别讨论这两部分谱线。

1. 产生机制　连续 X 射线的产生是轫致辐射过程,轫致辐射一词来自德语制动辐射,它是对这种过程的最好描述。当高速电子流撞击在阳极靶上受到制动时,电子在原子核的强电场作用下,速度的量值和方向都发生急剧变化,使得一部分动能转化为 X 光子的能量($h\nu$)辐射出去,这就是轫致辐射。由于各个电子到原子核的距离不同,速度变化情况也各不一样,所以每个电子损失的动能亦不同,辐射出来的 X 光子能量具有各种各样的数值,从而形成具有各种频率的连续 X 射线谱。

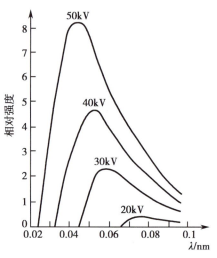

图 14-3　钨的连续 X 射线谱

2. 连续谱特性　实验指出,当 X 射线管的管电压较低时只出现连续 X 射线谱。图 14-3 是钨靶 X 射线管在四种较低管电压下的 X 射线谱。由图可见,在不同管电压作用下连续谱的位置并不一样,谱线的强度从长波开始逐渐上升,达到最大值后很快下降为零。强度为零的相应波长是连续谱中的最短波长,称为短波极限。在图中还可以看到,当管电压增大时,各波长的强度都增大,而且强度最大的波长和短波极限都向短波方向移动。

设管电压为 U,电子电量为 e,则电子到达阳极靶时具有的动能为 eU,这也是光子可能具有的最大能量 $h\nu_{max}$,ν_{max} 是与短波极限 λ_{min} 对应的最高频率,由此得到

$$h\nu_{max} = h\frac{c}{\lambda_{min}} = eU$$

即
$$\lambda_{min} = \frac{hc}{e} \cdot \frac{1}{U} \tag{14-2}$$

上式表明,连续 X 射线谱的最短波长与管电压成反比。管电压愈高,则 λ_{min} 愈短。这个结论与图 14-3 的实验结果完全一致。把 h、c、e 的值代入上式,并取 kV 为电压单位,nm 为波长单位,可得

$$\lambda_{min} = \frac{1.242}{U} \tag{14-3}$$

连续 X 射线谱的强度同时受到靶原子序数、管电流及管电压影响。在管电流、管电压一定的情况下,靶原子序数愈高,连续谱强度愈大,这是因为每一种靶原子核的核电荷数等于它的原子序数,原子序数大的原子核电场对电子作用强,电子损失能量多,辐射出来的光子能量大,因此,X 射线的强度也就愈大。

(二) 标识(特征)X 射线谱

钨靶 X 射线管在 50kV 以下工作时,所产生的 X 射线波长在 0.025nm 以上,且只出现连续 X 射线。当管电压升高到 70kV 以上时,其连续谱在 0.02nm 附近叠加了 4 条谱线,在曲线上出现了 4 个高峰。当电压继续升高时,连续谱发生很大改变,但这 4 条标识(特征)谱线在图中的位置却始终不变,即它们的波长不变,如图 14-4 所示,图中的 4 条谱线就是图 14-2 中未曾分开的 K 线系。其中 0.021 3nm 和 0.020 8nm 的谱线由 L 层下不同能级的电子跃迁到 K 层空位时发生;0.018 4nm 的谱线来自 M 层电子向 K 层空位的跃迁;0.017 9nm 的谱线来自 N 层电子向 K 层空位的跃迁。

1. 产生机制　标识(特征)X 射线(characteristic X-ray)的产生和原子光谱的产生相类似,二者的区别在于原子光谱是由原子外层电子跃迁产生的,而标识(特征)X 射线是由较高各能级的电子跃迁到内壳层的空位产生的。由于壳层间能量差较大,因而发出的光子频率较高,波长较短。当高速电子进入阳极靶内时,如果它与某个原子的内层电子发生强烈相互作用,就有可能把一部分动能传递给这

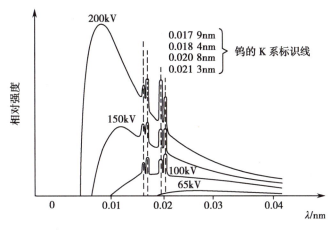

图 14-4　钨在较高管电压下的 X 射线谱

个电子,使它从原子中脱出,从而使原子的内电子层中出现一个空位。如果被打出去的是 K 层电子,则空出来的位置就会被 L、M 或更外层的电子跃迁填充,并在跃迁过程中发出一个光子,而光子能量等于两个能级的能量差。这样发出的几条谱线,通常以符号 K_α、K_β、K_γ…表示,称为 K 线系。如果空位出现在 L 层(这个空位可能是由于高速电子直接把一个 L 层电子击出去,也可能是由于 L 层电子跃迁到了 K 层留下的空位),那么这个空位就可能由 M、N、O 层的电子来补充,并在跃迁过程中发出一个 X 光子,形成 L 线系。由于离核愈远,能级差愈小,所以 L 线系各谱线的波长比 K 系的大些。同理,M 系的波长又更大些。图 14-2 画出了钨的 K 和 L 线系,而图 14-4 中没有出现 L 线系,因为它已在图中的波长范围以外。图 14-5 画出了这种跃迁的示意图,需要说明的是,这些跃迁并不是同时在同一个原子中发生的。

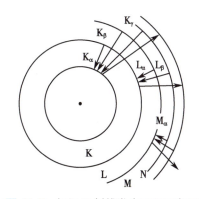

图 14-5　标识 X 射线发生原理示意图

2. **标识(特征)谱特性**　标识(特征)X 射线谱是原子较外层电子向内壳层跃迁所发出的,因此各元素的标识谱有相似的结构。在标识(特征)X 射线谱中,电子由不同能级达到同一壳层的空位时发生的谱线组成一个线系,每个线系都有一个最短波长边界,这就是一个自由电子(或近似地认为是最外层价电子)进入这个空位时发出的光子的波长。由于原子中各个内层轨道的能量相对于真空能量的差别是随着原子序数增加的,因此原子序数愈高的元素,它的各个标识(特征)X 射线系的波长也愈短。标识(特征)谱线的波长决定于阳极靶的材料,不同元素制成的靶具有不同的标识(特征)X 射线谱,并可以作为这些元素的标识,这就是"标识 X 射线"名称的由来。需要指出,X 射线管需要加几十千伏的电压才能激发出某些标识(特征)X 射线系。

医用 X 射线管发出的主要是连续 X 射线,标识(特征)X 射线在全部 X 射线中所占的分量很少。但是,标识(特征)X 射线的研究结果,对于认识原子的壳层结构和化学元素分析都是非常有用的,微区分析技术就是用很细的电子束打在样品上,根据样品发出的标识 X 射线来鉴定各个微区中的元素成分。在医学和生物学方面,也常用 X 射线微区分析技术进行超微观察和超微分析。

四、X 射线的衰减

(一) 单色 X 射线的衰减规律

实验指出,单色平行 X 射线束通过物质时,沿入射方向,X 射线强度的变化服从指数衰减规律,即

$$I = I_0 e^{-\mu x} \tag{14-4}$$

式中 I_0 是入射 X 射线的强度，I 是通过厚度为 x 的物质层后的射线强度，μ 称为线性衰减系数（linear attenuation coefficient）。如果厚度 x 的单位为 cm，则 μ 的单位为 cm^{-1}。显然，μ 愈大则射线强度在物质中衰减愈快，μ 愈小则衰减愈慢。对于同一种物质来说，线性衰减系数 μ 与它的密度 ρ 成正比，因为吸收体的密度愈大，单位体积中可能与光子发生作用的原子就愈多，光子在单位路程中被吸收或散射的概率也就愈大。线性衰减系数 μ 与密度 ρ 的比值称为质量衰减系数（mass-attenuation coefficient），记作 μ_m，即

$$\mu_m = \frac{\mu}{\rho} \tag{14-5}$$

质量衰减系数用来比较各种物质对 X 射线的吸收本领。一种物质由液态或固态转变为气态时，密度变化很大，但 μ_m 值都是相同的。引入质量衰减系数后，式（14-4）改写成

$$I = I_0 e^{-\mu_m x_m} \tag{14-6}$$

式中 $x_m = x\rho$ 即称为质量厚度（mass thickness），它等于单位面积厚度为 x 的吸收层的质量。x_m 的常用单位为 $g \cdot cm^{-2}$，μ_m 的相应单位为 $cm^2 \cdot g^{-1}$。

X 射线在物质中强度被衰减一半时的厚度（或质量厚度），称为该种物质的半价层（half-value layer）。由式（14-4）和式（14-6）可以得到半价层与衰减系数之间的关系式

$$x_{1/2} = \frac{\ln 2}{\mu} = \frac{0.693}{\mu} \tag{14-7}$$

$$x_{m1/2} = \frac{\ln 2}{\mu_m} = \frac{0.693}{\mu_m} \tag{14-8}$$

式（14-4）和式（14-6）可写为 $I = I_0 \left(\frac{1}{2}\right)^{\frac{x}{x_{1/2}}}$ 或 $I = I_0 \left(\frac{1}{2}\right)^{\frac{x_m}{x_{m1/2}}}$。

各种物质的衰减系数都与射线波长有关，因此以上各式只适用于单色射线束。X 射线主要是连续谱，所以射线的总强度并不是严格地按照指数规律衰减的。在实际问题中，我们经常近似地运用指数衰减规律，这时式中的衰减系数应当用各种波长的衰减系数的一个适当平均值来代替。

（二）衰减系数与波长、原子序数的关系

对于医学上常用的低能 X 射线，光子能量在数十千电子伏到数百千电子伏之间，各种元素的质量衰减系数近似地适合下式：

$$\mu_m = kz^\alpha \lambda^3 \tag{14-9}$$

式中的 k 大致是一个常数，Z 是吸收物质的原子序数，λ 是射线的波长。指数 α 通常在 3～4 之间，与吸收物质和射线波长有关。吸收物质为水、空气和人体组织时，对于医学上常用的 X 射线，α 可取 3.5。吸收物质中含有多种元素时，它的质量衰减系数大约等于其中各种元素的质量衰减系数按照物体中所含质量比例计算的平均值。由式（14-9），我们得出两个有实际意义的结论。

1. 原子序数愈大的物质，吸收本领愈大　人体肌肉组织的主要成分是 H、O、C 等，而骨骼的主要成分是 $Ca_3(PO_4)_2$，其中 Ca 和 P 的原子序数比肌肉组织中任何主要成分的原子序数都高，因此骨骼的质量衰减系数比肌肉组织的大，在 X 射线照片或透视荧光屏上显示出明显的骨骼阴影。在胃肠透视时服食钡盐也是因为钡的原子序数较高（$Z=56$），吸收本领较大，可以显示出胃肠的阴影。铅的原子序数很高（$Z=82$），因此铅板和铅制品是应用最广泛的 X 射线防护用品。

2. 波长愈长的 X 射线，愈容易被吸收　X 射线的波长愈短，贯穿本领愈大，愈容易穿过物质。在浅部治疗时应使用较低的管电压，在深部治疗时则使用较高的管电压。

根据上述结论可知，当 X 射线管发出的含有各种波长的射线进入吸收体后，长波成分比短波成分衰减得快，短波成分所占的比例愈来愈大，平均衰减系数则愈来愈小。这也就是说，X 射线进入物

体后愈来愈硬了,这称为它的硬化。利用这一原理,我们常常让 X 射线通过铜板或铝板,使软线成分被强烈吸收,这样得到的 X 射线不仅硬度较高,而且射线谱的范围也较窄,这种装置称为滤线板。具体的滤线板往往由铜板和铝板合并组成。在使用时,铝板应当放在 X 射线最后出射的一侧。这是因为各种物质在吸收 X 射线时都发出自己的标识 X 射线,铝板可以吸收铜板发出的标识 X 射线,而铝板发出的标识 X 射线波长约在 0.8nm 以上,很容易在空气中被吸收。

五、X 射线与物质的相互作用

(一)X 射线的衍射

普通 X 射线的波长范围为 0.001～10nm,晶体中相邻微粒(原子、分子、离子)间距的数量级与此相仿,所以晶体微粒有规则排列起来的结构就是三维衍射光栅。1912 年,劳厄用晶体衍射方法证明 X 射线具有波动性,从而揭示了 X 射线的本质。下面是 X 射线晶体衍射的基本原理。

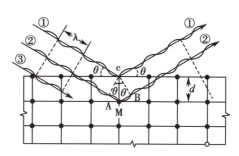

图 14-6   X 射线衍射原理

当 X 射线照射晶体时,组成晶体的每一个微粒,都相当于发射子波的中心,并向各个方向发出子波,称为散射。经晶体微粒散射的 X 射线会叠加干涉而使得某些方向的光束加强,形成衍射束。图 14-6 表示晶体空间点阵的一个平面,图中黑点代表晶体中的微粒,它们按等间距 d 整齐地排列着。X 射线以 θ 角掠射到晶体的某一晶面族上时,由于 X 射线能穿过许多微粒层,并在每一层发生散射,虽然散射线强度很弱,但当这些散射线满足相干条件时,将相互加强而形成干涉图样。由图可见,上下两层微粒发出的反射线①和②的光程差是

$$AM + BM = 2(AM) = 2d\sin\theta$$

因此反射线相干加强的条件是

$$2d\sin\theta = k\lambda, \quad k = 1,2,3,\cdots \tag{14-10}$$

上式称为布拉格定律(Bragg's law)。式中 d 是晶面中微粒层间的距离。

如果入射的是单色 X 射线束,以任意掠射角 θ 投射到晶面上时,一般不能满足式(14-10)的条件。但由于通常入射 X 射线的波长是连续的,则对于波长值 $\lambda = 2d\sin\theta/k$($k = 1,2,3,\cdots$)的入射 X 射线束就可以产生加强反射。

由上述可知,用结构已知的晶体作为光栅,式中 d 为已知,利用式(14-10)可以计算出入射 X 射线的波长 λ;反之,利用已知波长的 X 射线照射晶体,则可测出晶体点阵上微粒的位置和间隔。X 射线衍射是研究晶体结构的主要方法之一。同样方法也可用在生物医学上研究有机体如细胞和蛋白质等的精细结构。这种研究叫做 X 射线结构分析。DNA 的双螺旋结构就是用 X 射线衍射发现的。

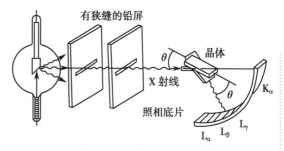

图 14-7   X 射线摄谱仪原理图

利用 X 射线晶体衍射的基本原理,布拉格父子设计了既能观察 X 射线衍射,又可摄取 X 射线谱的实验装置,即 X 射线摄谱仪(X-ray spectrograph)。如图 14-7 所示,X 射线束通过两个铅屏上的狭缝射到晶体光栅上,转动晶体,当入射 X 射线的方向相对于晶体为某一角度时,入射 X 射线中某一波长刚好满足式(14-10)的关系,这时,将有一束反射

X 射线从晶体射到放置在其附近的圆弧形胶片上。波长愈短的射线,掠射角 θ 愈小。改变 θ 角,就可以使不同波长的 X 射线在不同的方向上得到加强并射向胶片。当晶体往复转动时,反射 X 射线束就

在胶片上从一端到另一端反复感光,取下胶片冲洗后就可获得 X 射线谱。利用该摄谱仪还可获得单色 X 射线。

(二) X 射线与物质的相互作用

X 射线通过物质时强度按指数规律衰减,其微观机制是 X 射线与物质发生多种相互作用。X 射线与物质相互作用的方式主要有三种:光电效应、康普顿效应以及高能 X 射线光子经过原子核附近时,在原子核的库仑电场作用下,可以转化为一个正电子和一个负电子的电子对效应(electron pair effect)。

六、X 射线的生物效应

X 射线和从原子核中发射出来的 γ 射线一样,都是波长很短的电磁波,也是能量很大的光子流,所以 X 射线不仅具有光的一系列性质,如反射、折射、干涉、衍射、光电效应等,还有电离作用、荧光作用、光化学作用、生物效应和穿透本领等特性。其中生物效应是指生物体受到 X 射线照射后,生物体的组织细胞发生变性、凋亡或坏死等变化。临床上肿瘤、结缔组织病等疾病可以利用 X 射线对人体的生物效应进行放射治疗。

七、X 射线的医学应用

X 射线在临床医学上的应用,主要分为放射治疗和放射诊断两个方面。

(一) 放射治疗

X 射线治疗技术在临床上的应用有上百年的历史,目前仍然用于治疗各种癌症。研究表明,X 射线对生物组织细胞有破坏作用,尤其是对于分裂活动旺盛或正在分裂的细胞,其破坏力更强。组织细胞分裂旺盛是癌细胞的特征,因此用 X 射线照射可以抑制它的生长或使它坏死。各种细胞对 X 射线的敏感性是不一样的,根据肿瘤位置及细胞种类计算出给予患者肿瘤的照射量,还要及时测定和调节治疗设备输出的射线量。

用于治疗的 X 射线设备有三种,即普通 X 射线治疗机、电子直线加速器和"X 射线刀"。

(二) 放射诊断

X 射线常规透视、摄影、X-CT 以及数字减影血管造影技术是医学影像诊断中应用最普遍的检查手段。

1. **常规透视和摄影**　常规透视和摄影的基本原理是根据体内不同组织或脏器对 X 射线的吸收本领不同,因此强度均匀的 X 射线透过人体不同部位后的强度呈不均匀分布,将透过人体后的 X 射线投射到荧光屏上,显示出明暗不同的荧光像。这种方法叫做 X 射线透视术(X-ray fluoroscopy)。如果让透过人体的 X 射线投射到照相胶片上,显像后就可在照片上观察到组织或脏器的影像,该技术叫做 X 射线摄影(X-ray photography)。

在对软组织摄影时,可以使用钼靶产生的软 X 射线。

人体某些脏器或病灶对 X 射线的吸收本领与周围组织相差很少,在荧光屏或照片上不能显示出来。通常是给这些脏器或组织注入衰减系数较大或较小的物质来增加它和周围组织的对比,这些物质称为造影剂(contrast agent)。例如在检查消化道时,让受检者吞服吸收系数很高的"钡盐"(即硫酸钡),使它陆续通过食管和胃肠,并同时进行 X 射线透视或摄影,就可以把这些脏器显示出来。在做关节检查时,可以在关节腔内注入密度很小的空气,然后用 X 射线透视或摄影,从而显示出关节周围的结构。类似的方法也可以用来观察大脑和心脏。

X 射线的数字透视(digital fluoroscopy,DF)、数字摄影(digital radiography,DR)、计算机摄影(computed radiography,CR)等装置已广泛应用于医学诊断。此类装置主要由 X 射线源、检测器或影像增强器或感光成像板、A/D 和 D/A 转换、计算机图像处理控制系统、图像显示和摄影系统等组成。

2. **数字减影血管造影**(digital subtraction angiography,DSA)　其基本原理是,把穿过人体的 X 射

线影像通过影像增强器转变为光学图像,再转换成视频信号,进行模数(analog/digital,A/D)转换后,获得图像的数字信号,暂时存入图像存储器。把未注入造影剂时获得的影像称为"原像"或"本底图像",将血管内注入造影剂后的图像称为"造影像",这两种图像分别以数字形式存在两个图像存储器内。通过图像处理器将代表"原像"和"造影像"的数字对应相减,从造影像中减去原像,使充盈造影剂的血管图像保留下来,而骨髓等无关组织的影像则被减影除去。保留下来的血管图像信号再经过放大处理和提高对比度,经数模(digital/analog,D/A)转换器恢复为视频信号,得到实时血管图像。DSA是一种理想的非损伤性血管造影检查技术,它取代了危险性较大的动脉造影检查。

3. 同步辐射双色数字减影　常用的造影剂碘对X光的吸收在能量33.16keV的边处,碘对X光子发生共振吸收,使衰减系数增加较大,而骨骼和肌肉没有这种现象。利用这个吸收边,在很短时间内用两种能量(波长)的同步辐射X射线进行两次造影,两次探测到的图像信号进行数字相减后,可将肌肉和骨骼的影响几乎全部除去,剩下的基本上是碘吸收的贡献,从而获得清晰的血管影像。不同能量的X光可看成有着不同的"颜色",因此得名"同步辐射双色数字减影"。目前,该技术已用于心血管造影。

(三) X-CT

X射线计算机断层成像(X-ray computer aid transverse tomography),简称X-CT。它通过X射线管环绕人体某一层面的扫描,测得从各个方向透过该层面后的射线强度值,求出该层面的衰减系数分布,从而获得该层面的图像。下面仅简单介绍X-CT的基本原理、图像重建方法和扫描方式等。

1. X-CT的基本原理　设用单色X射线通过密度均匀的介质,根据式(14-4)可得到该介质的衰减系数与射线强度和介质层厚度x的关系,即

$$\mu = \frac{1}{x}\ln\frac{I_0}{I} \tag{14-11}$$

如果介质沿X射线路径的密度不均匀,则可将整个介质分成若干个很小的体积元,其线度均设为l,每一个体积元的介质可视为均匀,即整个体积元μ值相同。该体积元称为体素(voxel),如图14-8所示。通过第一个体素的强度为

$$I_1 = I_0 e^{-\mu_1 l}$$

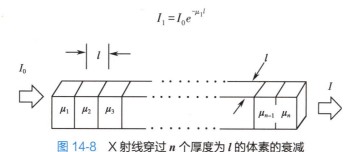

图14-8　X射线穿过n个厚度为l的体素的衰减

通过第二个体素的强度为

$$I_2 = I_1 e^{-\mu_2 l} = I_0 e^{-(\mu_1+\mu_2)l}$$

通过第n个体素的强度为

$$I_n = I_0 e^{-(\mu_1+\mu_2+\mu_3+\cdots+\mu_n)l}$$

I值可以测量,I_0和l值为已知,则根据式(14-11),可求出衰减系数之和为

$$\mu_1+\mu_2+\mu_3+\cdots+\mu_n = \frac{1}{l}\ln\frac{I_0}{I}$$

或

$$\frac{1}{l}\ln\frac{I_0}{I} = \mu_1 + \mu_2 + \mu_3 + \cdots + \mu_n = \sum_{i=l}^{n}\mu_i \tag{14-12}$$

上式是 X-CT 建立层面图像的主要依据。

当穿透人体的 X 射线经组织吸收后,透射部分的强度可用探测器接收,其信号强弱决定于人体的组织密度,反映不同组织的特性,对应不同的 μ 值,μ 值作为一种成像参数。X-CT 图像是层面体素的 X 射线衰减系数 μ 在空间中的分布。

2. 图像重建的基本方法　图像重建的数学方法主要有联立方程法、反投影法、滤波反投影法、二维傅里叶变换法、卷积反投影法及迭代法等。

X-CT 从根本上解决了常规摄影、透视及体层摄影中存在的影像重叠问题,能将人体各种组织对 X 射线的吸收系数以相当精确的数字表示。可得到人体各种器官和骨骼的断层影像及形态,并能分辨出密度相差很小的组织,从而判断病变的部位、形态和性质。使用造影剂(碘类化合物)可进行增强扫描。目前使用的多排螺旋 X-CT 和多参数能谱 X-CT,几乎能够诊断人体各个部位的疾病,尤其对识别良性或恶性肿瘤具有较高的诊断价值。X-CT 是临床诊断的重要设备之一。

第二节 ｜ 激 光

激光输出波长的范围,从远红外直到紫外甚至 X 光波段;波长可以是单一的或多种可调的;输出方式可以是连续的或多种形式的脉冲。激光的功率范围为 $10^{-3} \sim 10^{5}\mathrm{W}$,脉冲峰值可达 $10^{13}\mathrm{W}$。目前激光器的品种已达数百种。激光的应用引发了现代光学技术的重大变革,对整个科学技术的发展起了推动作用,广泛应用于工业、农业、医疗、军事及科学技术等各个领域。

受激辐射是物质发光的一种方式,属于物质内部的微观过程。讨论激光的基本原理,必然要涉及物质的微观结构和光与物质的相互作用。

一、激光产生的原理

(一) 粒子的能级与辐射跃迁

构成物质的粒子(分子、原子、离子等)有不同的能量状态,也称为能级状态,简称能态或能级,其中最低的能态称为基态,其他的能级状态称为激发态。粒子处于基态最稳定,而激发态则不稳定,停留时间非常短暂,且互不一致。大量粒子在某激发态停留时间的平均值称为该激发态的平均寿命(mean lifetime),一般为 $10^{-9} \sim 10^{-7}\mathrm{s}$。某些粒子的激发态平均寿命较长,为 $10^{-3} \sim 10^{-2}\mathrm{s}$,这种激发态称为亚稳态(metastable state)。

粒子的能级变化统称为跃迁。粒子在能级之间实现跃迁必然伴随与外界交换能量的过程。跃迁只在满足“选择定则”的能级之间才能实现,各能级之间跃迁的概率并不一致。

粒子实现能级间跃迁的方式有两种:以光能形式吸收或释放称为光辐射或辐射跃迁(radiation transition);以非光能(如热能)的形式吸收或释放被称为无辐射跃迁(radiationless transition)。与激光发射有关的跃迁包括受激吸收(stimulated absorption)、自发辐射(spontaneous radiation)与受激辐射三种基本过程。

当光通过物质时,处于低能级 E_1 的粒子吸收一个能量 $h\nu = E_2 - E_1$ 的光子而向高能级 E_2 跃迁的过程称为受激吸收,如图 14-9(a)所示。能引起受激吸收的光子称为激发光子,吸收入射光子使粒子激发。

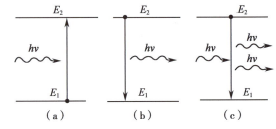

图 14-9　辐射跃迁的三种基本过程

处于高能级的粒子总是力图向低能级跃迁而趋于稳定,这种自发地从激发态向较低能态跃迁同时释放出光子的过程称为自发辐射,如图 14-9(b)所示,其辐射光子的能量 $h\nu = E_2 - E_1(E_2 > E_1)$。对于不同粒子或同一粒子在不同时刻自发辐射出的光子特性各不相同,其频率、相位、传播方向、偏振态均是随机的,发出的是非相干的、传播任意的自然光,这就是普通光源的发光机制。

一个处于高能级 E_2 的粒子受到一个能量 $h\nu=E_2-E_1$ 的光子"诱发"而跃迁到低能级 E_1,同时释放一个与"诱发"光子特性完全相同的光子,该过程称为受激辐射,如图14-9(c)所示。其结果是出射光比入射光增加一倍,有光放大作用,而且是相干光。

在光与粒子系统相互作用所发生的辐射跃迁中,以上三种基本过程总是不可分割地同时存在。然而在不同的条件下它们各自发生的概率不同,因此总的宏观效果也不同。

(二)粒子数按能级的分布

粒子数按能级的分布,设处于高能级 E_2 与低能级 E_1 的粒子数分别为 N_2 与 N_1。在温度为 T 的热平衡态,系统中粒子数按能级服从玻尔兹曼能量分布定律,能级越高,其上的粒子数越少,$N_2<N_1$。在正常状态下,吸收过程占优势,受激辐射总是被湮没,宏观上得不到光放大的效果。

为了实现光放大,必须破坏粒子数在热平衡态下的玻尔兹曼能量分布。为此定义粒子数在能级上能实现 $N_2/N_1>1$ 的分布称为粒子数反转分布(distribution for population inversion)。这种分布在辐射跃迁中将使受激辐射占优势,系统对入射光将有光放大的效果。这是一种非热平衡状态,也称"负温度"状态。实现粒子数反转,要求工作物质的原子有两个以上与反转分布有关且有亚稳态(metastable state)的能级结构,如图14-10。这种能实现粒子数反转分布的介质称为激活介质(active medium)。

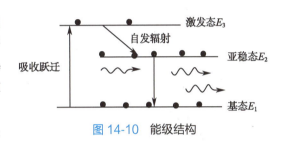

图14-10　能级结构

当外界能源供给能量($h\nu=E_3-E_1$),使在基态 E_1 的大量粒子很快被激发或抽运到较高能态 E_3 上去。粒子在高能态 E_3 上的寿命很短,很快自发辐射到平均寿命相对较长的亚稳态 E_2 上积累。在源源不断的激发下,实现基态 E_1 和亚稳态 E_2 之间形成粒子数反转分布($N_2>N_1$)。当有能量为 $h\nu=E_2-E_1$ 的入射光激发时,使从亚稳态 E_2 到基态 E_2 的受激辐射占优势,向外输出与入射光特征相同的光子,且实现对光的放大。

(三)光学谐振腔

实现了粒子数反转分布的激活介质实现光放大后,为使受激辐射在有限体积的激活介质中持续进行,光可以被反复放大形成稳定振荡,得到高亮度的激光,需要在工作物质两端配置一对一定角度的反光镜。这种装置称为光学谐振腔(optical resonant cavity)。

光学谐振腔由位于激活介质两端的两块光学反射镜(平面或球面)构成,如图14-11(a)所示。受激辐射沿腔轴方向往返行进的光可被反复多次雪崩式放大,如图14-11(b)、(c)所示。凡是不沿腔轴方向行进的光子都将很快通过腔的侧面逸出,如图14-11(a)

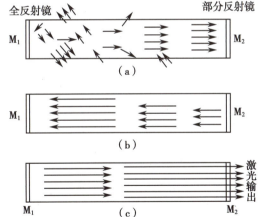

图14-11　光学谐振腔内激光产生原理图

所示,从而保证了激光器输出的激光具有极好的方向性,自发辐射的光子也不能参与光振荡过程。光学谐振腔在激光的单色性(选模)和激光的偏振特性都有非常重要的作用。

二、激光的特性及生物效应

(一)激光的特性

激光的发射原理和产生过程决定了激光除具有普通光的一切性质外,还具有一些普通光没有的特性,因而使它具有特殊应用。

1. **方向性好**　发散角(angle of divergence)一般在$10^{-2}\sim10^{-4}$rad,普通光束是激光束的$10\sim10^4$倍。例如,曾利用月球上的反射镜对激光的反射来测量地球与月球之间的距离,其精度可达几厘米。激光束是理想的平行光束,被广泛用于准直、目标照射、通信和雷达等方面。激光束的能量在空间高度集中,可支撑激光手术刀,聚焦后的光斑尺寸可在微米级以下,可完成细胞或分子的精细切割。由于光的衍射极限,激光束的发散角不能无限减小。

2. **亮度高、强度大**　激光的亮度高,尤其是超短脉冲激光的亮度可比普通光源高出$10^{12}\sim10^{19}$倍。激光器是目前世界上最亮的光源。一台功率较大的红宝石激光器输出激光的亮度比太阳表面光亮度高100亿倍。激光的高亮度是临床治疗中最有效的工具。

3. **单色性好**　激光能量在频谱分布上的集中,谱线宽度(line width)窄,具有很好的单色性。由于光的生物效应强烈地依赖于光的波长,使得激光良好的单色性在临床治疗上获得重要应用。激光的单色特性在光谱技术、全息技术、激光信息处理及光学测量中得到广泛应用,已成为基础医学研究与临床诊断的重要手段。

4. **相干性好**　自发辐射产生的普通光是非相干光,而受激辐射光子的特性使激光具有良好的相干性。激光器是最好的相干光源,促使相干技术获得飞跃发展,全息摄影才得以实现。

5. **偏振性好**　受激辐射的特点表明激光束中各个光子的偏振状态相同。利用谐振腔输出端的布儒斯特窗也可输出偏振光,并可对其调整。

(二)激光的生物作用

激光对生物组织所施加的作用以及由此引发的一系列理化过程,称为激光的生物作用。生物组织因受激光照射而出现的各种应答性反应、效果或变化称为激光的生物效应。在医学领域,激光对被其照射的生物组织,能直接造成不可逆性损伤者,称其为强激光(High-power laser),不能直接造成不可逆性损伤者,称其为弱激光(Low-level laser)。当然强与弱也是相对的。关于激光的生物作用一般认为有五种,现简要分述如下。

1. **热作用**　生物组织在激光照射下吸收光能转化为热能,温度升高,这即是热作用。低能量光子(红外激光)可使组织直接生热,高能量光子(可见于紫外激光)则多需经过一些中间过程而使组织生热。

2. **机械作用**　生物系统吸收激光能量时会产生蒸发和机械波,前者一定伴有后者,而后者不一定伴有前者发生。机械波是由一系列压强因素造成的。激光照射生物组织,可直接或间接产生对组织的压强称为激光的机械作用,也称为激光的压强作用。

激光的机械作用对临床治疗有利也有弊。例如,在眼科利用二次压强打孔,可降低眼压,治疗青光眼、白内障;在外科手术中用于切开组织等。但若在眼球与颅内,由于二次压强剧升而形成"爆炸"性损伤,甚至导致死亡。二次压强也可使被照射的肿瘤组织被压向深部或反向飞溅而造成转移等。

3. **化学作用**　生物大分子吸收激光光子的能量受激活,从而引起生物组织内一系列的化学反应,称之为光化反应。激光照射直接引起机体发生光化反应的作用称为光化作用。光化反应与热化反应不同(在产生原因、产物、对光频的选择、受温度影响等方面)。光化反应分为两个过程,初级过程有光参与,产物不稳定,可进一步触发化学反应即次级过程,生成最终的稳定产物。次级过程一般不需光参与。

光化作用的基本规律由两个定律表达。光化学第一定律(吸收定律):只有被分子吸收了的光子才能引起光化反应。由此推知光化反应具有波长选择性。光化学第二定律(量子定律):在光化反应中,每个分子只吸收一个单色光的光子而成为光化激活分子。因此,光化反应的程度,即最终产物的多少应与被吸收的光子总数,亦即激光的总剂量成正比。应指出第二定律不适用于强激光。因为生物组织对强激光可发生一个分子吸收多个光子,即多光子(或非线性)吸收的现象。即使是红外激光,只要光强足够也能引起光化反应。

光化反应有光致分解、光致氧化、光致聚合、光致异构以及光致敏化等类型。其中光致敏化是指生物系统由光引起的所特有的反应,在敏化剂参与下发生的化学反应。这类反应因有无氧分子参加而分为两种,前者称为光动力学作用,常用的敏化剂有血卟啉衍生物(HpD)等;后者即无须氧分子参加的光致敏化反应,常用的敏化剂有呋喃香豆素等。敏化剂能有选择地长时间集中于体内病变组织,并使在适当波长激光照射下发生光致敏化反应。光致敏化对肿瘤的治疗具有重要意义。光化作用还可引起红斑效应、色素沉着、维生素 D 合成等生物效应。

由于激光有高度的单色性和足够的光强,使得它的光化作用被应用于杀菌、同位素分离、物质提纯、分子剪裁等方面。

4. 电磁场作用　激光是电磁波,激光对生物组织的作用就是电磁场对生物组织的作用。这一作用主要是电场所致。强激光可在组织内形成 $10^6 \sim 10^9 \mathrm{V \cdot cm^{-1}}$ 的高强电场,从而使组织中产生光学谐波、电致伸缩、受激拉曼散射、受激布里渊散射、等离子体等,并能导致生物组织电系统的重新分布,可使无序的生物分子发生电离、极化,趋于有序。这又将进一步在组织内引起高温、高压,从而使组织受到破坏或损伤。

5. 生物刺激作用　生物刺激作用主要是弱激光的作用。弱激光通过体液或神经-体液反射对生物过程、神经以及对全身、机体免疫功能等都有刺激作用,可促进血红蛋白的合成、糜蛋白酶的活性、细菌的生长、白细胞的噬菌作用、肠绒毛的运动,以及促进毛发的生长、皮肤和黏膜的再生、创伤和溃疡的愈合、烧伤皮片的长合、骨折再生、消炎等生物效应。生物刺激作用的机制仍处于研究阶段。

三、激光的医学应用

由于激光的特性,一门新的交叉学科——激光医学(laser medicine)便逐渐形成了。

(一) 基础医学中激光对生物分子、细胞、组织的作用与效应

1. 生物分子　激光作为刺激源可在分子水平上调整蛋白质与核酸的合成与活性;影响 DNA 的复制、各种酶的活性与功能、氨基酸的变化等。温升将加快酶的催化作用,但当温升超过损伤阈值时,可引发热化反应以及蛋白质的凝固、变性。生物大分子吸收光子能量受激活产生受激原子、分子和自由基,引起一系列光化反应,使生物分子在组成、性质、构型等方面出现不可逆的改变。高强度激光照射生物组织产生的光学谐波中有的波长正处于蛋白质、核酸的吸收峰,从而引起对这些谐波的吸收而导致变性。

2. 细胞　激光问世以来,一方面为细胞生物学的研究提供了全新的手段与技术;另一方面就各类激光的照射对细胞器、细胞质、细胞核等,以及细胞性质与功能的影响做了广泛研究,在此基础上已逐渐形成一门新的学科——激光细胞生物学(laser cellular biology)。其研究方法大体分为两类。一类是利用激光原光束或扩束照射群体细胞;另一类是利用激光微光束照射单个细胞或细胞内某一特定部分。

激光通过对细胞的作用而影响细胞的增殖、分化、遗传、发育、凋亡、代谢以及免疫等过程或功能。而且这种影响往往还有双向作用,其含义有两层:一是照射剂量小则兴奋,大则抑制;二是可使细胞功能从不同方向的偏离恢复正常。对于肿瘤细胞,激光有三种作用:①热凝,利用在 41～45℃癌细胞比正常细胞对热更敏感来达到灭杀癌细胞而保留正常细胞的目的;②气化,利用强激光照射,使温度剧升至 5 700℃直接气化癌细胞;③光致敏化作用(photosensitization),亦称光动力作用或光力学作用,是指生物体内同时具有氧和色素时,在可见光(该色素的吸收光)的照射下,生物体内分子产生的氧化作用。这三种作用为临床治疗癌症提供了三种激光疗法。

3. 组织　激光照射组织,当剂量足够大时将造成对组织的损伤直至完全破坏。这种损伤分为热损伤与非热损伤两大类。热损伤是由于热作用导致组织的凝固、汽化(包括炭化、燃烧)、气化所造成的。非热损伤,包括机械作用导致的冲击波对组织的损伤,甚至远距离损伤;强电场作用导致的光击穿或产生等离子体;光化作用导致的光化激活组织,发生光化反应造成对组织的损伤等。实际过程中

往往是一种作用为主并伴有其他作用或多种的协同作用造成对组织的损伤。激光照射靶组织一般有两种情况:一种是激光束焦斑落于组织表层造成开放性损伤;另一种是激光束聚焦于组织内部造成封闭性损伤,损伤中心被正常组织所包围。激光停止照射后在靶区还会出现充血及水肿现象。

激光除对组织有损伤作用外,还有修复作用。激光的生物刺激作用加之温热、光化、机械等作用对细胞的影响以及对修复机制的调动,使得受损伤的组织在一定剂量范围内的激光照射下能加快修复与再生的过程。

上述激光对组织的损伤与修复作用是强、弱激光用于临床治疗的依据与基础。

(二) 用于基础医学研究的激光技术

激光的问世为基础医学研究提供了新的技术手段。

1. **激光微光束技术**　激光经透镜或显微镜光学系统聚焦后可形成强度很高、光斑直径在微米量级的微光束。利用激光微光束可进行细胞水平的研究,形成激光的光镊术、显微照射术、细胞打孔术、细胞融合术等以实现对细胞的俘获、转移、穿孔、移植、融合及切断等微操作。激光微光束的另一种应用是激光微探针分析术,即标本的微区在激光微光束照射下被汽化,同时用摄谱仪或质谱仪记录,进行微量和痕量元素的定性或定量分析。此项技术被用于测定各种离子及痕量元素在软组织中的分布、生物矿化结构中痕量元素的分析及矿化过程的研究、生物组织中有毒痕量元素的检测、体液中各种元素含量的分析及生物样品中有机化合物的定量测定等。

2. **激光流式细胞计**　一种激光、电子检测与计算机等多种技术与流式计数方法结合而形成的生物医学仪器。其原理是让染色细胞在稳定的液体流动中排队成行,逐个依次恒速通过激光束的焦斑区。用探测器检测细胞被激光照射后所发出的荧光与散射光并经计算机处理而自动显示结果。它可对细胞逐个进行定量分析与分选,其特点是分析速度快、灵敏度高、分选纯度高、可对一个细胞同时定量测定多种参数(如DNA、RNA含量、细胞体积等)等。激光流式细胞计(laser flow cytometry)在细胞生物学、免疫学、遗传学、肿瘤学以及药学等方面有广泛的应用。

3. **激光拉曼光谱技术**　当光子与物质分子相互作用时,除有与入射光频率相同的瑞利散射线外,还有由于非弹性碰撞而在其谱线两侧对称分布的散射光,这种散射称之为拉曼散射(Raman scattering)。拉曼散射的频率与瑞利散射的频率之差称为拉曼频移,由于拉曼频移与物质分子的振动、转动能级结构有关,而与入射光频率无关,故可用拉曼光谱对生物分子进行结构分析。因拉曼散射的强度只有瑞利散射的万分之一,一般不易观测到。只有用高强度、高单色性以及谱线范围宽广的激光作激发光源,才使激光拉曼光谱具有实用意义。加之激光拉曼光谱技术具有对样品几乎无损害、可让样品处于与生物活性物质相同的环境下进行分析等优点,此项技术已在核酸与蛋白质的高级结构、生物膜的结构和功能、酶的催化动力学、药理学(特别是抗肿瘤药物与癌细胞的作用机制)等的研究中得到应用。

4. **激光多普勒技术**　这是利用激光照射运动物体所发生的多普勒效应进行检测的技术。激光多普勒血流计可用于对人体甲皱、口唇、舌尖微循环与视网膜微血管等的血流速度进行检测。激光多普勒电泳是应用激光多普勒效应与电泳技术结合的一种分析、检测新技术,可快速自动准确地测量生物细胞及大分子的电泳迁移率、表面电荷、扩散系数等重要变量。此外,激光多普勒技术还用于对巨细胞质流、精子活力、眼球运动、耳听力等的测定。由于此项技术具有极高的空间分辨率、快速、灵敏、连续、非侵入性等特点,被应用于微循环、血液流变学、病理生理学、免疫学等方向的研究。

5. **激光全息显微技术**　全息术(holography)是利用光的干涉在底片上记录被摄物体反射光的频率、强弱与相位信息,再利用光的衍射重现被摄物体的三维空间图像的技术,即光学相干层析术(OCT)。正是激光具有高度的时间与空间相干性,以它作光源才使全息术得以实现。激光全息显微技术是激光全息术与光学显微系统结合的产物。它具有分辨率高、像差小、景深大、能对活标本进行动态观察等优点,被用于对细胞的观测分析。

6. **激光扫描共焦显微镜**　一种用于图像采集、分析的大型精密仪器,在荧光显微镜成像的基础上加装了共聚焦系统与扫描装置,利用计算机进行图像处理,可获得清晰的细胞内部微细结构的荧光图像,是形态学、分子与细胞生物学、神经科学、遗传学、药理学等领域研究的有力工具。

除上述外,还有激光荧光显微技术、激光漂白荧光恢复测量技术、激光扫描细胞计等激光技术用于基础医学研究。

(三)激光的临床应用

1. 激光诊断方法　激光由于具有极好的单色性、相干性与方向性而为临床诊断提供了方法手段。以光学分析分类,激光诊断一般可有如下方法:激光光谱分析法(荧光光谱、微区光谱、拉曼光谱等)、激光干涉分析法(全息术、干涉条纹视力测定、视觉对比敏感度测量、散斑技术、光学相干断层成像术等)、激光散射分析法(多普勒技术、静态和动态散射技术、闪烁细胞计等)、激光衍射分析法(用于测红细胞变形能力)、激光透射分析法(用于检查软组织肿物)、激光偏振法(用于鉴别肿瘤细胞)以及其他激光分析法(流式细胞计、扫描检眼镜等)。激光诊断技术为诊断学向非侵入性、微量化、自动化及实时快速方向发展开辟了新途径。

2. 激光治疗方法　激光作为一种手段应用于临床已遍及眼科、外科、妇科、皮肤、肿瘤等各科近300种疾病的治疗,且兼有中、西医的疗法。其基本方法有四大类:①激光手术治疗,即以激光束代替金属的常规手术器械对组织进行切割、凝固、焊接、打孔、截骨等以祛除病灶以及吻合组织、血管、淋巴管、神经等。手术用激光治疗机统称光刀,按其作用机制分为热光刀(利用可见光与红外激光对组织的热作用与二次压强作用进行手术,刀头焦点附近不同区域接触组织有不同效果)与冷光刀(利用紫外激光的光致化学分解作用与二次压强作用进行手术,术中切口两侧无热损伤)两大类。激光手术有多功能、止血效果好、感染少、质量高、可选择性破坏特定组织等优点,还可用于进行各种精细的显微手术;②弱激光治疗,包括激光理疗(以弱激光为物理因子进行原光束、扩束、光纤与腔内照射的物理疗法)、激光针灸(以微小的弱激光光束直接照射穴位,兼有针与灸的作用)与弱激光血管内照射疗法(将弱激光引入静脉照射循环血液的疗法);③激光光动力学疗法,这是利用光动力学作用主要治疗恶性肿瘤的方法。有体表、组织间、腔内照射及综合治疗四种方式;④激光内镜术治疗,即通过内镜对内腔疾病进行激光治疗的方法,包括用于腔内的手术、理疗及光动力学治疗等。由于不需开胸、剖腹、开颅等且可用光纤方便地导入激光,这种疗法具有很大的发展优势。

(四)激光的危害与防护

激光对人体可能造成的危害有两类。一类是直接危害,即超阈值的激光照射将对眼睛、皮肤、神经系统以及内脏造成损伤;另一类是与激光器有关的危害,即电损伤、污染物、噪声、软X射线以及泵或管的爆裂等。

使用激光采取的安全措施也有两方面。一方面是对激光系统及工作环境的监控管理;另一方面是个人防护,例如用光学装置(如双目镜、望远镜、显微镜)对眼睛进行保护,使用安全的激光器,避免皮肤灼伤以及引起火灾。不同类别的激光器应有明显的专用标志,应有自动显示、报警、停车等装置。

正常情况下人体受到的最大允许照射量(maximum permissible exposure, MPE)与辐射波长、脉宽或照射时间、处于危险状态的生物组织以及暴露在$400\sim1\,400\mathrm{nm}$的可见和近红外辐射中的视网膜成像的大小等有关。应使人体接触的激光照射量在国家标准之内。

思考题与习题

14-1　产生X射线必须具备哪些条件?X射线的发生装置由哪些基本部分组成?

14-2　什么是X射线的强度?什么是X射线的硬度?如何调节?

14-3　什么是韧致辐射?连续X射线谱中的最短波长是如何产生的?

14-4　标识X射线是如何产生的?它与光学光谱的产生有何不同?

14-5　一连续工作的X射线管,工作电压是250kV,电流是40mA,假定产生X射线的效率是

0.7%,问靶上每分钟会产生多少热量?

（595.8kJ）

14-6　设X射线机的管电压为80kV,计算光子的最大能量和X射线的最短波长。

（1.28×10^{-14}J,0.015 5nm）

14-7　一束单色X射线,入射至晶面间距为0.281nm的单晶体氯化钠的天然晶面上,当掠射角一直减少到4.1°时才观察到晶面间的反射叠加峰值,试确定该X射线的波长。

（0.04nm）

14-8　对波长为0.154nm的X射线,铝的衰减系数为132cm^{-1},铅的衰减系数为2 610cm^{-1}。要和1mm厚的铅层得到相同的防护效果,铝板的厚度应为多少?

（19.8mm）

14-9　一厚为2×10^{-3}m的铜片能使单色X射线的强度减弱至原来的1/5,试求铜的线性衰减系数和半价层。

（8.05cm^{-1};0.086cm）

14-10　X-CT与常规X射线摄影的成像方法有何不同?

14-11　什么是自发辐射与受激辐射? 各有什么特点?

14-12　什么是粒子数反转分布? 实现粒子数反转分布需要什么条件?

14-13　试述激光产生的基本思想。

14-14　激光与自然光相比有哪些特点?

14-15　激光有哪些生物作用? 影响激光生物作用的因素有哪些?

14-16　激光在医学领域有哪些主要应用?

14-17　如何采取对激光的防护措施?

（盖立平）

推荐阅读

［1］ 朱翠玲,赵斌,吴恩惠. 现代医学影像学. 济南:山东科学技术出版社,2000.

［2］ 王鸿儒. 物理学. 2 版. 北京:人民卫生出版社,2000.

［3］ HALLIDAY D,RESNICK R,KRANE K S.Physics.5th ed.New York:John Wiley & Sons Inc,2001.

［4］ 林景辉,王荣福. 核医学. 北京:北京大学医学出版社, 2002.

［5］ 王松龄. 流体力学. 北京:中国电力出版社, 2004.

［6］ 黄大同. 现代医学成像——原理与技术. 北京:中国教育文化出版社,2005.

［7］ 费恩曼,莱顿,桑兹. 费恩曼物理学讲义. 2 版. 李洪芳,王子辅,钟万蘅,译. 上海:上海科学技术出版社,2005.

［8］ 霍布森. 物理学的概念与文化素养. 4 版. 秦克诚,刘培森,周国荣,译. 北京:高等教育出版社,2008.

［9］ 张三慧. 大学物理学. 3 版. 北京:清华大学出版社,2009.

［10］ 喀蔚波. 医用物理学. 3 版. 北京:高等教育出版社,2012.

［11］ 唐伟跃,唐文春. 医用物理学. 北京:高等教育出版社,2012.

［12］ DAVIDOVITS P. Physics in Biology and Medicine. 4th ed. New York:Academic Press,2018.

［13］ 哈里德,瑞斯尼克,沃克. 物理学基础(原书第 6 版). 张三慧,李椿译. 北京:机械工业出版社,2013.

［14］ 倪志强,刘海兰,武荷岚. 医用物理学. 北京:清华大学出版社,2014.

［15］ WHITE F M,XUE H. Fluid Mechanics. 9th ed.NewYork:McGraw Hill,2021.

［16］ 吉强,王晨光. 医用物理学. 北京:科学出版社,2016.

［17］ 马文蔚,周雨青,解希顺. 物理学教程.3 版. 北京:高等教育出版社,2016.

［18］ 郭永康. 光学. 3 版. 高等教育出版社,2017.

［19］ 王磊,冀敏. 医学物理学. 9 版. 北京:人民卫生出版社,2018.

［20］ 梁灿彬,秦光戎,梁竹健. 普通物理学教程——电磁学.4 版. 北京:高等教育出版社,2018.

［21］ 杨福家. 原子物理学. 5 版. 北京:高等教育出版社,2019.

［22］ 马文蔚,周雨青,解希顺. 物理学. 7 版. 北京:高等教育出版社,2020.

［23］ 梁励芬,蒋平. 大学物理简明教程. 4 版. 上海:复旦大学出版社,2022.

［24］ 褚圣麟. 原子物理学. 2 版. 北京:高等教育出版社,2022.

［25］ 程守洙,江之永. 普通物理学. 8 版. 北京:高等教育出版社,2023.

［26］ 倪光炯,王炎森,钱景华,等. 改变世界的物理学. 5 版. 上海:复旦大学出版社,2023.

［27］ 宋峰. 热学基础教程. 北京:科学出版社,2023.

中英文名词对照索引